国家卫生和计划生育委员会"十三五"规划教材

全国高等学校教材

供生物医学工程专业（临床工程方向）用

临床工程技术评估与评价

主　编　夏慧琳　赵国光
副主编　刘胜林　黄　进　李春霞　杨　海

编　者（以姓氏笔画为序）

付　艳　华中科技大学机械科学与工程学院
刘胜林　华中科技大学同济医学院附属协和医院
杜　亮　中国循证医学中心
李春霞　机械工业仪器仪表综合技术经济研究所
杨　海　上海交通大学附属第六人民医院
迟琳琳　内蒙古自治区人民医院
陈　颖　上海市第六人民医院东院
赵国光　首都医科大学宣武医院
夏慧琳　内蒙古自治区人民医院
黄　进　四川大学华西医院
路鹤晴　同济大学附属第一妇婴保健院

人民卫生出版社

图书在版编目（CIP）数据

临床工程技术评估与评价 / 夏慧琳，赵国光主编 . —北京：人民卫生出版社，2017

全国高等学校生物医学工程专业（临床工程方向）第一轮规划教材

ISBN 978-7-117-24675-0

Ⅰ. ①临… Ⅱ. ①夏…②赵… Ⅲ. ①临床工程学 – 高等学校 – 教材 Ⅳ. ①R4

中国版本图书馆 CIP 数据核字（2017）第 157991 号

| 人卫智网 | www.ipmph.com | 医学教育、学术、考试、健康，购书智慧智能综合服务平台 |
| 人卫官网 | www.pmph.com | 人卫官方资讯发布平台 |

临床工程技术评估与评价

主　　编：夏慧琳　　赵国光
出版发行：人民卫生出版社（中继线 010-59780011）
地　　址：北京市朝阳区潘家园南里 19 号
邮　　编：100021
E - mail：pmph @ pmph.com
购书热线：010-59787592　010-59787584　010-65264830
印　　刷：河北新华第一印刷有限责任公司
经　　销：新华书店
开　　本：850×1168　1/16　印张：21
字　　数：460 千字
版　　次：2017 年 7 月第 1 版　2017 年 7 月第 1 版第 1 次印刷
标准书号：ISBN 978-7-117-24675-0/R・24676
定　　价：50.00 元
打击盗版举报电话：010-59787491　E-mail：WQ @ pmph.com
（凡属印装质量问题请与本社市场营销中心联系退换）

第一轮规划教材编写说明

生物医学工程专业自 20 世纪七八十年代开始创办，经过四十多年的不断发展与努力，逐渐形成了自己的专业特色与人才培养目标。生物医学工程是工程技术向生命科学渗透形成的交叉学科，尤其是临床工程方向亚学科的逐渐形成，使其与医疗卫生事业现代化水平和全民健康与生活质量的提高密切相关。它的理论和技术可直接用于医学各个学科，为医学诊断、治疗和科研提供先进的技术和检测手段，是加速医学现代化的前沿科学。生物医学工程已成为现代医学发展的重要支柱。我国现阶段的临床工程教育是生物医学工程教育的重要组成部分，并在教学与工作实践中逐步形成了中国临床工程教育的特点。现代临床工程教育强调"紧密结合临床"的教育理念，临床工程教材的建设与发展始终坚持和围绕这一理念。

2016 年 5 月 30 日，在全国科技创新大会上习近平总书记指出，我国很多重要专利药物市场绝大多数为国外公司占据，高端医疗装备主要依赖进口，成为看病贵的主要原因之一。先进医疗设备研发体现了多学科交叉融合与系统集成。

2014 年 8 月 16 日，国家卫生计生委、工业和信息化部联合召开推进国产医疗设备发展应用会议。会上国家卫生计生委李斌主任指出，推动国产医疗设备发展应用，是深化医药卫生体制改革，降低医疗成本的迫切要求，是促进健康服务业发展，支持医药实体经济的有力举措，也是实施创新驱动战略，实现产业跨越式发展的内在需求。并强调，国家卫生计生委要始终把推广应用国产设备、降低医疗成本作为重点工作来抓紧抓实。要加强研发与使用需求的对接，搭建产学研医深度协作的高起点平台，探索建立高水平医疗机构参与国产医疗设备研发、创新和应用机制。工业和信息化部苗圩部长指出，进一步推进国产医疗设备产业转型升级；发展医疗服务新模式；引导激励医疗卫生机构使用国产创新产品，解决不好用和不愿用的问题，提升国产医疗设备的市场比重和配套水平。努力改变产学研医脱节的情况。

综上所述，我国生物医学工程专业尤其是临床工程教育亟待规范与发展，为此 2016 年初，人民卫生出版社和中华医学会医学工程学分会共同组织召开了教材编写论证会议，将首次以专业规划教材建设为抓手和契机，推动本学科子专业的建设。会上，在充分调研论证的基础上，成立了第一届教材评审委员会，并决定启动首轮全国高等学校生物医学工程专业（临床工程方向）国家卫生和计划生育委员会"十三五"规划教材，同时确定了第一轮规划教材及配套教材的编写品种。

本套教材在坚持教材编写"三基、五性、三特定"的原则下紧密结合专业培养目标、高等医学教育教学改革的需要，借鉴国内外医学教育的经验和成果，努力实现将每一部教材打造成精品的追求，以达到为专业人才的培养贡献力量的目的。

本套教材的编写特点如下：

1. **明确培养目标** 生物医学工程专业（临床工程方向）以临床工程为专业特色，培养具备生命科学、电子技术、计算机技术及信息科学有关的基础理论知识以及医学与工程技术相结合的科学研究能力，能在医疗器械、医疗卫生等相关企事业单位从事研究、开发、教学、管理工作，培养具备较强的知识更新能力和创新能力的复合型高级专业人才。本套教材的编撰紧紧围绕培养目标，力图在各部教材中得以体现。

2. **促进医工协同** 医工协同是医学发展的动力，工程科学永恒的主题。本套教材创新性地引入临床视角，将医疗器械不单单看作一个产品，而是延伸到其临床有效性、安全性及合理使用，将临床视角作为临床工程的一个重要路径来审视医疗器械，从而希望进一步促进医工协同的发展。

3. **多学科的团队** 生物医学工程是多学科融合渗透形成的交叉学科，临床工程继承了这一特点。本套教材的编者来自医疗机构、研究机构、教学单位和企业技术专家，集聚了多个领域的知识和人才。本套教材试图运用多学科的理论和方法，从多学科角度阐述临床工程的理论、方法和实践工作。

4. **多元配套形式** 为了适应数字化和立体化教学的实际需求，本套规划教材全部配备大量的融合教材数字资源，还同步启动编写了与理论教材配套的《学习指导与习题集》，形成共 10 部 20 种教材及配套教材的完整体系，以更多样化的表现形式，帮助教师和学生更好地学习本专业知识。

本套规划教材将于 2017 年 7 月陆续出版发行。希望全国广大院校在使用过程中，能够多提供宝贵意见，反馈使用信息，为下一轮教材的修订工作建言献策。

全国高等学校生物医学工程专业（临床工程方向）

第一轮教材评审委员会

第一轮教材目录

理论教材目录

序号	书名	主编		副主编			
1	临床工程管理概论	高关心		许 锋	蒋红兵	陈宏文	
2	医疗设备原理与临床应用	王 成	钱 英	刘景鑫	冯靖祎	胡兆燕	
3	医用材料概论	胡盛寿		奚廷斐	孔德领	王 琳	欧阳晨曦
4	医疗器械技术评价	曹德森		陈真诚	徐金升	孙 欣	
5	数字医学概论	张绍祥	刘 军	王黎明	钱 庆	方驰华	
6	医疗设备维护概论	王 新		郑 焜	王 溪	钱国华	袁丹江
7	医疗设备质量检测与校准	杨昭鹏		何文胜	刘文丽	刘 刚	郭永新
8	临床工程技术评估与评价	夏慧琳	赵国光	刘胜林	黄 进	李春霞	杨 海
9	医疗器械技术前沿	李 斌	张 锦	金 东	蔡 葵	付海鸿	肖 灵
10	临床工程科研导论	张 强		李迎新	张 旭	魏建新	

学习指导与习题集目录

序号	书名	主编	
1	临床工程管理概论学习指导与习题集	乔灵爱	
2	医疗设备原理与临床应用学习指导与习题集	刘景鑫	
3	医用材料概论学习指导与习题集	欧阳晨曦	
4	医疗器械技术评价学习指导与习题集	陈真诚	
5	数字医学概论学习指导与习题集	钱 庆	
6	医疗设备维护概论学习指导与习题集	王 新	
7	医疗设备质量检测与校准学习指导与习题集	何文胜	
8	临床工程技术评估与评价学习指导与习题集	刘胜林	
9	医疗器械技术前沿学习指导与习题集	张 锦	李 斌
10	临床工程科研导论学习指导与习题集	郑 敏	

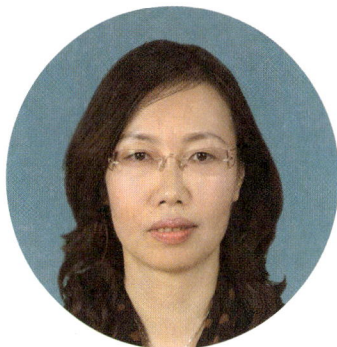

夏慧琳

教授级高级工程师，硕士生导师。现任内蒙古自治区人民医院临床工程科主任，中华医学会医学工程学分会委员兼副秘书长，中国医师协会临床工程师分会常委，卫生计生委医院管理研究所临床工程基地专家，内蒙古医疗器械质量控制中心副主任，《国际生物医学工程杂志》等期刊的审稿编辑。

目前，主要从事临床工程的应用与研究。近年来在临床工程教学改革，医疗设备的应用质量与安全风险研究、可靠性研究等方向有研究成果，获得内蒙古自治区科技进步三等奖两项，内蒙古医学会科技进步三等奖两项。2005年通过国内首届国际临床工程师CE认证，获国际CE认证杰出临床工程师奖，被中华医学会医学工程学分会授予"突出贡献奖""全国十大杰出青年"。

2004年开始任教，2013年被聘为内蒙古医科大学硕士生导师，2015年被聘为内蒙古医科大学生物医学工程教研室主任，内蒙古自治区人民医院医学工程教研室主任。主编《走进医学工程二十年》，参编《中国临床工程发展研究报告》论著及教材五部。

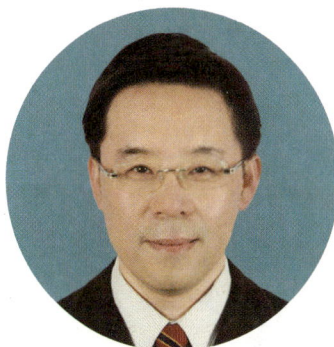

赵国光

教授，主任医师，现任首都医科大学宣武医院院长，国家卫生计生委脑损伤质控评价中心执行主任，中国抗癫痫协会理事，北京医师协会儿童神经专业专家委员会副主任委员，世界微侵袭神经外科学会常委，*International Neuroscience Journal* 杂志编委，北京医院协会医疗保险管理委员会主任委员，国家卫生计生委新技术评审委员会专家（MTA），国家脑卒中防治工程委员会医院管理专业委员会主任委员等社会任职。

目前，主要从事癫痫外科和立体定向放射神经外科的临床应用和研究。在癫痫与脑皮质发育异常、术中脑皮层电图（ECoG）监测与麻醉深度研究、Wada试验与脑功能评价用于大脑半球切除或半球离断术前评估、立体定向脑电图（SEEG）、脑功能与认知，以及立体定向放射神经外科（伽马刀）与癫痫等方面有较为全面的涉猎和较高的临床水平。曾获得中国医院协会医院科技创新奖三等奖等奖项。

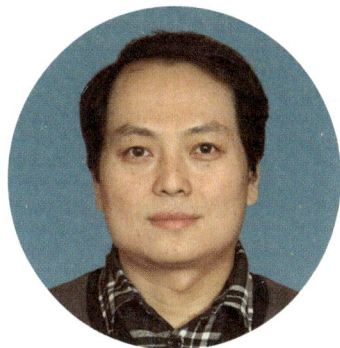

刘胜林

博士，高级工程师，华中科技大学同济医学院附属协和医院生物医学工程研究室副主任，工信部机械工业仪器仪表综合技术经济技术研究所"医疗设备及临床应用技术研究工作组"秘书，国家卫生计生委医院管理研究所临床工程研究基地专家，中华医学会医学工程学分会常委，中国医师协会临床工程师分会委员，中国医学装备协会数字医疗技术分会常委，《中国医疗设备》杂志常务编委。

主要从事人因工程在医疗领域中的基础及应用研究和医疗器械转化研究。主持国家重点研发计划项目等多项课题研究，发表论文 30 余篇，主编专著 1 部，参编（译）8 部，获得软件著作权 1 项、专利 4 项，获国际 CE 认证杰出临床工程师奖。

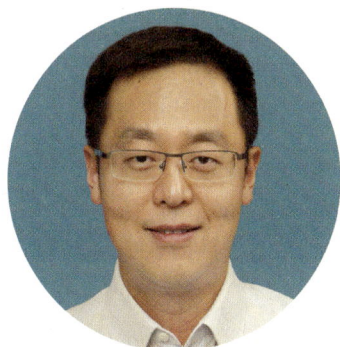

黄进

副教授，硕士生导师，四川大学华西医院设备物资部部长、中华医学会医学工程学分会常委、中国研究型医院学会临床工程专委会常委、中国研究型医院学会转化医学分会理事、中国医学装备协会理事、四川省医学会医学工程专委会副主任委员。

四川大学青年骨干教师，长期从事临床工程、循证医学、泌尿外科等专业领域的教学科研工作，主持国家自然科学基金项目、四川省科技厅科技支撑计划各一项，发表 SCI 论文数篇，参编国家"十一五""十二五"规划教材 2 部，作为参与者曾获国家级教学成果二等奖。

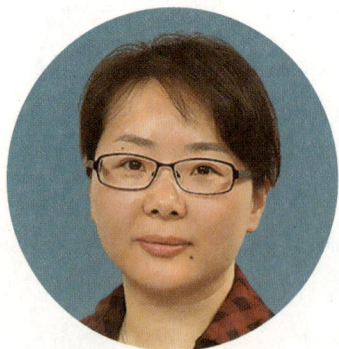

高级工程师。机械工业仪器仪表综合技术经济研究所功能安全中心医疗设备可靠性研究室主任，IEC/TC65 AG2 测控系统及设备可靠性工作组专家，工业和信息化部、国家卫生计生委"高端医疗设备应用示范项目"管理主任，工业和信息化部医疗装备首台（套）保险评审专家，工业和信息化部医疗装备进口免税项目评审专家。

主要从事可靠性工程技术应用研究，协助工信部开展医疗设备行业发展研究，成果主要有《国产医疗设备行业现状及推进自主产品发展应用报告》《我国高端医疗设备行业发展现状分析与对策研究》《医用手术机器人研究报告》等；参与编写的标准有《智能制造 可靠性通用要求》《智能仪表可靠性设计方法》《过程控制仪表的可靠性要求与考核方法》《智能仪表可靠性试验与评估》等十余项。

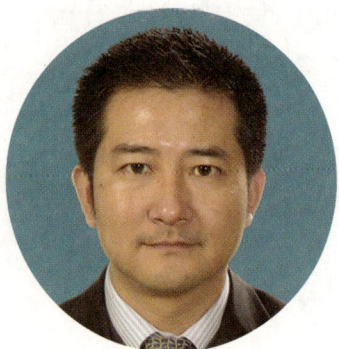

李春霞

上海交通大学附属第六人民医院医学装备处副处长、副研究员，中华医学会医学工程分会青年委员，中国医学装备协会管理专业委员会常务委员，上海市医院协会医学装备管理专业委员会秘书，上海医学会临床医学工程专科委员会医用耗材管理学组副组长。

十年来致力于将循证医学、卫生经济学、卫生技术评估的证据和方法运用于医疗器械管理，在本单位建立了基于医院的卫生技术评估管理系统，推动了上海基于卫生技术评估的医用耗材管理区域性政策实施，举办"医疗器械循证管理沙龙"，多次向国内医院医疗器械管理者培训卫生技术评估知识。完成局级课题 2 项，发表论文 6 篇，2014 年被评为上海市医院协会先进个人。

杨海

但爱臧生能诈圣，可知宁子解佯愚。

每一项先进技术的使用与推广，必将建立在对它的准确评估与评价上。

医疗器械作为当今三大医疗技术之一，是医院诊疗技术的重要支柱。医院的管理者和医务工作者最关心的问题是"医疗器械是否具有宣称的功效""医疗器械的使用能否做到安全、有效、经济、恰当"。本书旨在从"使用"这个角度，审视医疗器械的技术评估与评价。通过不同学科领域知识的借鉴与学习、融合与提炼，总结出一套技术评估与评价方法，以明晰回答医院管理者和医务人员最关心的问题。

本书共分九章。临床工程的技术评估与评价"从何而来""主要解决什么问题""如何学好"，这是第一章绪论的主要内容。首先评估"医疗器械是否具有宣称的功效""如何选择最符合临床需求的最优方案"，即第二章准入评估内容；其次评价"使用中的医疗器械是否仍具备其技术特性"，即第三、五、六章性能评价、可靠性评价、安全性评价内容；然后评价"在临床应用中医疗器械的实际效果如何"，即第四章临床评价内容；最后评价"医疗器械对医院和医务工作者有哪些影响"，即第七、八、九章可用性评价、经济学评价和服务体系评价内容。

本书的核心内容来自以下几个途径：一是研究的积累。在国家科技支撑项目、国家卫生和计划生育委员会与工信部联合工作组相关研究项目等众多的研究基础上，长期积累形成了本书的核心内容。二是实践的检验。大部分编者来自医院医学工程和临床部门，丰富的实践经验为本书提供了大量实例。三是来自世界卫生组织、AMMI 等国际权威组织发布的技术指导和标准借鉴。四是二十多年生物医学工程的教学心得和实践感悟。

本书是国家卫生和计划生育委员会"十三五"规划教材、生物医学工程专业（临床工程方向）教材之一，适用于生物医学工程专业、医学专业、影像学专业，特别是临床工程培养方向的学生学习，也适合在职临床工程人员和医务人员的学习与应用指导。

本书的编撰是一个充满挑战的过程，是以一个全新的视角审视和评价医疗器械。本书的编者来自医疗机构、研究机构和教学单位，集聚了电子、工程、医学、经济、管理等多个领域的知识和人才。众多单位和个人为本教材的完成提供了积极的帮助和支持，我们在此深表感谢。特别是国家卫生计生委医院管理研究所彭明辰教授对教材的设计与规划给予的重要指导。中华医学会医学工程分会的高关心教授、李斌教授、郑焜教授给予了悉心的指点。首都医科大学宣武医院的吴航老师和费晓璐老师，以及医学工程科的董硕、柳渊、李东在临床评价章节给予了非常重要的支持。内蒙古自治区人民医院的李庚、夏婷、张虹、李岳飞在资料收集和文稿整理上作出了大量贡献。机械工业仪器仪表综合技术研究所的陈斌和上海交通大学附属第六人民医院的唐密在编撰过程中提供了宝贵意见。在此一并致谢。

临床工程是一个年轻的领域，技术评估与评价是新兴的技术，临床工程的技术评估与评价需要不断地探索与创新。由于理论水平和实践经验有限，书中错误及不成熟之处在所难免，诚恳希望国内外读者、学者、同道们不吝指正，以便再版时修订。

夏慧琳　赵国光

2017-03-20

目录

第九章　服务体系评价

第一章

绪　　论

新技术的应用往往具有两重性，它既能帮助人类解决某些问题，也可能给人类带来新的问题和困扰。因此，为了使技术更好地服务于人类，我们需要通过技术评估和评价来影响和控制技术发展的方向。

技术评估与评价的开展始于国家层面的重大技术和重大决策，卫生技术评估是其中的重要内容。医疗器械作为卫生技术的主要组成部分，也是卫生技术评估的重点。临床工程技术评估与评价关注于临床应用阶段的医疗器械，不仅可以为医疗器械在医院的合理使用提供依据，也可以反馈到设计、生产阶段，帮助生产企业提高设计与制造能力。本章将从这四个主题层层深入，介绍各自基本概念、内涵、历史与发展的同时，导出临床工程技术评估与评价的基本原则、基本内容和基本步骤，指导学生如何学好本教材。

第一节 基本概念

在制订技术发展计划时，设计者往往只注意何时完成、怎样完成和如何使它商品化、实用化。但是在现代，技术会给人类、社会和自然界带来各种各样好的或坏的影响。因此，现代社会在开发一项新技术或修建一项大工程之前，往往对它们可能带来的影响进行预测、分析，力求把弊害降低到最低限度。这种对新技术或大工程的好坏影响做出综合性的分析、评价，并对可能出现的坏影响提出解决办法，或者根据情况提出停止开发、改变设计方案等建议的工作，国外统称为technical assessment，在我国翻译成技术评估或技术评价。

一、技术评估与评价

人类开展技术评估已有60多年的历史，但对于什么是技术评估仍有着众多的看法和见识。

美国技术评估办公室第一任主任E.达达里奥（E. Daddario）认为，技术评估（technical assessment，TA）是系统评价某一技术规划的性质、意义、状况和不确定性的一种分析方法；是鉴定应用研究和技术的潜力，促进它们转化为实际应用，以及提前鉴定某项应用研究和技术的负面效应甚至非容忍性影响，并且告知公众，以便采取适当的措施来消除它们，或把它们减少到最低限度的方法和手段。他还认为，在某一个技术系统建立前、建立中和建立后，都有必要鉴定和研究它的作用后果，以改进对整个技术社会的管理，包括把未曾意料到的、不是预期的和不需要的后果减少到最低程度。

另一位学者J.柯尔茨（J. Kurtz）则认为，技术评估是当某项技术被采用、推广或变更时，对其对社会可能产生的影响，特别是非意向的、间接的和延迟的影响所进行的系统研究。

日本科学技术厅和产业审议会对技术评估的定义是综合检测、评价技术的直接效果、负效果和前瞻的可能性，将技术控制在整个社会希望的方向。技术评估除了要评价技术的可行性和经济效果外，还要评估技术应用对人、社会、自然等人类生存环境带来的好的和不好的影响，综合多角度的预测评估，提出必要的对策。

美国国家科学基金会对技术评估所作的描述为：技术评估是这样的一系列研究，它全面考察在引入、扩散、改造一项技术时可能产生的社会效应，特别强调那些非预期、间接、滞后影响的作用。

1978年10月在联合国科学技术署召开的国际技术评估座谈会上，定义技术评估是对技术变化和技术选择进行系统分析、预测和估价其社会影响的一个过程，用以验证公众的取舍政策，使之符合国家的技术发展。由此可知，开展技术评估也是保证科学技术造福人类的重要步骤。

尽管各级部门和学者们对技术评估的描述不同，但其基本精神相通。本文将技术评估和技术评价定义为采用科学的方法，从各个方面对特定技术可能产生或已经产生的利弊得失进行的综合评判。

二、卫生技术评估

卫生技术（health technology），又称医疗技术，是指应用于卫生保健领域和医疗服务系统的特定知识体系，包括用于疾病的预防、筛查、诊断、治疗和康复的药物、医疗器械（设备、医用材料等）、医疗方案、手术方法、后勤支持系统和行政管理组织。

卫生技术评估（health technology assessment，HTA）源自技术评估，但是有它独特的属性。卫生技术同其他科学技术和应用一样，具有两重性：它一方面增强了人类诊断和防治疾病的能力，提高了人类健康水平；另一方面也可能带来了一些消极影响和不良后果，如一系列的伦理问题、社会问题、医疗费用的不合理快速增长等。人们希望在享受卫生技术带来的益处、提升医疗质量的同时，能够防止、限制卫生技术带来的副效应和医疗费用过快上涨，保证卫生技术的良性发展。

卫生技术评估有多种定义，随着这个学科的不断发展，其定义也在逐步完善。1981年，美国国家医学技术中心将卫生技术评估定义为"对卫生技术的安全性、有效性、成本、效益、伦理和法律方面的影响进行细致的评估，评估既包括对技术本身的评估，也包含与其他竞争性技术的比较"。1994年，英国国家卫生署（National Health Service，NHS）进一步扩展了卫生技术评估的内涵，定义为"卫生技术评估是用来描述对各种卫生专职人员所应用的全部方法，包括促进健康的，预防、治疗疾病的，以及促进康复的和长期保健所涉及的方法的成本、效益和其他广泛影响的评估"。同年，美国国会的技术评估办公室又提出另外一种定义，主要强调了技术评估的目的，即"卫生技术评估是对一种卫生技术、一组相关技术或与技术相关问题的结构化分析，为政策制定提供所需的决策依据"。

目前，国际上最通用的定义为：卫生技术评估是一个涉及多种学科的决策分析领域，它评估卫生技术在开发、传播和应用过程中所产生的医疗、社会、伦理和经济影响。卫生技术评估定义的不断完善，恰恰反映了这一新兴学科尚在发展中。

卫生技术评估基本目的是辅助决策。卫生技术评估结果对卫生政策特别是卫生投入政策的预警作用越来越重要。它可以协助临床医务工作者、卫生技术提供者和消费者，做出卫生保健设施合理选择的决策，制定医学技术生产、使用、维护和再利用等方面的标准；为政府官员制定医学技术创新、研究、开发、调控、支付和推广等方面的政策提供依据。总之，卫生技术评估可为不同层次的决策者提供决策所需的信息，例如为单位、地区、国家甚至国际。

卫生技术评估是一种政策研究的综合形式。它从社会、经济、文化、心理、伦理、法律等角度，对与医疗卫生活动相关的知识、经验、技能和工具（包括医疗卫生保健的药物、仪器设备耗材、诊断治疗程序及相关的组织管理系统和保障支持系统）的安全性、有效性、经济性和社会性进行综合评价。它涉及医学技术发展的全部过程，包括开发和发展、传播和推广、使用和淘汰。因此，卫生技术评估工作已成为世界各国卫生政策研究的重要组成部分。

卫生技术评估的最终目的是充分利用卫生资源，增强人民健康。技术评估的焦点是质量和效益，社会的卫生资源是有效的，必须合理地利用卫生资源去满足日益增长的卫生需求，以最小的投入产生最大的经济效益。卫生技术的引进、卫生政策的制定都需要专业评估和证据支持以确保其科学性与合理性。卫生技术评估是科学决策的重要保障，可作为优化卫生资源配置及医疗费用控制的重要手段和依据。在许多国家，卫生技术评估已经被认为是能够解决医疗费用上涨、合理使用医疗技术以及制定卫生政策等问题的一种很有前景的工具。

三、医疗器械技术评估与评价

随着医学科学技术的迅速发展，许多高精尖医疗器械越来越多地应用于临床实践，大大提高了疾病诊断的正确性和治疗的有效性，推动了医学技术的发展。在现代医学技术中，医疗器械是一个重要组成部分，正在发挥着越来越重要的作用。

在我国颁布的《医疗器械管理条例》中，对医疗器械进行了定义，这个定义等同于全球协调行动组织（Global Harmonization Task Force，GHTF）的定义。医疗器械（medical device）是指制造商的预期用途是为下列一个或多个特定目的用于人类的，不论单独使用或组合使用的仪器、设备、器具、机器、用具、植入物、体外试剂或校准物、软件、材料或其他相似或相关物品。这些目的是疾病的诊断、预防、监护、治疗或者缓解；损伤的诊断、监护、治疗、缓解或者补偿；解剖或生理过程的研究、替代、调节或者支持；支持或维护生命；妊娠控制；医疗器械的消毒；通过对取自人体的样本进行体外检查的方式提供医疗信息。

在作用机制上，药物的作用是它将作为身体代谢的一部分，一旦进入人体，就不是一个独立个体。医疗器械的作用通常是和人体分离的，即使是放在人体内，它对于人体也是异质的、独立的。这个本质的区别决定了医疗器械研发的首要重点是如何让它成为一个产品来工作，其次是作为独立的介质如何作用于人体，最终目标是研究它在实际应用中能否达到它应达到的效果。这些特征决定了一个医疗器械的好坏通常只是部分归咎于它本身的设计和生产，使用过程中临床使用者中的技能、使用环境、长时间使用后的各种性能变化等，都是重要的影响因素。

医疗器械作为一类具有高科技属性的技术产品，它具有各种属性，包括器械自身的技术特性，如心电图机的研发，要考虑如何组织电路，使其能够精确测量人体的心电信号，如何保证诊断的准确性，如何保证设备的安全可靠性以及材料的耐久性等，这些研究是和电子、化学、计算机、工程相关的问题。作为一种医学技术，它还要考虑在临床环境下，器械能否按照预期设计的想法去工作（即有效性和适宜性），考虑在临床环境下能否安全运行（即安全性），考虑随着使用时间的推移，其性能发生衰减后或维护维修后能否在临床使用中保持原有的效果（即可靠性和耐久性），以及器械使用者和维护者是否能有效地使用和维护器械，使其发挥出其应有的特性（即可用性和服务体系）等。医疗器械的技术评估与评价，就是利用多学科的理论与方法对医疗器械的各种属性进行定性和定量的分析和评定。

从医疗器械全生命周期的各个阶段来看，对其进行的技术评估与评价分为设计阶段技术评估、生产阶段技术评估、上市前技术评估、应用过程技术评价。每个阶段对其评估的侧重点不同。如设计阶段技术评估主要关注设计思路、产品原理、结构与功能的实现，生产阶段技术评估更关注生产工艺、制造工艺和制造水平。每个阶段的技术评估又是相辅相成、互相影响的。上市前的技术评估通常可以为应用过程技术评价提供依据，而应用阶段的技术评价结果是前期各阶段的评价成果在临床实际环境的效果，其评价结果又可以反馈到设计阶段、生产阶段，帮助生产企业提高设计与制造能力。

四、临床工程技术评估与评价

临床工程（clinical engineering）是应用工程理论和技术，用医学工程结合的方法研究解决医院中医疗器械，包括医疗设备、医用耗材、医用器具、应用软件和体外试剂等的技术管理与工程技术支持的问题，是与临床共同开展应用研究的交叉学科，又称为临床医学工程或医学工程（下文统称为临床工程）。临床工程是生物医学工程学科的重要分支，医疗器械是临床工程研究和工作的对象。

近年来，国际医学界对临床工程的认识也有了新的进步和发展。世界卫生组织提出，卫生技术对于运转良好的卫生系统是必不可少的，医疗器械在疾病的预防、诊断、治疗以及患者康复中是尤其重要的。医疗器械在医院中不仅仅是一种物质基础，也是医疗技术的重要组成部分。同样，临床工程部门不但对物资进行管理，而且作为医疗技术管理与服务的一个重要部门，其职能也在逐步向技术管理和技术服务转型。技术评估与评价是新时期临床工程的核心工作之一。

本教材将临床工程技术评估与评价定义为：应用工程、管理、经济、医学等多学科理论与方法，对临床应用过程的医疗器械进行准入、技术特性、临床性能、经济性以及服务体系等方面的分析与评判。综合考虑国内外的习惯用法，将医疗器械购置前所做的技术、经济、伦理等方面的分析与评判称之为技术评估，将应用过程中医疗器械的技术性能、临床性能、经济性及服务体系等方面的分析与评判称之为技术评价。

本教材定位在医疗器械在应用过程的技术评估与评价，即临床工程技术评估与评价，其目的在于通过对医疗器械医院层级的技术评估，能为医院选择最适化医疗器械配置方案，为医院科学决策提供依据；对应用过程中的医疗器械进行技术评价，使其在质量衰减过程中，依然能够保证临床医疗技术的质量和安全，对医院在应用这些医疗设备进行检查、治疗时的适应证给出合理性指导，制定相应的政策来规范医疗器械的配置和使用，保证医疗器械在医疗过程的安全、有效、经济、恰当运行。

第二节 历史与发展

一、技术评估与评价

（一）技术评估与评价的发展历史

在 20 世纪 60 年代，随着环境污染等技术副效应的日益明显和恶化，"人们期望利用科学技术和工业实现物质无限增长并由此导致社会、文化和道德的进步"这一美好理想被打破了。与此同时，未来主义作为一场国际运动也登上了历史舞台。在这种历史背景下，技术评估（由于国际惯用称法，以下国外的技术评估与评价统称为技术评估）思想应运而生并很快投入实际应用当中。

1966 年美国议员 E. 达达里奥（E. Daddario）在提交给国会的一份公文中，提出了下列问题：在应用新的科学技术成就之前，我们能否预知它的不良影响呢？回答是肯定的。这就是"技术评估"的由来。

此议案于 1972 年 10 月 4 日由国会批准，10 月 13 日由总统签署而正式成为法律（即《技术评估法》），并据此建立了技术评估办公室（Office of Technology Assessment，OTA）。在 20 世纪 80 年代之后，其评估范围主要是大规模的、复杂的综合技术，其中包括：国家安全、技术转移、国际贸易、卫生保健、能源与物质资源、废料、空气和水、农业、生命技术和程控自动化等领域中的问题。其主要任务是通过对 20 世纪末出现的、复杂的、高度技术性的问题进行客观分析，并提交给国会委员会（congressional committees），帮助国会解决不确定性的、有争议的问题，确定替代性政策方案，预测和推断那些可能对未来国家政策有重大影响的新技术和新发展。所以，只是到了技术评估产生之后，人们才明确地树立起了从各个有关领域和各级影响后果的角度来全面地分析和协调人类、技术和自然之间关系的思想意识，并把它作为塑造未来决策的依据。

1969 年，美国在制定国家环境政策法时，规定要进行环境影响评估。美国也成为世界上第一个把技术评估制度化的国家。

技术评估在美国兴起之后，马上就受到了国际社会的重视。随后不久，西欧、日本各国在美国立法行动的推动下，也积极开展了这方面的活动。技术评估国际协会（International Society for Technology Assessment，ISTA）很快就建立起来，并于 1973 年 5 月在荷兰的海牙召开了第一届技术评估国际讨论会，创立了 *Technology Assessment* 杂志（它于 1975 年改名为 *Journal of ISTA*），为技术评估的传播和发展起到了重要的推动作用。

在西欧、日本和加拿大等发达国家，许多科学家团体、工程师、学者、政府官员和其他有关人员也很快就开始致力于本国公共政策制定过程中的技术评估活动，使技术评估活动作为一种政策研究而在世界范围内广泛地开展起来。技术评估已成为工业先进国家20世纪70年代社会政策和科技政策的主要支柱之一。

现在，国际性的技术评估已受到人们的重视，先后成立了许多国际性的技术评估组织。如国际技术评估协会（SSTA）、联合国工业发展组织的先进技术预替系统（ATAS）、国际应用系统分析研究所（IIASA）、欧洲共同体科技预测与评估委员会（FAST）、等等。这些国际性的技术评估机构都各自在它们自己的活动中努力促进技术评估的发展。

（二）技术评估发展的历史意义

技术评估之所以产生于20世纪60年代的美国，重要原因之一是由于当时美国的技术发展异常迅速，取得了许多重大成果，对社会产生了一系列重大影响。特别是随着技术的进步和工业的发展，技术所带来的不良后果日趋明显，给人类社会带来的危害日益显著，如环境污染、能源危机、资源浪费、人口爆炸和城市过分集中所带来的一系列问题等。这些重大的社会问题引起了人们的强烈反映，出现了各种各样的议论，还发生了一些反技术的运动。

可以说，技术评估的产生是人们处理人类、技术和自然之间关系的一次转折和飞跃。这主要体现在以下几个方面：①它打破了以往主要从技术和经济领域来考察技术发展的观念，树立起了全面、综合、系统地考察和评价的思想，并把人们对人类、技术、自然的全面研究和认识送入到决策活动之中，使之具有实践意义；②它突破了以往单纯地鼓励或简单地控制技术发展的思想，将鼓励和控制融为一体，确立了引导技术发展的思想观念；③它将人们的价值观等哲学考虑带入了评估和决策过程，突破了以单纯地追求"效率"为目标而发展技术的局限性，开通了将人文价值思考送入引导技术发展等实践活动中的渠道；④它在评估过程中注意吸收各种利益集团和公众的意见，并在评估程序中予以保障，使对技术发展方向的选择具有民主化的特征和倾向；⑤它既包括了对技术本身及其未来的考察，也包括了对技术的社会影响后果及其未来的研究，因而使技术选择不仅建立在技术合理性的基础上，也建立在人们对技术的可接受性的基础上，并保障了技术选择的现实合理性与未来合理性的协调。

目前，不仅有许多发达国家广泛地开展了技术评估活动，而且有许多发展中国家（如委内瑞拉、印度等）也积极地开展了技术评估研究。技术评估已成为社会控制其自身命运和未来发展的依据与途径，成为适应于当代科技发展的新兴社会决策模式的代表。技术评估的产生和兴起是人类为控制技术发展方向而迈出的积极的一步，具有巨大的思想意义和实践意义。

二、卫生技术评估

（一）国外卫生技术评估的发展

1. **发展历史**　在早期的技术评估中也曾涉及医学技术的评估，如对人工心脏及多阶段健康筛查的评估等。因此，在美国国家科学基金会（National Sanitation Foundation，NSF）的要求下，美国国家研究委员会（National Research Council，NRC）将技术评估的概念进一步扩展到生物医学技术领域，实施了对体外受精等技术的评估。1973 年，美国技术评估办公室（Office of Technology Assessment，OTA）首次进行了卫生技术评估，并于 1976 年提交了第一份正式的卫生技术评估报告，标志着卫生技术评估的正式诞生。

卫生技术评估源于美国，后传播到欧洲，目前已遍及全世界，近些年发展更加迅猛。评估项目包括卫生保健、卫生技术、卫生费用、医患关系以及成本 - 效益分析等，评估的重点也从仅局限于高技术设备扩大到软技术及更宽泛的领域，即以需求为导向的技术评估。于是卫生技术评估的业务范畴也进一步扩大，例如对人类生殖辅助技术的评估，评价这项卫生技术可能带来的社会人口性别比例失调及一些社会伦理问题等。总之卫生技术评估目前的涉猎范围广阔，远远超越了临床医疗的概念，已经成为各国卫生决策的重要组成部分。

1972 年美国建立了世界上第一个卫生技术评估办公室。美国医院学会（American Hospital Association，AHA）、美国医学会（American Medical Association，AMA）也相继建立了自己的技术评估部。20 世纪 70 年代早期瑞典与丹麦就已开展了卫生技术评估。世界卫生组织欧洲地区办公室在实现"2000 年人人享有卫生保健"的战略规划中指出：1990 年之前，所有欧洲成员国都必须成立正式的 TA 机构，以系统地对医疗技术的效果、效率、安全性、可接受性进行评估，保证可以合理地利用新技术。规划要求各国在各自的卫生政策和经济法规中体现上述精神。1991 年至 1992 年欧洲 8 个国家包括相关厂商、医疗单位、专业协会、支付医疗费用的团体和政府部门在内的 300 多个机构共同参与了健康保健技术评估。

2. **评估机构**　卫生技术评估的实施或发起机构种类很多，包括：调控机构、政府和私人支付机构、卫生职业组织、标准制定机构、医院、管理保健组织和其他卫生保健提供者、患者和消费者组织、政府政策研究机构、私人评估 / 政策研究结构、学术中心、生物医学研究机构、卫生产品公司、风险投资商和其他投资者等。这些机构所进行技术评估的目的、内容、方法各不相同。如政府层面的政策研究机构进行的评价是与国家层次上的技术政策的制定息息相关的，而卫生产品公司的评估可能是为公司的产品营销、公司的经济利益而进行的。

世界各地建立了国际性的卫生技术评估机构。如 1985 年国际卫生保健技术评估协会（the International Society of Technology Assessment in Health Care，ISTAHC）正式成立。

1993 年建立了国际卫生技术评估机构网络（International Network of Agencies for Health Technology Assessment，INAHTA），还相继建立了其他的国际组织，如卫生技术评估加拿大协调办公室（the Canadian Coordinating Office for Health Technology Assessment，CCOHTA），还有为加强欧洲各国医学技术评估的交流与合作建立的欧洲评估计划（EUR-Assess Project）。发展中国家始于 20 世纪 90 年代，泰国、马来西亚、菲律宾和印尼相继成立了卫生技术评估机构。目前几乎所有的发达国家与部分发展中国家都相继建立了官方与非官方卫生技术评估机构，如马来西亚的卫生技术评估办公室、泰国的卫生系统研究所等。

国际卫生技术评估会（International Society of Technology Assessment in Health Care，ISTAHC）成立于 1985 年 5 月 21 日。目前会员来自 45 个国家，主要是发达国家，秘书处设在加拿大。其宗旨是加强卫生技术临床、经济与社会影响的研究、教育、合作与信息交流，促进制定合理使用已经存在的技术与合理传播新技术的政策。ISTAHC 主要通过培训、会议、专题报告与思想交流来达到上述目的。该会定期出版通讯与杂志（*International Journal of Technology Assessment in Health Care*），交流各地有关卫生技术评估的研究结果与技术机构的工作汇报，每年还组织一次学术年会，交流卫生技术评估信息。其 Internet 网址为 www.istahc.org。

经过十几年的发展，国际卫生技术评估会研究的重点已经从开始的卫生技术效果与成本 - 效果分析扩展到技术的有效性、安全性、经济性与社会性。会员也从发达国家扩展到发展中国家。其卫生技术评估成果在欧洲已经发挥了政策效应，瑞典在这方面是起领先作用的。在 ISTAHC 内部，于 1996 年成立了发展中国家的特别兴趣小组（Special Interest Group on Developing Countries，SPIG）。

国际卫生技术评估机构网络（International Network of Agencies for Health Technology Assessment，INAHTA）成立于 1993 年 9 月 27 日（巴黎会议），到目前为止已有 17 个国家中的 28 个非盈利卫生技术评估机构参加，主要来自美国、加拿大、拉丁美洲与欧洲、澳大利亚与新西兰。其 Internet 网址为 www.inahta.org。

瑞典卫生技术评估机构（Swedish Council for Technology Assessment in Health Care，SBU）。其主要功能是促进卫生技术评估机构之间的合作与交流，促进信息的共享与比较，以及预防不必要的重复性研究。每季度用英语、西班牙语与法语出版一期通讯，介绍有关卫生技术评估与卫生政策研究的新进展与趋势。另一主要功能为开展合作研究，1996 年完成了骨密度测定的技术评估，另外还有 3 个合作研究于 1999 年完成远程医学、PET 扫描与前列腺癌筛选。

3. 发展原因　分析原因是技术创新和医疗费用问题从正反两方面推动了卫生技术评估的发展。首先，最近 30 年在卫生领域的技术创新层出不穷。生物技术、生物材料、电子技术、工程技术和计算机技术的突破带动了医学进步。据报道，每年就有 50 种新药推出，新的器械、新的医疗方法和新的卫生保健提供方式每时每刻都在增加。面对这些众多的已经广泛使用的技术和新兴的技术，医生们、卫生系统的管理者们不知如何选择才能最大地满足各方面的需求，而卫生技术评估恰恰是为这些选择提供了科学的依据。其次，卫生技术的迅猛发展，部分地造成了卫生保健费用的过度增长。在西方发达国家，其卫生保健费用的增长速度超过了国民生产总值（GNP）的增长速度，国家卫生总费用已超出了社会经济所能承受的负担。如美、法等发达国家，20世纪五六十年代国家卫生总费用占GNP的3%~5%，20世纪90年代初增长到10%~14%。据有关报道，美国每年卫生保健费用增长的一半是用于新技术的引入和使用。各国政府都在努力控制卫生保健费用的增长，但是与此同时人们对卫生保健的需求却越来越高。通过对卫生技术进行评估选择适宜的技术，可较好地解决这种矛盾。正因为如此，卫生技术评估得到了普遍的认可并迅速传播。

（二）国内卫生技术评估的发展

我国卫生技术评估的研究工作开始较晚。在20世纪80年代引入技术评估的概念，近年来得到迅速发展。1991年原卫生部组团前往欧洲国家考察学习，1992年4月和9月，原卫生部分别在上海、杭州召开了"全国医药科技成果推广研讨会"和"医学技术评估高级研讨会"，把卫生技术评估工作作为专题进行报告和研讨。1994年在上海医科大学公共卫生学院成立了医学技术评估研究中心，随后又成立了浙江大学生物医学工程技术评估研究中心和北京医科大学医学伦理研究中心，前者以实验室测试和技术标准的检测为重点，后者以技术的伦理道德和社会影响为研究重点。这3个研究中心的成立形成了技术评估的网络，标志着我国卫生技术评估工作开始走向正规。

1997年在华西医科大学成立了中国循证医学中心，由原卫生部直接指导，现已建立起我国第1个临床试验数据库，该中心于1999年成为国际协作网第15个合作中心，成为宝贵的信息源。至此我国卫生技术评估网络的雏形已初步形成。2001年创办了《中国循证医学杂志》，于2002年开始对外公开发行。2001年在成都筹建中国的HTA中心，一年之间，新疆医科大学、兰州大学、安徽省立医院、井冈山大学、广西医科大学、南通大学、复旦大学等分别成立了循证医学中心或实验室，进行卫生技术评估研究。标志着我国卫生技术评估工作已经走上正轨。

总之，原卫生部近些年一直积极地参与到卫生技术评估工作中，相继于多地筹建了循证医学中心和卫生技术评估实验室，培养卫生技术评估研究人员，编写卫生技术评估教材，组织开展课题研究，组织卫生技术评估经验交流会，举办培训项目，建立"中国卫生技术评估专题数据库"等，参与者涉及大学研究人员、决策者、医生、药师等多领域人才。原卫生部科教司于2000年正式成立了卫生技术管理处，将HTA作为重点资助研究，促使其研究向政策转化。2012年原卫生部已审核通过了原卫生部卫生发展研究中心建立国家卫生技术评估指导委员会的提议，将从国家层面进一步推动卫生技术评估工作，为合理处理医学技术进步与医疗质量及医疗费用关系，以及科学化决策提供依据。目前，我国研究人员对工作进行了广泛的研究和探讨，相关工作者已接受一系列的培训并已开始研究工作，基本药物启动、辅助生殖技术评估等都是工作成果。中国的HTA正在迅速发展，逐渐成为一个独立的学科体系，与国际的差距也在缩小。

三、医疗器械技术评估与评价

在 2007 年第 60 次世界卫生大会上，世界卫生组织 WHO 秘书处提交的第 12.19 号议程中提出，应将医疗器械管理作为公共卫生政策的一个组成部分，提出医疗器械管理需要进行的工作包括：

1. **评估**　基于流行病学和人口数据对医疗器械的可得性和使用率、使用人员的能力、购置的成本 - 效益分析以及适宜卫生技术中的医疗器械进行评估。

2. **监管**　医疗器械的使用可能会对病人、医务人员和公众造成某种危险，强调以科学为基础通过生产管理、售前评价、售后检测和限制不当使用等手段，确保医疗器械的安全、有效和经济。

3. **制度**　确保医疗器械服务的可持续性和维持现有适宜医疗器械的可及性，需要有可靠的计划、评估、购置和管理的机制。

国内外医疗机构和决策主体对医疗器械技术评估与评价主要集中在医疗器械的上市前注册评估、上市后监测评价。此外还有对医疗器械准入环节的技术评估，根据评估者不同，又分为第三方机构对医疗器械的技术评估及医院层级的准入评估。

（一）医疗器械的监督管理与评估

下面我们以欧盟医疗器械监督管理为例，来说明医疗器械上市前、上市后受到的监督管理和相关评估内容。

1. **监管条例**　欧盟从 1988 年开始讨论统一欧盟医疗器械管理问题，现已发布了三个与医疗器械有关的重要指令。

1990 年发布了"Council Directive90/385/EEC 指令（MDD）"：要求所有有源植入医疗器械（AIMD），例如心脏起搏器、体内给药器械、除颤仪等。1993 年发布 93/42/EEC 指令针对非主动植入型及一次性医疗器械，如敷料、一次性使用产品、接触镜、血袋、导管等。1998 年发布了"Council Directive 98/79/EC 指令（IVDD）"要求体外诊断和仪器在 1998 年开始注册，取得 CE 标志。所有指令的主要目的是确保医疗器械是安全的，并且能够表现出制造商所宣传的功能水平。

2. **医疗器械分类**　欧盟将医疗器械分成Ⅰ、Ⅱa、Ⅱb 和Ⅲ类共 4 个类别。

（1）Ⅰ类器械：不会穿透人体表面又无源（即无能量释放）的器械。约占全部医疗器械品种的 23%。

（2）Ⅱa 类器械：诊断设备、体液存储及输入器械，以及短期使用（时间小于 10 小时）并有侵害性的外科器械。

（3）Ⅱb 类器械：短期使用（1 小时至 30 天）并有侵害性的外科使用器械、避孕用具、放射性器械。Ⅱa 和Ⅱb 类产品约占 64%。

（4）Ⅲ类器械：和中枢神经系统、心脏接触的器械，在体内降解的器械、植入体内的器械和药物缓释器械，以及长期使用（大于 30 天）并有侵害性的外科使用器械。产品约占 13%。

3. 监管途径 对不同类别的医疗器械，采用不同的上市前监管和评估办法。

（1）Ⅰ类产品：制造商可自行完成和合格性评估过程（自我评估），包括质量、安全和有效性，并在生产所在国主管行政部门备案。

（2）Ⅱa 类产品：由独立的认证机构——公告机构审查，以确保符合评估程序。其中产品设计由生产企业负责，公告机构主要检查质量体系。

（3）Ⅱb 类产品：由独立的认证机构——公告机构审查，公告机构检查质量体系，抽检样品，同时生产企业要提交产品设计文件。

（4）Ⅲ类产品：由独立的认证机构——公告机构审查，公告机构检查质量体系，抽检样品，并要审查产品设计文件，特别是产品的潜在风险分析报告。

4. CE 标识 在欧洲，医疗器械上印制 CE 标识是强制性的，意味着其遵守所有使用欧洲"新解释"指令。新解释指令作为欧洲发展单一市场的一个环节，其目标是在欧盟实现管理及流程的标准化。CE 标识象征该产品符合所有相关的基本要求，如安全、公众健康和消费者保护。没有 CE 标识的产品则不允许投放欧洲经济区。在这一点上，CE 标识被称为"贸易护照"。

5. 临床研究 在欧洲，根据指令 2007/47/EC，所有类别的医疗器械都需要临床数据。按照要求，临床数据可通过文献或临床评估获得。制造商需要开展风险分析来帮助识别与器械使用相关的一致或可合理预计的危害，并决定如何最好地评估每个危害的风险。当协助识别临床危害的现有数据不足时，则需要进行临床调查。

临床研究分为两个阶段：临床使用前阶段和临床使用阶段。

（1）临床使用前阶段：使用前阶段（台架）测试包括体外 / 动物实验、软件模拟使用测试和验证及特殊过程的结果（如灭菌验证报告）。这些测试应该遵循一个预先确定的研究计划，包括要测量的参数、测量方法和测量设备（包括校准设备）、结果的统计处理和可接受的标准。

（2）临床使用阶段：临床阶段的目标包括：①验证在正常使用情况下设备性能是否与预期使用情况下的性能一致；②确定所有不良副作用，并评估其风险，与器械的预期性能进行权衡比较。临床评价可通过以下方式对医疗器械相关风险和益处进行评估：①收集整理当前针对特定器械和运用相关的科学文献，以及对这些文献进行恰当评估的书面报告（文献途径）；②所有特定设计的临床研究的结果和结论（临床研究途径）；③前两种的结合。因此临床资料可来自相同或相似器械，特别是已被广泛接受的器械的市场经验数据、前瞻性临床调查资料和科学文献的信息。

6. 上市后监测和警戒程序 医疗器械监测系统和警戒程序的主要目的是减少直接或间接伤害发生的可能性，确保对患者、使用者和其他个体的健康和安全的保护。MDD 的合格评定程序要求制造商建立和不断更新系统程序，以回顾器械生产后期制造阶段积累的经验，实施适当的手段来进行必要的纠错。这项任务要求厂商在下列事件发生时有义务立即通知主管部门：①在器械的特征或性能发生任何故障或退化，以及任何由于使用说明不充分而可能导致或已经导致的患者或使用者的死亡，或其健康状况的严重恶化；②由于与器械的特征或性能有关的任何技术或医疗原因，导致制造商对统一器械的系统召回。

为了满足上市后的监测要求，制造商和（或）医疗器械使用单位除了对患者进行登记外，还需要进行观察性研究，以监控器械的长期功效，特别是针对植入型和其他高风险医疗器械（如人工髋关节）。除此之外，制造商和（或）医疗器械使用单位仍然可以选择性或义务性地对上市后的带有 CE 标识的器械进行其他研究，如利用不同试验设计开展用户使用偏好研究（可用性）、患者效果研究或费用偿付研究等。

（二）医疗器械准入评估及其历史

医疗器械准入评估最早是用于国家和政府层面的综合性卫生技术评估，它关注的是一项技术对社会和市场的影响。如手术机器人的出现对社会和整个卫生系统会产生怎样的影响。美国技术评估办公室 1973 年首次开展 HTA，3 年后才提交第一份正式的 HTA 报告。所以，对于国家卫生技术评估机构所做的综合性的卫生技术评估来说，存在以下问题：做分析时间太长、交付晚（通常是 12~18 个月），数据分析太复杂，不利于医院医疗决策者使用；与医院的问题不相关，无法考虑本地数据，政策建议不能反映当地的重点和实际情况等。对于需要快速决策但资源有限的医院而言，开展综合性的 HTA 存在诸多困难，且不符合医院决策的现实需求。所以卫生技术评估越来越呈现出地方化趋势。

在每次决定要引进新的药物、新的治疗方法、新的医疗设备的时候，地方和医院的决策者要求根据自己的数据评估做决定。考虑到有助于改善资源的优先级和支持有力的决策，决策者有越来越大的兴趣在地方和区域层面的卫生服务当中使用卫生技术评估，尤其是医院层面的技术评估。

1999 年，西班牙首次提出针对医院层面的 HTA 工具，这是最早关于医院层面 HTA 的报道。在 2003 年，Greenberg D 提出制订相关医疗技术计划需要根据医院本身情况进行，同时提出创建一个基础研究工具对以色列卫生系统的功能进行医疗技术评估。在 2005 年，他再次提出决策者在医院范围内需要采用新技术对卫生技术进行评估。同时 McGregor 也提出增强 HTA 在医院层面应用是非常重要，并且提供大量相关证据。2005 年，丹麦卫生技术评估中心（Danish Centre for Health Technology Assessment，DACEHTA）首次提出"迷你"卫生技术评估（mini-HTA）的概念，很快受到广泛关注，其开发和不断完善的 mini-HTA 工具也被越来越多的医疗机构所使用和认可，逐渐成为全球医院层面卫生决策的重要工具。

目前,丹麦、加拿大等国均有较成熟的mini-HTA。全球主要有8个mini-HTA评估机构,包 括：New South Wales Health（Australia）、Southern Health（Australia）、Alberta Health Services-Calgary（Canada）、mini-MTV（Denmark）、La Agencia de Evaluación de Technologías Sanitarias de Andalucía（Spain）、Landstinget iösterg tland（Sweden）、

Västra Götaland（Sweden）、Agency for Healthcare Research and Quality（USA）。这些评估机构在实施 mini-HTA 时的共同点包括：无论是否为新技术，均要对该技术的特性进行阐述；评价患者群体、临床效应、安全性；进行成本 - 效应分析；所评估的技术是基于提升专业能力的需要；考虑了对机构的影响；评估伦理特性。

四、临床工程技术评估与评价

在医疗器械技术评估与评价的各个阶段，临床工程技术评估与评价是比较新兴的内容，但也是尤其重要的一个环节。它关注医疗器械中临床使用阶段的各项性能、安全、功能、经济等各方面是否和制造商预期的一样，或者保持在可以接受的范围内。从前面欧盟医疗器械监管和评估内容可以看到，医疗机构作为医疗器械的决策者和使用者，在监管和评价方面，尤其是准入评估和上市后评价方面应扮演重要角色。下面以国内一些研究项目和管理政策开展的技术评估与评价为例，从几个方面介绍其发展与历史。

（一）大型国家科研项目研究内容

1. **国家"十一五"科技支撑计划课题《基层重点医疗器械装备标准配置与示范工程》**　该项目于 2010 年立项，目的是了解基层医疗机构对医疗器械的使用、运行、服务、客户满意等内容，以便对医疗器械进行客观的评价，为医疗器械创新能力提供基础依据。项目对使用中的医疗器械进行了 4 大类 70 多项指标的评价，具体包括：

（1）工程评价：主要评价该设备的常规功能、附加功能、关键性能指标、实际性能与标称性能的符合度、可靠性、重复性、故障率、节能与环保、重量、占地面积 / 占用空间、运行噪音，以及是否因电源问题、温度、湿度无法正常工作。

（2）主观感受评价：包括评价该设备的外观、人机指令界面、人机工程、安装、保养、维修 / 操作说明书、使用风险知识、高风险类医疗器械告知、使用培训效果、厂家、第三方机构培训情况等。

（3）经济性评价：包括评价该设备价格、可选件价格、耗材 / 易损件价格、保修价格、维修价格、配件价格、支付方式。

（4）厂家服务评价：包括厂家安装水平和维修技术水平。

2. **"十百千万工程"**　该项目又称创新医疗器械产品应用示范工程，是在 2013 年由科技部、原卫生部联合地方政府发起，以需求为导向，以企业为主体，以创新为动力，医产学研紧密结合，通过示范应用、运行评价与技术提升相结合的模式，加快推进医疗器械产业发展，促进医疗器械优化配置和提高医疗机构装备水平，服务于全民健康水平提高和惠及大众的一项系统工程。

"十百千万工程"涉及十个省市（重庆、广东、辽宁、浙江、江苏、山东、四川、宁夏、青海、江西）的 100 个县市区的 1000 家医疗机构应用 10 000 台国产医疗器械。评价内容包括 7 大类 55 个指标：①功能评价（常规功能、附加功能等 13 个）；②可靠性评价（重复性、宕机率等 5 个）；③主观感受评价（外观等 11 个）；④经济性评价（设备价格等 7 个）；⑤适用性评价（临床需求等 7 个）；⑥厂家服务评价（安装水平等 9 个）；⑦创新性评价（与国外同类产品相比等 7 个）。

（二）医院管理中医疗器械使用评价的重要内容

药物和器械是关乎医疗质量的两大医疗技术，在医院管理中也有着很多相通之处。多年来，药物的合理使用经过全世界众多专家的研究与探索，已经摸索出很多经验。而医疗器械的合理使用还处在起步阶段，相关标准和指标不完善，其中重要因素就是对医疗器械的使用评价还不完善。

世界卫生组织于 1985 年在"关于合理用药专家委员会"的会议上对合理用药提出了比较明确的定义，即指给患者进行治疗时，需要选择适合其状况的药物，药物的给药方法或剂量应和患者的个体情况相匹配，并且需要制订恰当的疗程；同时药物的使用所耗费的社会资源应该是最少的。

WHO 和美国卫生管理科学中心（Management Science for Health，MSH）针对合理用药的具体内涵进行了明确规定，于 1997 年制定了合理用药的 7 项生物医学标准：①药物正确无误；②用药指征适宜；③药物的疗效、安全性、使用及价格对患者适宜；④剂量、用法、疗程妥当；⑤用药对象适宜，无禁忌证，不良反应（ADR）小；⑥药品调配及提供的药品信息无误；⑦遵嘱情况良好。

1993 年 WHO/DAP 与 INRUD 合作编写了主要适用于第三世界的《医疗机构合理用药调研方法与评价指标》（SDUIs），SDUIs 为基层医疗机构门诊药品的合理使用制订了系列调研指标，对评价和促进各国合理利用卫生资源、控制医药费用过度增长有很大帮助，这些指标涉及处方行为、管理措施以及处方消费金额等方面内容，包括处方指标、患者关怀指标、行政管理指标、补充指标、附加指标。这些临床药学合理使用的概念、评价方法和评价指标对医疗器械合理使用与技术评价具有很大的参考价值和意义。

2015 年国家卫生计生委成立医管中心，下设临床药事和医疗器械评价处，负责研究医疗技术规范标准并指导实施，承担国家医疗服务数据中心的运行管理工作。对各地医疗机构评价和巡查工作提供技术指导和咨询服务，协助开展医疗质量控制工作。组织实施医疗机构药品、医疗器械、高值耗材临床合理使用的监测和评价工作，对临床用药、高值耗材规范应用提供指导。

在现代医院管理中，我们可以看到，药学专业通过对药品合理使用的监督与评价，使其工作性质从药事管理成功转型为临床药学管理，其工作职能也从药品采购和药品发放转变为对临床合理用药的监督与指导。医疗器械中临床使用过程中，因其种类繁多、创新性强、器械与使用者交互性强等特点，使得医疗器械在临床的合理使用与评价比药品更复杂。目前在医院开展的技术评估与评价还属于初级阶段。随着政府和专业机构对医疗器械合理使用和使用评价的认识，临床工程技术评估与评价将是现代化医院医疗器械合理使用的重要课题。

第三节 内容概要

一、评价原则

临床工程技术评估与评价遵循技术评估的总体思路和原则，在评价过程中有以下几个通用原则。

1. 系统性原则 技术评价的目标是寻求总体的最优化，因此评价要能够反映对象系统各方面最重要的功能，从整体、全局、长远利益出发，协调好各系统之间的关系，以整体统率部分，重视各部分之间的相互作用和影响，达到全面综合的评价。

2. 客观性原则 评价过程中要尽可能排查主管因素的不利影响，以科学分析为依据，力求评估数据准确可靠，评价结果经得起检验，不以某个集团或个人的局部利益为转移，在全局的、客观的、公正的立场上，作出符合实际的科学结论。

3. 动态性原则 对象总是受到各种因素影响而处于永恒的变化运动之中，技术评价就不可能是一次性的、一劳永逸的，需要动态跟踪，进行滚动性的研究。

4. 先进性与适用性相统一原则 先进性是一个相对的概念，是指在一定时间和一定区域内居于领先水平。适用性是指适用于某一地区或医疗机构的资源状况和技术条件，能对本地区或医疗机构的市场战略、经济效益、社会效益、技术水平作出最大贡献。因此技术评估（选择技术）时，应对技术的先进性和适用性进行统一辩证分析，既要考虑技术的先进性，又要注意结合和本地、本医院的实际情况，使技术先进性与适用性达到最大限度的一致。

5. 技术的效益与投入成本相统一原则 技术评价的目的之一是使患者在得到有效诊治的同时，经济消费是最少的，即经济效益最佳。技术的经济性应成为技术评价的重要原则。技术进步能带来经济效益，而这种效益的获得必须付出一定的成本。技术效益体现了技术发展对经济发展的推动作用，技术的投入成本则体现了经济状况对技术发展的制约作用。在进行技术评估与评价时，应正确处理这一对矛盾，寻求平衡点。要按照有限目标、突出重点的原则进行取舍，保证所选择的技术发挥出最大的经济效能。

6. 技术的特定目标与社会效益相统一原则 技术选择首先要考虑实现其特定的目标，但任何技术的使用都会产生连锁效应，对社会、对环境带来一定的影响，如医疗费用昂贵或环境污染等。为了趋利避害，使技术真正造福人类，对技术的选择不仅要考虑微观的技术经济效益，而且要注重客观的社会效果；不能只顾眼前和局部利益，而要服从长远利益和整体整体；不仅看到技术的直接效果，还要注意研究分析技术的间接效应和负面效应，为决策提供重要依据。

7. 技术结构合理化原则 技术结构是指各种类型的技术（如药物治疗、器械治疗、手术治疗等）和各种水平的技术（如手工操作、机械化、半机械化、自动化）之间，在一定时空内的构成比例和结合方式。根据医疗技术发展和诊疗结构化的不同需要，医学技术体系呈现出层次性变化。因此，选择和评价技术时，要从患者需求和诊疗效果出发，综合分析技术的经济、效率、效果，选择医疗技术发展、诊疗结构合理化和优化的技术和技术系统，形成合理的技术结构。

二、评价内容

（一）卫生技术评估的通用内容

1. **安全性评估**　卫生技术的安全性评估是卫生技术评估内容的首要方面。如果不能确保一项技术的安全性，则没有必要评价其治疗效果和成本。安全性是相对于危害性而言，是指在特定使用条件下，特定人群中患有特定疾病的个体接受某项卫生服务后，发生不良反应或意外损害的概率及其严重程度。现实中并没有绝对安全的技术，安全性代表了对卫生技术风险可接受程度的价值判断。如果一项技术的使用，其风险可以被患者、医务人员以及相关决策所接受，则该项技术可以被认为是安全的。

2. **有效性评估**　卫生技术的有效性评估是在安全性评估基础上进行卫生技术评估的一项非常重要的内容，它和安全性评估结合构成卫生技术评估的基础，为临床工作者的临床决定从提供科学的依据。根据卫生技术实施环境和结果的不同，有效性可以表示为功效和效果。功效（efficacy）是指在理想使用条件下，使用某项技术对某一特定的健康委托所带来的收益（衡量健康结果），而效果（effectiveness）则是指在通常或日常情况下的收益。

3. **经济性评估**　卫生技术的经济性是指卫生技术使用的成本（费用）以及与偶遇技术对疾病的作用所产生的效果与效益的比较。卫生技术有着广泛的经济性，无论从微观角度，还是从宏观角度都有较大的影响。卫生技术的成本 - 效果分析（cost effectiveness analysis，CEA）是评价卫生技术方案经济效果的一种方法，主要研究投入的成本及所能产出效益间的关系，探讨有限的卫生资源用在哪些方面更好，哪一种技术更值得做（如肾移植与肾透析），同样的卫生资源何种使用更好（如胃肠造影和胃镜检查）。其中，成本是指在提供卫生技术的过程中所消耗的物化劳动和活劳动的货币表现；效果包括各种临床指征的改善，健康状况的好转等，不同干预措施的效果产出，也各不一样。

4. **社会适宜性评估**　社会适应性分析因子 HTA 执行和结果分析过程引入伦理和公平性视角，以问题为导向利用医学伦理学的方法分析 HTA 执行过程设计的所有社会伦理和公平性要素。

（二）临床工程技术评估与评价的内容

临床工程技术评估与评价，包括准入评估，以及医疗器械临床应用的各类技术评价，具体内容包括：

1. **准入评估（admittance evaluation）** 是医疗器械购置的技术评估环节，即医疗器械作为一种医疗技术进入医院前，应用卫生技术评估和规划管理的理论与方法，对其有效性、安全性、经济性、社会适宜性以及医院需求进行的综合评估，为医院医疗器械的购置提供决策依据。

2. **性能评价（technology characteristics evaluation）** 是保证医疗器械应用质量的一项重要工作。它是应用电子学的理论和方法，运用工程技术手段来评价医疗器械的工程与物理参数、性能等指标是否符合相关产品技术标准，以及是否能够达到临床应用的安全性、可靠性和有效性的基础要求。

3. **可靠性评价（reliability evaluation）** 是研究设备应用质量和故障规律的一项技术，它是在医疗器械产品临床实际应用过程中，收集其运行、维护以及产品故障等信息，应用概论统计和相关物理模型，评价医疗器械产品的可靠性。

4. **安全评价（safety evaluation）** 是医疗器械安全管理的一个重要环节。安全评价又称为风险评价或危险评价，它是以实现安全为目的，应用安全系统工程原理和方法，辨识与分析医疗器械在应用过程中的自身以及系统中的危险、有害因素，预测发生事故或造成职业危害的可能性及严重程度，提出科学、合理、可行的安全对策措施建议，做出评价结论的活动。

5. **临床评价（clinical application evaluation）** 是医疗器械作为医疗技术在临床应用中的相关评价内容，主要评价医疗器械临床使用的有效性和安全性。它是通过临床文献资料、临床经验数据、临床试验等信息对产品是否满足使用要求或者适用范围进行确认的过程。

6. **工效学评价（ergonomics evaluation）** 是从人因的角度评价医疗器械使用方面的相关内容。在医疗器械用户 - 使用系统中主要考虑三个组成部分：用户、使用环境、用户界面，该评价会产生两种结果：正确使用即安全和有效使用，反之使用失误即不安全或无效地使用。

7. **卫生经济学评价（health economic evaluation）** 是对医疗器械在应用过程中的经济学内容进行分析与评价。它是基于经济学评价的基本原则，结合医疗器械临床应用的特殊性，对医疗器械及有关医疗技术进行成本评价与效果、效用评价。

8. **服务体系评价（service system evaluation）** 是对医疗器械售后服务提供方进行的综合评价。它是应用管理学的方法，从服务提供商、产品、客户三个维度，对服务提供方的安装、调试、维护、备件提供、系统实际、培训、技术支持等服务进行评价。

三、评价步骤

不同评估主体和不同评估学者在评估不同卫生技术时，在评估设计类型和方法的选择上会有很大的不同，但多数的卫生技术评估都会采用下列基本步骤。

1. **确定评估主题** 着手开展以下技术评估时，评估者首先要明确评价主题是什么，即要评估的是什么类别的技术，解决什么样的预防、治疗、康复及管理中的问题。明确了评估主题后，要查阅文献，了解该技术是否有相应的替代技术、目前市场应用情况和医保支付情况等。

2. 明确评估问题 评估问题一般有主要问题和次要问题之分：主要问题就是一项评估所要回答的主要问题，次要问题用于补充说明和完善主要评估问题。

3. 掌握技术概要 一是掌握技术开发的目的，明确所评价的技术的作用和开发方式。二是掌握技术内容概要，包括技术的性质，产品的结构、原理，制造过程的输入输出情况，技术的支持系统和设施，技术的开发方法和费用，人员及实验方法等。三是掌握对比技术，即与评价技术作用相同、原理类似的现有技术，以此作为重要的对比对象。

4. 分析潜在影响 首先是存在影响，包括正面影响（或直接效果）和负面影响，不仅关系直接效果，还有重视二次、三次等高次影响；其次是进行影响的分析和整理，包括单个影响的分析和影响的相关性分析。

5. 查明非容忍影响 在影响分析的基础上进行评价各种影响，并寻找是否存在非容忍影响。

6. 进行综合评价 即考虑该项技术可能带来的一切影响，包括证明正面影响和负面影响，权衡利弊，全面分析和评价，确定最终的技术方案。

不是所有的卫生技术评估都是围绕上述评估步骤开展，而且也没有必要完全按照上述线性关系来评估应用中的医疗器械。在评估设计和数据收集上，要尽可能应用已有的数据（二手资料）开展技术评估。对已有的数据进行整合和汇总分析，通常涉及系统文献综述、meta 分析及文献综述研究方法等。在二手资料匮乏和证据短缺情况下，开展现场调查研究是必要的。

四、评价方法

一门技术的研究方法取决于和服务于它的研究对象，它是针对对象的属性，综合使用逻辑思维，序列的量化和定性工具以及各种途径、步骤和手段等一系列的关联方式。

临床工程技术评估与评价，是针对使用过程中的医疗器械。它的评价方法有医学的内容，如临床随机对照、临床效果评价；有电子学的内容，如成像性能、量值比对评价；有工程学的内容，如安全性评价、可靠性评价；有经济学评价，如成本 - 效益评价、成本 - 效能评价；也有管理学评价，如项目管理、决策树分析。对于不同的学科和领域，所用的评价方法不同。

一门学科的研究方法是结合学科的性质，从整个学科的视角归纳、凝练具有全学科研究特性的"大方法"。临床工程学是生物医学工程学的分支，它的研究方法包含了电子学、工程学、医学、经济学、管理学等领域的内容。在后面的每个章节中，对该领域的研究方法有具体的阐述，这里就不赘述，只对通用的一些方法做简单介绍。

1. 定性评价 定性分析是用语言描述形式以及哲学思辨、逻辑分析揭示被评价对象特征的信息分析、处理方法。其目的是把握事物质的规定性，形成对被评价对象完整的看法。它是分析和处理教育评价信息最常用的方法之一。

定性分析的基本过程包含如下五个环节：

第一步，确定定性分析的目标以及分析材料的范围；

第二步，对资料进行初步的检验分析；

第三步，选择恰当的方法和确定分析的纬度；

第四步，对资料进行归类分析；

第五步，对定性分析结果的客观性、效度和信度进行评价。

2. 定量分析　定量分析是指用数值形式以及数学、统计方法反映被评价对象特征的信息分析、处理方法。其目的是把握事物量的规定性，客观简洁地揭示被评价对象重要的可测特征。

定量分析的基本步骤包括如下步骤：

第一步，对数据资料进行统计分类，描述数据分布的形态和特征；

第二步，通过统计检验，解释和鉴别评价的结果；

第三步，估计总体参数，从样本推断总体的情况；

第四步，进行相关分析，了解各因素之间的联系；

第五步，进行因素分析和路径分析，揭示本质联系；

第六步，对定量分析客观性、有效性和可靠性进行评价。

定性评价方法要求评价者具备相关知识和经验，定量评价方法则要求大量的安全数据。单纯的定性分析容易造成研究的粗浅；而有关数据的不完善，也使得定量安全评价方法难以得到有效应用和检验。因此，应当结合定性和定量的方法进行系统分析和评价，弥补单纯定性分析和单纯定量分析所产生的不足。

3. Meta 分析　Meta 分析中文译为"荟萃分析"，定义为对具备特定条件的、同课题的诸多研究结果进行综合的一类统计方法。广义上的 meta 分析指的是一个科学的临床研究活动，指全面收集所有相关研究并逐个进行严格的评价和分析，再用定量合成的方法对资料进行统计学处理，得出综合结论的整个过程。狭义上的 meta 分析指的是一种单纯的定量合成的统计学方法。

Meta 分析的主要步骤是：

（1）明确简洁地提出需要解决的问题；

（2）制订检索策略，全面广泛地收集随机对照试验；

（3）制订纳入和排除标准，剔除不符合要求的文献；

（4）资料选择和提取，包括原文的结果、数据、图表等；

（5）各试验的质量评估和特征描述；

（6）统计学处理；

（7）结果解释，做出结论及评价；

（8）维护和更新资料。

Meta 分析是一种重要的统计学分析方法，适用于增加统计功效。由于单个试验往往样本较小，难以明确肯定某种效应，而这些效应对研究者来说又可能是重要的。它还可以用于解决各种研究结果的不一致性，寻求新的假说。在本书中用于文献资料的分析和临床效果的系统评价。

4. 层次分析法　层次分析法（analytic hierarchy process，AHP）是将与决策有关的元素分解成目标、准则、方案等层次，在此基础之上进行定性和定量分析的决策分析。在层次分析方法中，通常将一个复杂的多目标决策问题作为一个个子系统，将目标分解为多个目标或准则，进而分解多指标（或准则、约束）的若干层次，通过定性指标模糊量化方法，算出层次单排序（权数）和总排序，以作为目标（多指标）、多方案优化决策的系统方法。

层次分析方法的步骤包括：

（1）建立递阶层次结构；

（2）构造判断矩阵；

（3）计算权重向量；

（4）进行一致性检验。

层次分析法比较适合于具有分层交错评价指标的目标系统，而且目标值又难于定量描述的决策问题。它是把研究对象作为一个系统，按照分解、比较判断、综合的思维方式进行决策，成为继机制分析、统计分析之后发展起来的系统分析的重要工具。系统的思想在于不割断各个因素对结果的影响，层次分析中的每一层的权重设置最后都会直接或间接影响到结果，而且在每个层次中的每个因素对结果的影响程度都是量化的，非常清晰、明确。这种方法既不单纯追求高深数学，又不片面注重行为、逻辑、推理，而是把定性与定量的方法有机地结合起来，使复杂的系统分解，能将人们的思维过程数学化、系统化。此外，层次分析法主要是从评价者对评价问题的本质、要素的理解出发，比一般的定量的方法更讲求定性的分析和判断。这种思想能处理许多用传统的最优化技术无法着手的实际问题。

5. 德尔菲法　德尔菲法（Delphi method）是采用背对背的通信方式征询专家小组成员的预测意见，经过几轮的征询，使专家小组的预测意见趋于集中，最后做出符合市场未来发展趋势的预测结论。

德尔菲法又名专家意见法或专家函询的调查法，是依据系统的程序，采用匿名发表意见的方式，即团队成员之间不得互相讨论，不发生横向联系，只能与调查人员发生关系，反复地填写问卷，以集结问卷填写人的共识及搜集各方意见，可用来构造团队沟通流程，应对负责任务难题的管理技术。

德尔菲法的步骤包括：

（1）开放式的首轮调研：由组织者发给专家的第一轮调查表是开放式的，只提出预测问题，请专家围绕预测问题提出预测事件；组织者汇总整理专家调查表，归入同类事件，排查次要事件，用准确术语提出一个预测事件一览表，并作为第二步的调查表发给专家。

（2）评价式的第二轮调研：专家对第二步调查表所列的每个事件作出评价，如说明事件发生的时间、争论问题和事件或迟或早发生的理由；组织者统计处理第二步专家意见，整理出第三张调查表，包括事件、事件发生的中位数和上下四分点，以及事件发生时间在四分点外侧的理由。

（3）重审式的第三轮调研：发放第三张调查表，对上下四分点外的对立意见作一个评价，并给出自己新的评价。

（4）复核式的第四轮调研：发出第四张调查表，计算每个事件的中位数和上下四分点，归纳总结各种意见的理由以及争论点，做出最终评测。

五、如何学好临床工程技术评估与评价

（一）选择恰当的评价视角

医疗器械在临床应用过程中，除了本身技术特性外，又增加了很多特殊属性，或者一些技术属性在另一个视角下，其评估与评价发生变化。

如一台手术机器人，在进入市场前进行的卫生技术评估中，其侧重点是在新设备及其技术对社会产生的影响，评估技术在哪些诊疗领域有独特的优势，它的出现为医疗带来哪些新的诊疗方案等。在进入医院时进行的医院层级的技术评估，其侧重点改为新设备及技术对该医院产生的影响，如设备及技术的引进能否与医院其他设备与技术能力相匹配，在该医院适应证的患者群有多少？引进方案能给医院带来多少经济利益或负担等。一台市场上卫生经济评估结果非常好的手术机器人，但在医院的技术评估中未通过，其原因可能是由于该设备及其技术不适于在这家医院引进和开展。可见，同一个设备或一项技术放在不同阶段和层级进行评估或评价时，其评价视角和评价指标都不同，得出的结论也有很大差别。

（二）多学科融合思想

随着经济社会的发展，技术评价在发展过程中已经呈现出了一些"管理学"特征。"技术经济学科"于1997年改名为"技术经济与管理"，也因为技术经济学科中呈现了一些管理学特征。技术评估与评价涉及管理学科所研究的核心问题，即技术领域的经济活动规律，需要相应的解决问题的思路与方法。

临床工程学作为生物医学工程学的分支，包含了电子学、工程学、医学、经济学、管理学等多个领域的知识。临床工程技术评估与评价是基于临床应用阶段医疗器械的多学科的综合评价。科学的技术化和技术的科学化发展趋势，使科学进步与技术进步互为前提，互相推动，促进了科学技术连续体的形成，多学科融合的思想是学好这门课程的关键。

（三）技术的移植和提炼

医疗器械是重要的卫生技术资源，但是与医学诊疗技术、药品相比还有很多独特的

特点。多年来，卫生技术评估已有了长足的进步，评价方法和评价指标体系日趋完善，但是医疗器械技术评估与评价仍处于起步阶段。

此外如前所述，医疗器械在全生命周期中有四个阶段。相比而言，在上市前医疗器械的一些评价相对较成熟。上市后的医疗器械，从监管角度讲是属于大卫生范畴，工程技术方面的相关技术和要求较薄弱。

临床工程技术评估与评价，需要从成熟的相邻学科和工程的其他阶段借鉴和学习，更需要根据自身特点，对技术进行提炼。一些先进的技术和方法，一定要放在新的视角和环境中，根据技术的本质和原则进行分析和提炼，才能适合现阶段的应用。

（四）定性与定量相结合

任何事物都具有质和量两个方面，是质和量的统一体。因此认识事物既需要定性认识，又需要定量认识。临床工程定性分析方法，是对医疗器械进行考察、归纳、演绎，以揭示其内在的机制。在理论思辨的基础上，对研究对象内外部体系进行"量"的分析和考察，寻找有决策意义的结论。比如，医疗器械最优化方案，在很多情况下要求多目标、多指标的组合才能达到。这些目标和指标，既包括技术因素，又包括经济因素、环境隐私和社会因素。这些因素有的可用数量指标来衡量，有的只能用定性指标衡量；有的有直接影响，有的则是间接影响。因此，在研究和进行技术评价时，需要定性与定量相结合进行综合分析与评价。

（五）系统综合分析方法

技术评价是技术决策的基础，它具有系统性、综合性、预测性和实践性的特点。技术评价各属性的相关因素非常复杂，而且这些因素是不断变化的，它们是一个相互关联、相互制约和相互促进的复杂系统，这就需要运用系统工程的理论和方法进行全面的系统综合分析和评价，才能揭示出所研究问题的实质。按钱学森的说法，系统论是还原论和整体论的辩证统一。辩证统一绝不是两者的机械相加，而是在对两者实行"辩证否定"基础上的有机结合。钱学森通过对系统科学及其应用的探索研究，提出了解决开放的复杂巨系统问题目前有效的办法，就是使用从定性到定量的综合集成法，简称综合集成。由此也说明，任何一门学科的多种研究方法并不是孤立的操作使用，而是在研究过程中交替或综合应用，"集大成，得智慧"，才能解决临床工程技术评估与评价中的研究方法问题。

（夏慧琳）

思考题

1. 临床工程技术评估与评价是指什么？
2. 临床工程技术评估与评价工作的作用是什么？
3. 临床工程技术评估与评价内容有哪些？

第二章
准 入 评 估

医疗器械新产品新技术的应用，一方面增强了人类诊断和防治疾病的能力，提高了人类健康水平，另一方面也带来了一些消极影响和不良后果。医疗机构为了提升诊疗技术水平，每年都在购置大批医疗器械，如PET、双源CT、达芬奇机器人手术系统或植入性材料。该器械及其技术是否满足临床需求？有没有相应的安全性、有效性和经济性的证据？是否具备该技术相匹配的技术条件与环境要求？与现行有关政策是否冲突或吻合？有没有相适应的具有资质的人力资源？这些问题都亟待临床工程准入评估来解决。

第一节　概述

一、定义与范畴

如前所述，卫生技术评估 HTA 往往是通过国家或多机构合作对卫生技术进行宏观层面的分析，HTA 也适用于医疗器械及其技术的评估。但是各种资源的获取及分析需要耗费大量时间，医院管理者在决定每年的医疗器械购置计划时，并没有足够的时间及资源开展大规模的 HTA，如何能利用 HTA 的基本原理，为医院医疗器械的购置提供决策依据？基于此，医院层级的技术评估应运而生。

准入评估，又称医院层级的技术评估，是通过对某种医疗器械及其技术可能带来的影响进行定性定量的全面研究，从而对其利弊得失作出综合评估，以使最优化和最适化的医疗器械得以准入，为医院管理者在购置医疗器械时提供决策依据。

世界卫生组织医疗器械技术序列的《医疗器械需求评估》建议，在购置医疗器械之前，要考虑医疗机构的总体目标、现有设备和设施、使用的长期计划、人员配套情况，并应用基线调查、服务的可用性和可达性对比、流行病学等科学方法，确定和解决当前的条件与期望的差距，明确医疗机构的优先需求，这样才能形成战略性的购置计划。

在世界卫生组织提出的医疗器械标准购置流程（图 2-1）中，列出了七项任务，即技术评估，器械评价，计划与需求评估，采购，安装，试运行，监测。其中前三项是准入评估范畴。

1. **技术评估**　是一个多领域的流程，采用系统、透明、公正和可靠的方法，总结有关卫生技术涉及的医学、社会、经济和伦理学问题等资料。它的实施是国际或国家级别的相关组织，如卫生技术评估国际网络机构 INAHTA、卫生技术评估国际组织（HTAi）等，通过多方证据形成的技术评估报告。评估报告可以用于判断一种既有的技术能否满足某种卫生需求，然后获得医院采购计划所需的指南。

2. **器械评价**　是针对某个指定的医疗器械进行性能和功能的专业评价。这些专业评价可以是专家撰写的概述性循证医学资源，也可以是通过国际电工组织（IEC）或者国际标准化组织（ISO）标准（或者本地相同级别）认证得到的信息，用于检验某种特定的器械是否按照生产商所宣称的方式运作，或具有哪些实际的诊断和治疗效果。该阶段通过调查研究获得的信息可以避免后期因错误导致的高代价和耗时。采用国家认证和同行评议的方式可以保证数据的完整性。

3. **计划和需求评估**　是采用适时的方式和合理的成本来协调和整合活动，以满足商品、服务或工作的需求。它是将医疗卫生服务的要求转化为未来采购要求的基本过程。其实施包括建立采购策划小组，根据医院战略及实际情况建立准入评估标准，基于现有

技术评估

评审现有报告 → 卫生技术评估国际网络机构获得的报告（44）评审 → 如有需要，向卫生技术评估机构委托评估

器械评价

市场调查 → 评审现有产品评价 → 市场信息不可得的情况下采用专家意见 → 功能和性能报告

说明：卫生技术评估和器械评价的预先是准备步骤，尽管它们已经从采购流程中分离出来

计划和需求评估

建立多学科团队制订工作计划 → 数据采集和定义策略领域 → 制定供应商、数量和技术规范的清单（例如：需求评估）→ 成本和场所的技术规范需求 → 资金和预算分析 → 明确采购方法 → 计划终止和指标管理

准入评估

采购

发布招标文件 → 接收和开标 → 技术和财务、供应商评价 → 签订合同或定订单 → 明确支付计划

安装

场所准备 → 发货前的检查 → 运输和海关 → 存储、运输、配送 → 接收和检查 → 安装和构建 → 一次性耗材存储

试运行

核实文件 → 功能、安全、校准和验收试验 → 培训（使用者、维护和定期检查）→ 注册和移交

监测

器械性能测量 → 供应商绩效测量 → 技术适宜性评估 → 成本-效益评估 → 预测评审 → 评审采购流程 → 患者安全监测

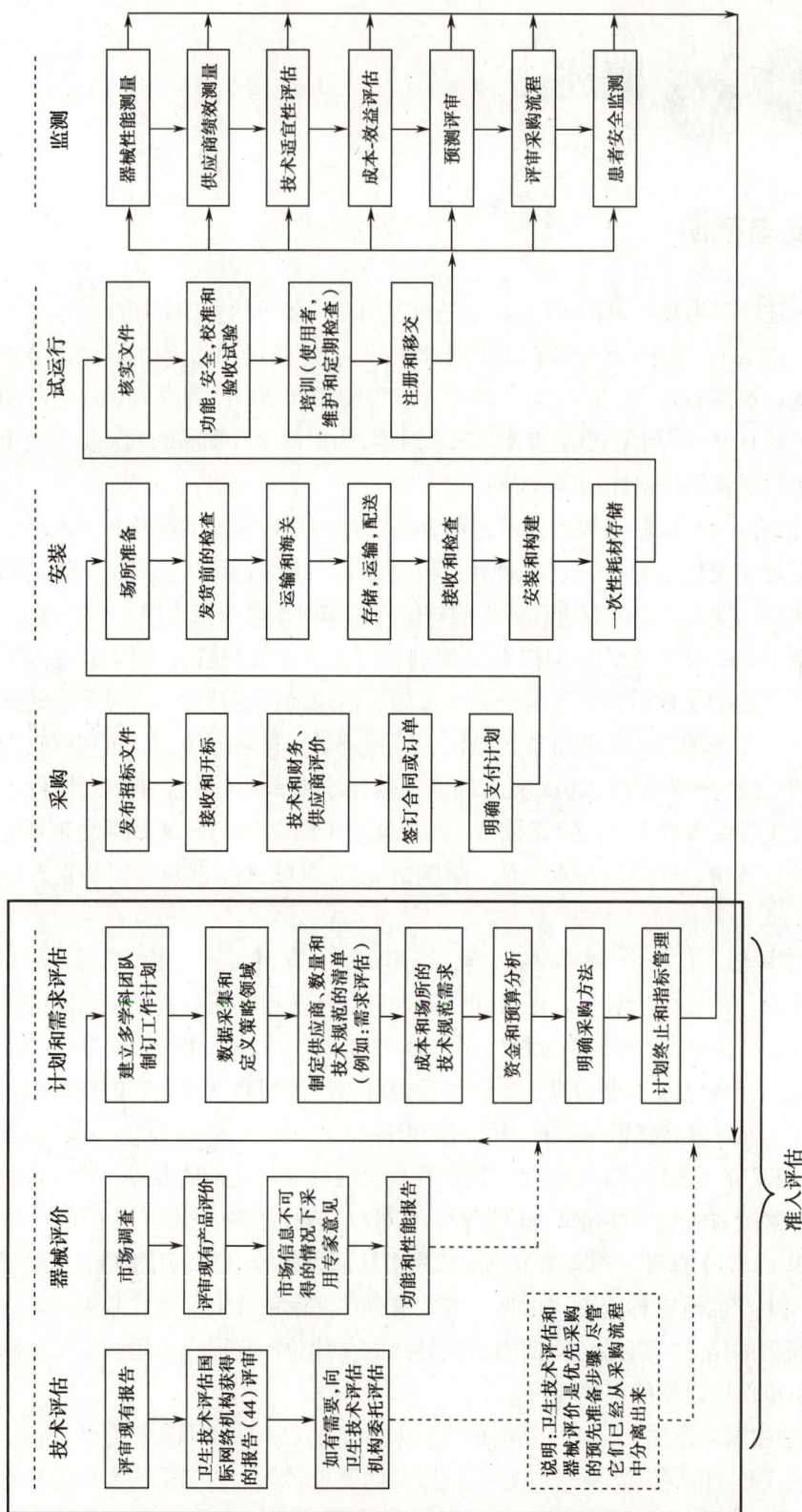

图 2-1 医疗器械标准购置流程图

器械和市场调查进行数据收集和处理、关键部分的描述和全面需求评估等。

可以看到，前两项工作主要是收集证据资源，这些证据资源可以通过查找专业数据库的文献综述或通过购置市场信息等渠道获取。第三个阶段是制定评估标准和组织评估，在医院内部组织多学科团队，调研医院的实际情况，根据前期收集的各种资料和证据进行综合评估。

准入评估并非只是对于该项技术在非理想的临床使用状况下是否能够达到其所宣称之目的或目标的能力进行评估，也应对该项技术对于整个医疗机构的技术所造成的冲击影响有所了解，因此调研医疗机构自身的信息也尤为重要。延伸一下，对于整个地区的医疗服务环境的影响也应有所考虑和关注。

二、评估内容

（一）基本评估内容

1. **安全性评估**　医疗器械的安全性评估是准入评估的首要内容。若不能确保一台设备、一件器械、抑或植入性材料等的安全性，则没有必要评价其有效性和经济性，以及其应用后对社会、文化、伦理和道德的影响。安全性是相对于风险而言，风险是对人体健康伤害的可能性及严重程度的测量指标，是指在特定使用条件下，特定人群中患有特定疾病的个体接受某医疗器械治疗、检查后，发生不良反应或意外损害的概率及其严重程度。现实中并没有绝对安全的以医疗器械为载体的技术，安全性代表了对医疗器械可接受程度的价值判断。若一项以医疗器械为载体的技术的应用，对健康的可能益处远超过其任何可能带来的风险，且其风险可以被患者、医务人员以及相关决策者所接受，则该项技术可以被认为是安全的。

2. **有效性评估**　医疗器械的有效性评估是在其安全性评估基础上进行评估的一项内容，它和安全性评估构成准入评估的基础，为医务人员、工程技术人员及医院决策者提供科学的依据。有效性是指应用医疗器械后其诊断的正确性、治疗的有效性优于或与以前所使用的方法、设备相同。根据医疗器械应用环境和结果的不同，有效性可以表示为功效和效果。功效是指在理想使用条件下，使用某台医疗器械对某一特定的疾病、患者所带来的收益，衡量其应用对健康带来的结果，而效果则是指在有外界环境或操作技术娴熟程度不同影响下，使用某台医疗器械对某一特定的疾病、患者所带来的收益。

3. **经济性评估**　在医疗服务过程中，群众、医院决策者和社会最为关心的问题是如何在保证安全有效的前提下，医疗器械使用所耗费的资源是最少的，这就需要对其进行经济性评估。准入评估的经济性评估，是在评估医疗器械的安全性和有效性的基础上，对其成本、成本‐效益、成本‐效果和成本‐效用等经济性指标进行分析与评价。其中，医疗器械的成本是指在提供医疗服务过程中所消耗的物化劳动和活劳动的货币表现，如低值耗材、人力成本、行政管理费等；效果是指采用某医疗器械之后所节省的卫生资源、健康的改善及生命的延长，所减少的其他方面的经济损失，抑或减轻、避免了患者身体及精神上的痛苦，以及康复带来的舒适和愉快等有用的结果；效益是用货币价值表示医疗器械应用的效果，是效果的货币表现；效用是指个体或社会对特定的健康结果可能有的偏好或价值判断。总而言之，医疗器械的经济性是指医疗器械使用的成本、费用以及由医疗器械对疾病的作用所产生的效果与效益的比较。

4. 社会适应性评估　医疗器械作为医学技术的重要组成部分，其应用应尽可能地与社会政治、经济、文化、伦理与道德等方面相符合。医疗器械的社会适应性评估是医疗器械评估中最具有挑战性与困难性的一个内容，社会适应性是一项技术发展或进步所引起的社会环境变化，包括社会、伦理、理论和法律的变化。由临床工程应用技术引起的各种作用显著地影响着人们的社会价值观，包括社会的伦理与道德观。一项技术的伦理影响来自技术固有的、潜在的使用，这种影响或多或少威胁着社会道德准则。社会适应性评估应在医疗器械评估执行和结果分析过程中引入伦理和公平性视角，以问题为导向利用医学伦理学的方法分析医疗器械评估执行过程中涉及的所有社会伦理和公平性要素。

（二）医院层级技术规划内容

如今的医疗机构正面对着服务者的高质量要求和成本的双重压力，医疗科技产品及其技术明显地增大了对于医院成本与诊疗技术的冲击。因此，医疗机构在购置医疗器械时，要基于医院层级技术规划的角度，针对当前医院对技术的需求以及中长期技术的需求与布局，对医疗器械产品与技术进行科学性、综合性评估，分析潜在性和复杂性问题，且必须进行跨领域及部门的研究与工作。因此，在进行准入评估时，还需要注意以下医院层级技术规划的问题。

1. 找出医院内部现有的与之对应的临床服务系统　根据规划程序，界定出医院所提供的该项临床服务内容。需注意的是，此规划是基于医院管理层级的经营管理规划，而非基于科室本身。通常拟购置的医疗器械是为此临床服务系统提供技术或改善、拓展该项临床服务系统。

2. 分析拟购新设备对既有服务系统的效果　拟选择的设备和技术会影响到医院现有的临床服务，找出其可能造成的潜在冲击（包括技术、经济以及发展策略等）极为重要。

3. 诊疗过程的效率和质量评估　对现有诊疗过程中的效率和质量进行评估，找出引入新技术前后相应诊疗过程的效率和质量的变化（例如患者每例诊疗成本、诊疗技术难度、患者就诊人数、患者诊疗时间等），这将是社会适应性最重要的因素。此外，也可以将原系统中存在的潜在危险因素一并考虑。

4. 长期更换策略的评价　在技术规划中最需遵循的原则是建立长期的技术更换计划，以便使医院的资金得到最有效的利用，不造成浪费。然而对医疗器械来说，没有器械或技术有无限长的寿命，或者可通过维护保养来确保设备永久可用。随着工程技术的快速发展与更新，如今的医疗器械产品的技术更新周期越来越短。因此较为合理可行的规划是着重降低非预期性设备更新对于医院资本支出的冲击。

5. **寻找确认新技术**　人口变化、环境因素、医疗保险给付系统以及其他因素会导致医疗需求的改变。对这些改变进行前瞻性与预测性的研究，是技术规划必要的基本工作。整合各方面的证据资源、研究信息，分析医院所提供的服务对象的设定以及专业定位，可避免医院在医疗技术（医疗器械）上不当的投资决策，并可降低不必要的资本支出。

三、评估流程

医疗器械准入评估的过程包括确定题目与基线资料，确定评估方法及模型，收集与检索证据资源，优化检索策略得出评估结论，基本流程如图2-2。

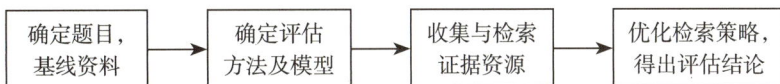

| 确定题目，基线资料 | → | 确定评估方法及模型 | → | 收集与检索证据资源 | → | 优化检索策略，得出评估结论 |

图 2-2　准入评估的基本流程

1. **确定题目和基线资料**　对医疗器械进行准入评估，需将评估主题由医疗器械扩展到相应的技术，如购置腹腔镜，评估主题为外科手术中的腹腔镜技术及其安全性、有效性、经济性和社会适应性评价，并由此为基础，调研和准备相应的基线资料，如胃肠外科购置腹腔镜，即以治疗胃肠外科的相关疾病作为基础，调研其安全性、有效性证据。

2. **确定评估方法和模型**　准入评估可以根据医疗器械产品类型以及医院现有的人才、资金和技术力量等因素来综合考虑选择适合的评估方式，如采取"购买"HTA报告的形式或"自己评估"。除此之外，评估者也可以将评估工作的其中一部分外包给评估机构，自己负责其余部分。评估者在进行评估时，可选择的评估方法包括迷你卫生技术评估（mini-HTA）、价值判断评估、项目评估。这部分内容在第二节具体介绍。

3. **证据资源的收集与检索**　准入评估的证据资源有以下几种：包括医疗器械产品认证与资质信息，医疗器械产品与供应商信息，地区医疗、医院、科室资源与技术条件信息，医疗器械的技术评估和器械评价信息等四方面内容。其中，产品认证与资质准入信息可通过查询政府、相关机构及网站获得其资质认定方面的文件，产品与供应商信息可由产品供应商提供或相关网址查询，地区医疗、医院及科室资源与技术条件信息可进行相关调研。医疗器械产品的技术评估信息和器械评价信息是最难收集与检索的，这部分内容在本章第三节中具体介绍。证据质量是卫生技术评估中确定评估质量的关键，第四节将介绍如何使用GRADE标准进行研究证据的循证分级。

4. **优化评估策略，得出评估结果**　在确定了评估方法后，评估者便可组织相关人员对所收集的资料进行严格地系统评价，并准确评价不同证据的等级，对不同等级的证据在评价时赋予不同的权重，保证评估效果的科学性。评估最后要形成的评估报告，其内容主要包括结论和推荐意见，前者是对评估结果或发现的归纳或总结，而后者是基于评估结论而提出的有针对性的忠告、意见或建议，两者都与证据的强度和质量息息相关，都不受研究者的主观臆断影响，都是以实际证据为依据。

四、意义和价值

（一）存在的问题

虽然我国在医疗机构开展医疗器械的可行性评估与论证已有一定发展，但由于起步较晚，因此还存在着很多问题与不足，主要表现为：

1. **评估缺失，盲目购置**　在我国目前大的医疗环境及医改政策推动下，很多医院为了加强自身竞争力，在扩大发展规模的过程中，过度关注医疗器械的品牌效应，而忽略其安全性、有效性以及适宜性。在缺乏准入评估的情况下盲目购置，造成高投入低回报甚至无回报（闲置不使用）的情况时有发生，也造成一些医疗器械超负荷使用，使医疗器械使用过程中的质量和安全出现诸多风险。

2. **评估角度不当，致使医院技术发展不均衡**　医疗器械的购置不仅仅是物品采购，更关系到一项技术、一个科室，乃至整个医院的技术水平。医院每年能够用到医疗器械购置的费用有限，哪些科室的哪些项目通过准入评估进行购置，将带动一套诊疗活动的发展。如果准入评估只停留在于一个医生和一个科室的需求角度，势必是助长医生或科室之间的恶性竞争，而不是与医院中长期发展规划相匹配。因此，评估角度必须基于医院层级，并结合医院中长期发展规划，否则就会造成医院医疗技术发展的不均衡。

3. **评估方法不规范、不科学**　目前，一些已开展准入评估的医院并未取得较好效果，其主要原因是评估方法不规范，不科学。准入评估中需要大量高质量证据资源，缺乏这些证据资源的支持，使得评价无依据或少依据，就无法保证评价的客观性。准入评估的完善，需要明确准入评估需要哪些证据资源，采用何种评估方法和评估模式。由于医疗机构的差异化，医疗资源及医疗现状也很不一致，如何将国内外相关经验与本院实际情况相结合，建立自己的评价体系还需要进一步探索。

（二）意义与价值

1. **对国家宏观政策的价值**　医疗器械准入评估作为一种科学的决策工具，在增强医院竞争力、扩大医院规模、卫生技术服务价格制定、新的卫生技术及机构的准入和适宜技术应用等领域所发挥的优势越来越显著，已成为世界各国卫生决策的重要组成部分。在许多国家，准入评估被认为是解决医疗费用上涨、合理使用医疗仪器设备以及制定卫生政策等问题的一种先进工具，是科学决策的重要保障，可作为优化卫生资源配置及医疗费用控制的重要手段和依据。随着我国医疗改革的不断深入，临床路径、单病种收费、合理用药等工作的推进，公立医院的公益性将会越来越突出，准入评估也将越来越受到重视。医疗机构管理部门，应加强对准入评估工作的重视，将其作为论证的重要项目进行深入论证。因此医疗器械的准入评估对提高医疗卫生服务、促进医保事业发展中有着积极的、不可替代的重要作用。

2. 优化医院资源配置　现阶段我国的乙类大型医用设备实施由国家卫生计生委确定配置限额的严格控制措施，配置权限比较集中。但由于我国不同地区在人口、地理、经济、文化等方面存在广泛的差异，可以对其进行相关的准入评估，以实现对乙类大型医用设备更加高效地管理，进行优化配置。

通过对大型设备开展临床路径管理、提高设备操作人员技术水平、严控医院大型医用设备准入、增加对欠发达地区大型医用设备补助力度等措施深入挖掘，实现大型医用设备利用效率的大幅提升，提高利用率，可多角度发展。由于利用不足和利用过度的情况确实存在，相关部门有必要根据不同的疾病种类开发出详细的诊疗指南，或者结合不同经济发展水平、不同级别医院及不同特征的设备开发相应的设备利用指南，为设备的合理利用提供参考。

3. 病人诊断更精准，治疗更安全有效　通过科学的方法对医疗器械及其技术的安全性、有效性作出客观的评估。通过准入评估的有效性、安全性评估，可以了解技术是国际先进水平，还是国际一般水平，是国内先进水平，还是国内一般水平。评估技术的可靠性与安全性，其各项功能技术指标和安全指标能否符合标准要求，是否通过了国际国内的质量认证及许可，有关证件是否齐全，等等。

4. 社会价值　通过对同类医疗器械进行技术评估，进行全方位的科学比对，可推动以解决新兴技术中遗留问题为目的的科学研究，可帮助公众与医务人员了解医疗器械及其技术可能具有的优势与缺陷，以便进行合理的选择应用。

第二节　准入评估的方法与模型

准入评估的方法有多种，具体采用何种方法或评估模型需要依据医院的实力，以及医院在评估方面投入的资源。评估的方法多以管理学为基础，形成比较成熟的评估模型。一些具体的评估条款又需要医学、经济学、工程学等领域的知识，本节介绍迷你卫生技术评估、价值判断模型和项目评估。

一、迷你卫生技术评估

（一）mini-HTA 的定义

迷你卫生技术评估（mini-HTA）是指一种应用循证医学和传统 HTA 的原理和方法，基于医院实际需求，对相关卫生技术做出全面系统评价，为医院决策层引入相关卫生技术提供决策参考的工具。

　　mini-HTA 顾名思义是小型规模的 HTA，是丹麦哥本哈根大学的一家医院（Rigshospitalet）提出的。这家机构最早把 mini-HTA 应用于新技术的购置决策。丹麦卫生技术评估中心（Danish Centre for Evaluation and Health Technology Assessment，DACEHTA），与丹麦地方的 HTA 团体在 2000 年共同开发了 mini-HTA 工具，主要是为医院医疗器械的购置设计了一份表格和指南，用以在医院购置中建立系统和整体的评估体系。自此以后，mini-HTA 正式用于医院的医疗器械购置与评估。

（二）mini-HTA 的主要方法

　　mini-HTA 是一个概念，也是一种方法，主要作用是激发决策者思考。mini-HTA 概述了使用新医疗器械以及医疗技术的前提和结果，以表格的形式呈现。mini-HTA 是通过由一系列标准条目组成的评估清单来实施的。其中最具代表的是丹麦卫生技术评估中心（DACEHTA）制订的 mini-HTA 评估清单，评估内容包括技术（technology）、患者（patient）、组织（organization）和经济（economy）4 个维度。该清单篇幅较短，以具体问题的形式呈现，每个条目下有数个简短选项，其具体评估要求包括：①评估问题的选择应简明、有针对性，且长度适中；②评估目的是为医院引入卫生技术的决策或对现有技术的使用效果提供证据；③证据是基于当地或医院层面的；④根据客观情况、决策标准和整个评估进度安排可进行相应调整。这些决策依据的搜集和应用可以在地方或者是区域层面进行，并适应地方和区域的目标、决策标准以及时间安排。DACEHTA 的 mini-HTA 评估清单详见表 2-1。

表 2-1　迷你卫生技术评估表

序号	条目	内容
1	简介	申请人（医院，科室，个人）
2		该卫生技术的全称
3		相关的部门
4	技术方面	技术用途及适应证
5		新技术和传统技术相比的区别与创新
6		是否已有对新技术进行评估的文献评价（由一个部门或由他人）
7		列出最重要的参考资料并评估其证据等级
8		该技术对患者的诊断、治疗、护理、康复和预防方面的影响
9		该技术是否存在任何潜在风险、副作用或其他不良事件
10		目前在国内或国外是否有关于该技术效果的相关研究
11		该技术是否被国家卫生主管部门或行业协会推荐？如有，请列出

续表

序号	条目	内容
12		科室是否曾经引进过这项技术
13	患者方面	该技术是否对伦理与患者心理有考虑
14		该技术是否考虑患者的生命质量、社会影响或工作的影响
15	机构方面	该技术对医院工作人员的知识、培训或工作环境方面有何影响
16		该技术是否适用于当前医院的硬件配置
17		该技术是否将影响医院的其他科室或部门的业务
18		该技术如何影响本院与其他医院、地区和部门等的合作
19		该技术何时能够实施
20	经济方面	国内或国际上是否有其他医院已在使用该技术
21		是否存在设备更新、配置重建、人员培训等方面的启动成本
22		预计未来两年的使用情况
23		每年为医院每个病人增加或节约多少费用
24		未来两年，总共将为医院增加或节约多少费用
25		该技术预计为其他医院或部门节约多少费用
26		该评估中有哪些不可预计的部分

（三）mini-HTA 的评估流程

在 mini-HTA 的评估流程中，需求者提出技术评估申请，并需要得到科室主任和其他管理部门许可，由医院各专业人员组成评估小组进行评估并撰写报告，政策委员会提出执行建议，相关部门对决策建议进行执行。流程图见 2-3。

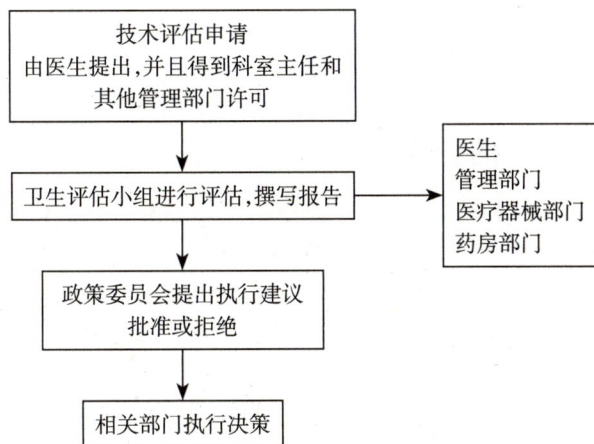

图 2-3　mini-HTA 评估流程

评估小组成员主要包括：兼职医生，评估研究人员（可由医生、临床工程师、管理人员或临床药师担任），行政秘书，主要负责查找参考国家卫生技术评估证据资源、文献检索、本地数据准备等。政策委员会包括：护士，医生，专业医疗人员，患者，临床工程师，管理人员，特设顾问（学科专家、卫生经济学专家、伦理学专家等）和其他利益相关者，主要负责提出反映当地的条件和实际情况，与社会的价值取向一致的政策建议。

（四）mini-HTA 实例

以下用 mini-HTA 的方法评估"某医院的针刺伤感染是否需要购置安全器械以减少伤害"。

1. 需求申请 针刺伤是医院工作人员感染风险的一个来源，可导致人类免疫病毒（HIV）、丙型肝炎（HC）、乙型肝炎（HB）等。此类伤害的一小部分与血管导管的插入有关。使用一种安全器械可以大大降低这种风险。故建议购置这种安全器械用于血管导管插入时使用，以减少医疗过程中的针刺伤感染。

2. 临床疗效评估 经数据调研，一年中 4500 万例导管插入的案例中，有 26 例因导管插入引起的针刺伤，其中发生针刺伤感染概率为 HIV 3.0%，HC 6.7%，HB 2.9%。如使用该安全器械，能避免 83% 的针刺伤。该院每年有 29 万例血管导管使用，则可避免的感染 HIV 人数为：（26/4500）× 29 × 3.0% × 83%=0.0042（人 / 年），可避免的感染 HC 和 HB 的人数分别为 0.0093 人 / 年和 0.040 人 / 年。也就是说，以目前的血管导管使用数量以及感染针刺伤的比例，大约 238 年才会有 1 人因此项原因发生 HIV 感染。

3. 成本评估 该院每年有 29 万例血管内导管使用，如使用该安全器械，每支安全器械成本约为 0.57 美元，每年可增加成本 1.67 万美元。

4. 评估结论 ①针刺伤大多数发生在利器弃置不当的情况下，因导管插管引起的针刺伤比例约为 10%，相对较小，因此有必要对所有医务工作者进行健康教育，尤其是利器弃置方面的安全教育。②对于针刺伤，医务人员最大的担心是怕被感染。由评估发现，该风险小到可以忽视，此结果会减少医务人员的心理恐惧。③应考虑在某种感染领域使用这种安全器械。④目前医院如使用这种安全器械，应用价值低，器械的使用成本高，不建议购置和使用。

（五）mini-HTA 的利弊

mini-HTA 已经被丹麦以及很多欧洲医院采用，用于医院纳入新技术或运用新治疗方法的决策中，目前已积累了很多经验和反馈。医院层面的决策者认为使用 mini-HTA 支持决策有利有弊。

1. 利处

（1）在医院层面运用和加强 HTA 的原理和理念，即以证据为导向，跨学科综合评估需要决策的问题。

（2）以表格或者清单形式使得收集信息标准化，格式灵活和开放。

（3）可以作为一种工具促进管理流程的透明和支持沟通。

（4）医院层面的 mini-HTA 可以帮助完善国家层面的 HTA 体系，建立国家层面的 mini-HTA 数据库，促进决策的透明化和支持国家层面的决策制定。

2. 弊处

（1）对证据本身的评估和质量控制不够。

（2）增加了医院决策采用新技术的技术管理负担。

二、价值判断模型及其应用

（一）价值判断模型

价值判断模型（value judgement model）是通过确定优先顺序的目的，利用定量与定性相结合的方法建立合理的模型，客观地对技术评估活动进行价值判断，使投资的效益最大化，因而价值判断模型的重点是进行评估活动的成本与效益的价值判断。

如美国的价值分析委员会（Value Analysis Committee，VAC）就是应用了价值判断模型作为评估方法。VAC 作为一种组织形式而存在，对于医院卫生技术的引进和管理具有重要的现实意义，它能针对卫生技术产品，如医疗器械、植入性器械、诊疗技术等，做出相应的评估以指导医院进行相关产品的选择，能有效改善医院的经营现状，降低运营成本，减少资源浪费。

（二）VAC 评估的实施

由医院管理者（包括工程技术和经济管理人员）和临床医生共同形成 VAC 组织团队，且两类人员承担的事务或责任有所不同，前者的工作内容主要是做与产品、技术、战略相关的分析或分析成本等，后者主要对产品的临床效果进行合理评估。

一般情况下，如果由使用者提出某个新产品需求后，管理者应当分析该产品的成本 - 效益。一些新产品声称对于风险控制和临床效果改善有良好效应，但必须具备充分的临床证据才能取得 VAC 的批准。VAC 对新产品评估主要是权衡其财务、临床效果和战略利益，并得出最终的判定依据，列入相应的准入要求和标准，为产品采购者提供决策意见和指导，必要时可附加另外的条件来决定产品是否能予以批准。

（三）VAC 评估策略

外部数据和内部数据是 VAC 对成本和临床效益的重要评估依据。其中，外部数据评估产品的各种效益，内部数据评估成本，如图 2-4 所示。

1. 相关效益

（1）临床效益：如该技术（器械）有显著临床疗效，可改善患者生活质量；可提高临床诊疗安全性，缩短治疗时间或恢复时间等。

相关益处

临床
更好的安全/质量
卓越成果
减少恢复时间
成本
减少手术时间
降低住院时间
提高效率
战略
招聘/营销
付款人关系
商业模式

与目前的解决方案的价格差
产品成本
与目前的产品组合和合同的协同作用
历史成本基准
报销比率
其他成本
行政
培训

成本

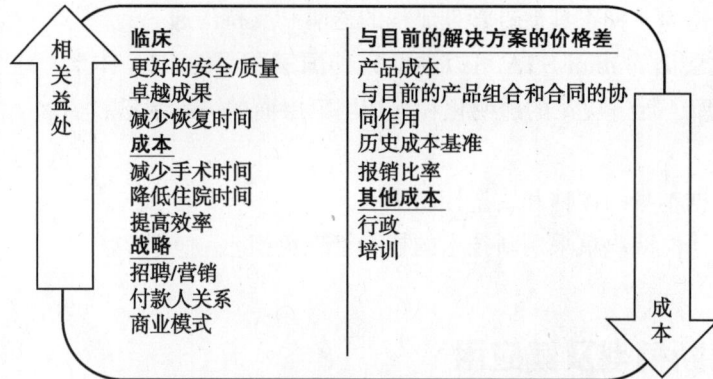

图 2-4　VAC 评估策略的外部数据和内部数据

（2）成本 - 效益：从成本角度上，可减少患者住院或手术时间；提高工作效率，如一项诊断使用该技术（器械）之前，诊疗时间为 1 人次 / 小时，每天最多可做 7 人次；使用该技术（器械）后，诊疗时间为 5 人次 / 小时，每天最多可做 35 人次，工作效率显著提高，从而也降低了成本。

（3）战略效益：主要考虑医疗运营模式，如该技术（器械）在本地区是否首台，使用该技术（器械）后患者人数是否增加，是否医保可报销等。

2. 成本

（1）成本 - 效益差异：比较使用该项技术（器械）前后的成本 - 效益差异。其中需要了解的是产品成本，该产品是独立使用还是与其他产品配合使用，产品运行费用，包括配套使用的医用材料成本、气水电、人力资源成本等；

（2）其他成本：该项技术的人员培训成本；技术管理成本，如质量检测、维护保养、维修、安全检测等成本。

当一个新产品进行 VAC 评估时，首先从临床效果和成本方面进行分析，如图 2-5 所示。若强力的数据支持表示能够得到良好的临床效果，则被批准的概率很高，反之，则需要通过供应商提供的临床前数据和独立的同行评审研究进一步验证产品成本的升降。同样，若有充足的数据显示产品成本可降低，则被批准的概率也很高，反之需要进一步验证该新产品的上市有无战略好处。

三、项目评估

医疗器械采购和其他项目投资有着共同之处，就是用最初的投资换取特定生命周期内不断的回报，所以准入评估中的投资决策与评估可以参照商业领域投资中项目评估的思想与方法。

项目评估就是在投资之前，对拟投资项目进行技术可行性、经济可行性、社会影响等综合评价，从而决定是否投资。相对其他评估方法而言，项目评估更侧重于战略评估、

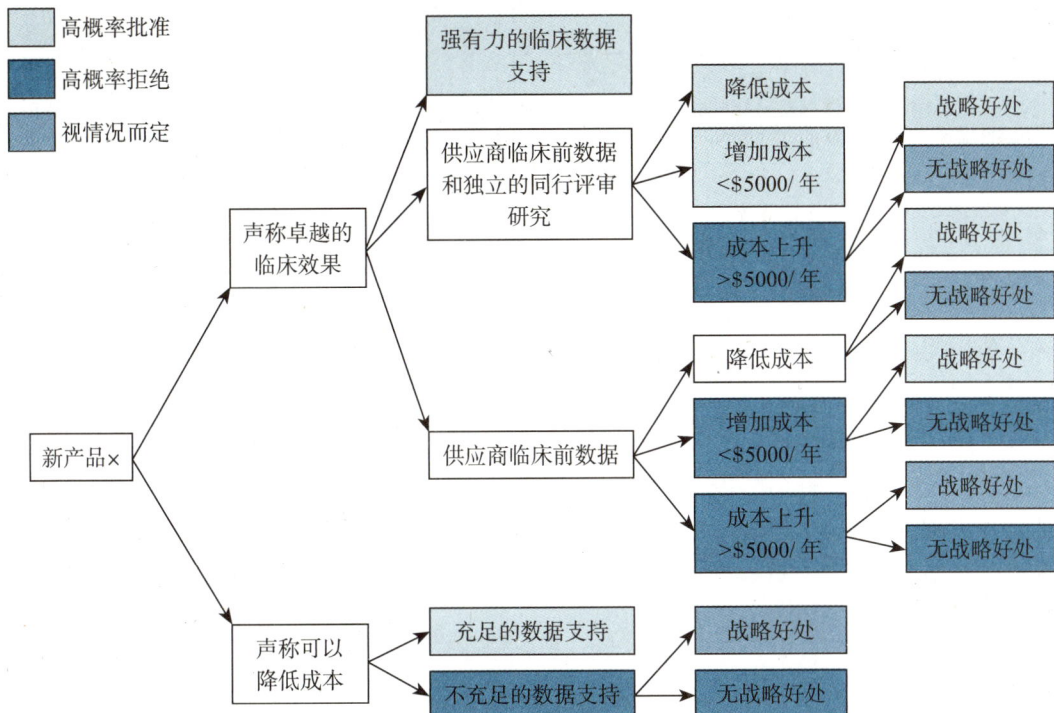

图 2-5　VAC 评估策略

市场评估和经济学评估。本节侧重于对项目评估中的相关内容进行具体介绍。

（一）战略评估

　　医疗器械购置是医院最重要的投资项目,医疗器械及其技术的使用是医院技术水平、经济效益以及社会效益的具体体现。所以在进行准入评估时,需要将医院战略加以考虑。在实际工作中,各使用科室的采购需求总是很多,往往会超出医院用于医疗器械购置的预算限制。临床工程部门作为医院医疗器械管理部门,同时需要具备运营管理的知识,为医院管理者提供各种角度的评估依据。

　　战略最重要的作用应该体现在以战略为目标,判断哪些事情该做,哪些事情不该做,即项目选择;判断哪些事情优先去做,哪些事情可以置后,即项目优先级。

　　医院发展战略通俗地讲,也就是"我们想要发展成为什么样的医院"。如"重点学科建设""发展基础建设""强化外科系统"等都属于发展战略。准入评估的重点应与医院发展战略一致,即项目选择和项目优先级应向战略方向倾斜,具体可体现在调整评估指标的权重比例。

　　医院战略的制定者为医院的管理层,战略的转化过程是由医院的临床工程部门来具体组织,具体流程见图 2-6。

　　准入评估标准可以用定性、定量,或两种相结合的方式来制定。通常情况下,定量评估可以解决简单的、金额较小的项目,如设立百分制,将各级指标优化权重,算出具

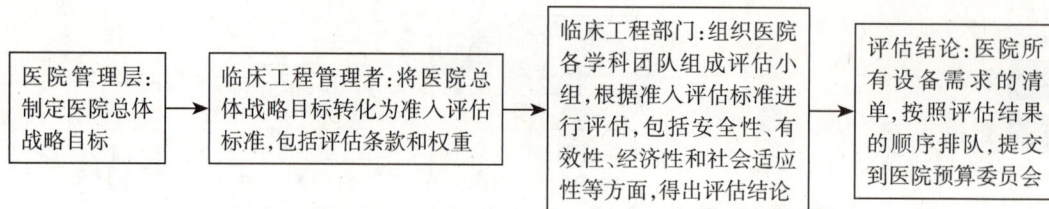

图 2-6　战略评估流程

体分值后得出评判结果。对于复杂的、金额较大的项目，通常采用定性与定量相结合的方式，对无法量化的指标进行描述性分析，由评估小组统一评判给出评估结果。表 2-2 是一个量化评分的例子。在该例中，将有效性、安全性、经济性和社会适应性的内容拆解成 12 个条款，每个条款根据其重要性分配了权重。根据每项条款的得分算出总分，评估结论根据分值分为必须购置、推荐购置和不建议购置。如果一些项目评估小组觉得情况比较复杂，或风险程度高，可以转为更高级别的定量与定性相结合的方式再评估。

表 2-2　量化评分实例

分值	评价标准	权重	评分依据	得分
技术分析 （45分）	技术需求	10	设备更新（10），病源增加（7），开展新技术（3）	
	有效性	10	非常有效（10），比较有效（7），有效（3）	
	安全性	10	非常安全（10），比较安全（7），安全（3）	
	购置目的	5	全院共用（5），多科室共享（3），科室专用（1）	
	先进性	5	国内首台（5），院内首台（3），其他（0）	
	市场需求	5	解决疑难疾病危急重症（5），常见疾病（0）	
效益分析 （40分）	是否能按规定收费	10	是（10），否（0）	
	收费是否进医保	10	是（10），否（0）	
	投资收回期	20	1 年以内（20），2~5 年（15），5~7 年（10），7 年以上（5）	
技术条件 （15分）	人员条件	10	专职取得资格（10），兼职取得资格（7），无资质（3）	
	安装场地落实	5	已确定（5），未确定（0）	
附加 （20分）	申请科室	20	国家级重点（20）省级重点（10）院级重点（5）	
总分			＿＿＿＿＿＿＿＿＿ 分	
结论			□必须购置（80分以上）　　□推荐购置（40~79分） □不建议购置（40分以下）　□复杂或风险高，推荐进一步评估	

（二）市场评估及策略

资料显示，中国医疗器械市场销售规模由 2001 年的 179 亿元增长到 2013 年的 2120 亿元，且仍有大幅上升空间。了解纷繁复杂的器械市场和供应商，采取科学的市场战略，是临床工程准入评估的重要内容。

1. 器械评估及市场策略 医疗器械的种类很多，根据采购数量和采购金额可以分为以下几种（图 2-7）：

（1）A 型：量少价低项目，如拔罐器，只适用于中医科，且价格便宜。其市场策略为委托与授权，即尽可能采用间接采购，减少采购成本。如委托当地小型代理商负责这类小额零星项目。

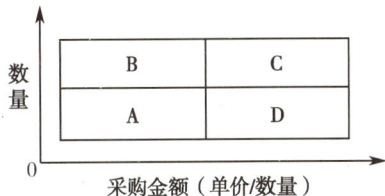

图 2-7　医疗器械种类

（2）B 型：量多价低项目，如一次性输液器，是门诊和病房的常用器械。其市场策略为汇总与整合，即通过集中招标采购，以求高性价比。

（3）C 型：量多价高项目，如心脏起搏器等植入性器械，每个心脏起搏器价格在万元以上，高值且月用量很大。其市场策略为结盟与伙伴，即保持稳定的、长期共存的、互惠互利的合作关系。

（4）D 型：量少价高项目，如 CT、MRI 等大型设备及专业设备。其市场策略为分析与评估，即进行单项目的风险分析和详细的技术评估，制订保障方案。

2. 供应商分类 供应商按照其销售额和多样性来衡量，也可以分为 4 种（图 2-8）。

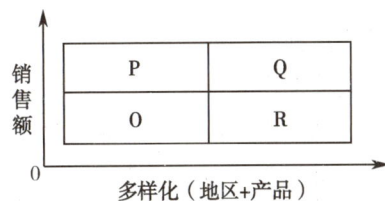

图 2-8　供应商分类

（1）O 型：这类供应商多为小型集成或成套低产，产量比较低，产品也比较单一，企业小但灵活有活力，适合本地市场。

（2）P 型：这类供应商产品单一但销售额高，属于专家型供应商，一般是专注于某个领域且比较有实力，企业比较成熟，财务健康，适合专业设备的采购渠道。

（3）Q 型：这类供应商既有高销售额，产品又多样化，属于地区或行业的带头供应商。适合大型设备和基础类采购，可发展成合作伙伴。

（4）R 型：这类供应商比较脆弱，产品多样但销售量低，没有特色产品，也没有经济实力，不太适合作为采购渠道，但有研发合作的可能。

3. 供应商评估 供应商评估是指利用指标评价体系，对供应商供货质量服务水平、供货价格、准时性、信用度等进行评价，为供应商的选择奠定基础。以招标采购为例，对供应商的评估是通过确定商务评估标准（包括选项和权重），形成医疗器械招投标文件中的商务评估标准。在招标过程中要求供应商提供各种证明材料，通过综合打分的方式来评估供应商。表 2-3 为供应商评价表实例。

表2-3　供应商评价表实例

评价内容	权重	具体评价点
技术实力	10%	技术，技能，容量，竞争力
合作/服务意识	10%	响应速度，售后服务
质量	10%	效率，信用度
及时性	10%	供应周期，交货期
经济实力	10%	公司业绩，同类产品销售量

（三）经济学评估

项目评估中的经济学评估是考察单项目盈利前景如何。评估的指标有成本、投资回收期、现金流（NCF）、净现值（NPV）、内部收益率等，这些指标将在本书中第八章中详细介绍。以下主要介绍经济学评估中关于项目风险评估的方法：盈亏平衡分析和敏感性分析。通常在大型项目评估时需要用到这些分析方法。

1. 盈亏平衡分析　盈亏平衡分析是通过盈亏平衡点（breakeven point，BEP）分析项目成本与收益的平衡关系的一种方法，又称本量利分析或保本分析。各种不确定因素（如投资、成本、销售量、产品价格、项目寿命期等）的变化会影响投资方案的经济效益，当这些因素的变化达到某一临界值时，就会影响方案的取舍。盈亏平衡分析的目的就是找出这种临界值，即盈亏平衡点（BEP），判断投资方案对不确定因素变化的承受能力，为决策提供依据。

例如，一台医疗设备购置成本为80万，预计寿命为10年，每年运行成本2万，每例检查可收费50元，按每年250个工作日计算，其盈亏平衡点=（80万/10年+2万/年）/（250日×50元/例）=8例/日。也就是说，这台设备每天做8例检查，可以做到不亏损也不盈利。

相关指标还有盈亏平衡点作业率和安全边际率。

$$盈亏平衡点作业率=盈亏平衡点/预计量$$
$$安全边际率=1-盈亏平衡点作业率$$

在上例中，如果设备申请科室预计每日诊断患者量为12例，则盈亏平衡点作业率为67%，安全边际率为33%。

在项目评估中，安全边际率≤10%为风险很高，10%~20%有风险，20%~40%比较安全，30%~40%为安全，≥40%为非常安全。在上例中，安全边际率为33%，可以初步评估为安全项目。

2. 敏感性分析　敏感性分析是投资项目的经济评价中常用的一种研究不确定性的方法。它在确定性分析的基础上，进一步分析不确定性因素对投资项目的最终经济效果指标的影响及影响程度。敏感性分析通常通过调整不确定参数，来看其他财务评价指标变动的情况。

在上面的例子里，设备每日诊断患者量为主要不确定因素。申请科室预计每日诊断患者量为 12 例，就可以取参数可能的变动范围，如正负 20% 来计算 NPV、IRR 的值。其他财务指标变动越小，风险性越小。

第三节 准入评估的证据资源与检索

如前所述，准入评估的证据资源中，医疗器械产品的技术评估信息和器械评价信息是最难收集与检索的，这类证据资源通常用于评价医疗器械的安全性和有效性。本节内容主要介绍技术评估和器械评价方面的证据资源数据库，以及如何进行证据资源的检索。

一、准入评估相关的证据资源

进行准入评估时，首先应该了解该医疗器械及其技术是否已经有评估报道。这时卫生技术评估数据库是首选的检索资源。运用卫生技术评估的手段对医疗设备、器械、耗材等进行安全性、有效性、经济性等方面的评估是准入评价的一个重要步骤。检索卫生技术评估专用数据库及网站资源，对于全面收集已有的临床工程应用技术准入研究证据意义重大。下面介绍一些常用的卫生技术评估专用数据库及网站资源。

（一）卫生技术评估数据库

1. **Center for Reviews and Dissemination，CRD** 使用者可通过访问 http：// www.york.ac.uk/inst/cnl/ 检索 CRD 数据库（图 2-9）。该库由英国国家卫生服务系统评价与传播中心于 1994 年创建。CRD 数据库内容包括：①卫生技术评估数据库（Health Technology Assessment Database，HTA）；②Cochrane 疗效评价文摘库（Database of Abstracts of Reviews of Effectiveness，DARE）；③NHS 经济评估数据库（Database of Abstracts of Reviews of Effects，DARE）。此外，利用该库还可以检索到一些已经完成或正在进行的研究 / 项目和一些中心出版物，如 Effective Health Care、Effectiveness Matters 以及 CRD Reports 等。

使用者如需查找国际卫生技术评估网络机构（INAHTA）成员和其他卫生技术评估机构已完成且公开出版的报告，以及 INAHTA 成员正在进行的研究项目，可选择 HTA 数据库。使用者如着重关注成本 - 效益，成本 - 效果和成本 - 效用分析相关的经济学评价研究，可着重关注 NHSEED 数据库。DARE 数据库收录有由英国国家卫生服务系统评价与传播中心编制的有关医疗保健干预效果评价。

2. **National Information Center on Health Services Research and Health Care**

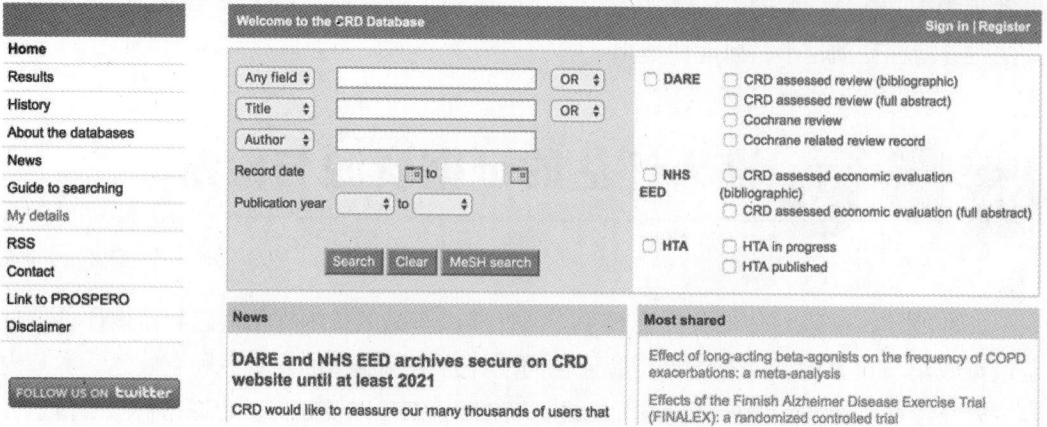

图 2-9　CRD 数据库检索界面

Technology，NICHSR（http：//www.nlm.nih.gov/nicher/db.html）　由美国国家卫生服务研究和卫生技术信息中心开发。研究者可通过该资源库免费查询包括实践指南和技术评估在内的研究成果，用于临床工程应用技术评估（图 2-10）。主要包括 5 个主要子库资源。

（1）HSR Literature：主要提供有关卫生服务研究领域的信息。

（2）Health Services Research Projects in Progress（HSRProj）：主要提供卫生技术评估和临床实践指南方面正在进行中的研究项目，HSRProj 侧重于收录由美国政府和私

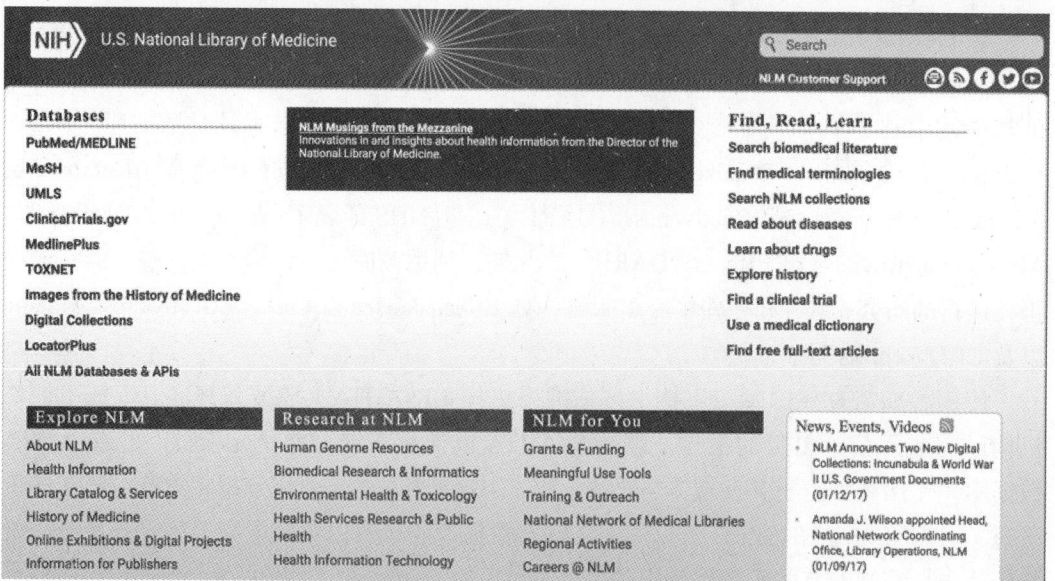

图 2-10　NICHSR 数据库界面

人研究基金会资助的研究。

（3）Directory of Information Resources Online（DIRLINE）：提供美国国立医学图书馆的在线信息资源目录，研究者可利用其中包含的以卫生服务研究组织为主要内容的子文档查询有关临床工程研究的证据。

（4）Health Services/Technology Assessment Texts（HSTAT）：主要提供与卫生服务决策有关的网页全文信息。

（5）Health Services/Sciences Research Resources（HSRR）：该库提供与临床卫生技术相关的设备、软件及耗材研究数据。

3. International Network of Agencies for Health Technology Assessment，INAHTA（http：//www.inahta.org/inahta_web/index.asp）　INAHTA 成员包含 52 个不同国家 / 地域的卫生技术评估机构，研究者可通过该网站链接查询到不同国家 / 地域正在进行或已经完成的卫生技术评估信息，包含临床工程设备、耗材及软件评价（图 2-11）。如查询世界卫生组织主导的临床工程评价可链接至 Health Evidence Network，HEN （http：//www.euro.who.int/HEN）；查询美国联邦政府主导的临床工程技术评价登录 Agency for Healthcare Research and Quality，AHRQ（http：//www.ahrq.gov/）；检索 ICES（http：//www.ices.on.ca/index.asp），NCCHTA（http：//www.hta.nhs-web.nhs.uk），SBU（http：//www.sbu.se），DIHTA（http：//www.dihta.dk）可分别对加拿大、英国、瑞典和丹麦的临床工程应用技术评价研究进行检索。

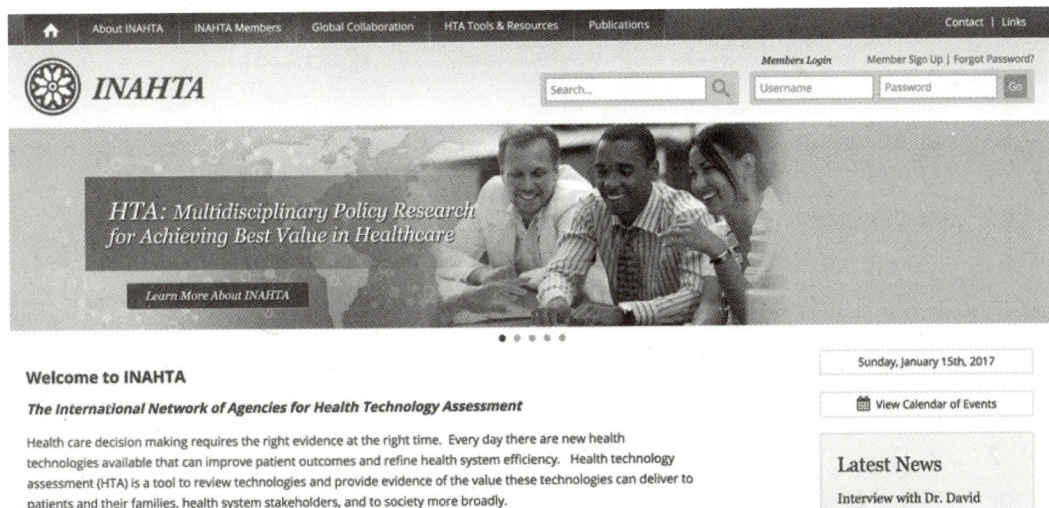

图 2-11　INAHTA 数据库界面

（二）器械评价数据库

有关器械技术评价方面的二次研究证据，包括设备评价、耗材评价、软件评价等大多收录在循证资源数据库中。相较于单一原始研究而言，相关原始研究整合分析后形成的循证二次研究证据等级更高，对准入决策的参考性更加可靠。研究者可通过检索目标 meta 分析或系统评价直接获得评价信息；或在以往循证医学研究的基础上，通过加入最新的研究数据，快捷形成需要的评估信息。此外，在刚接触医疗器械准入评估时，可从专家撰写的概述性循证医学资源入手，先了解解决问题的基本要素，然后再通过系统评价获取进一步信息。如需要更加详细的信息，可检索阅读系统评价纳入的高质量原始论文。下文将简要介绍一些常用的数据库。

1. UpToDate　UpToDate 数据库是全球应用最广泛和知名度最高的循证医学数据库之一，能针对最新医疗信息提供具权威性的循证建议。该数据库采用国际流行的 GRADE 分级法对证据质量进行分级，同时给出推荐意见。用户可以通过登陆 http：//www.update.com/contents/search 进行检索（图 2-12）。

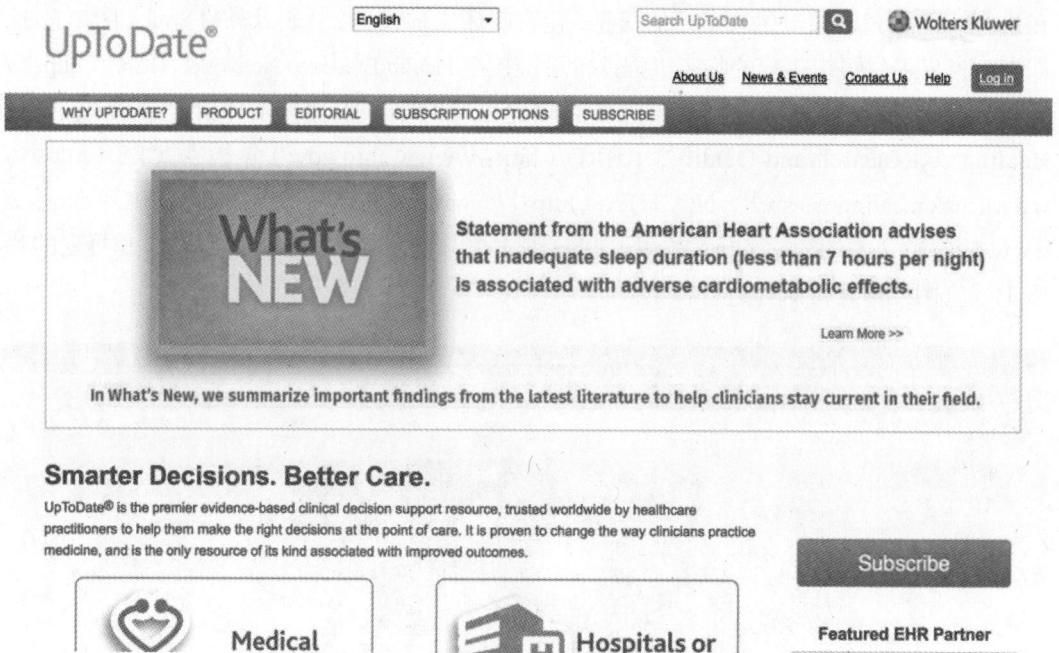

图 2-12　UpToDate 数据库界面

2. DynaMed　DynaMed 数据库也是全球应用最广泛、内容最全面的循证医学数据库之一，其独特的优势在于内容每天更新，新的研究证据一经发表就会在第一时间被整合到数据库中。该数据库将证据质量分为三级，同时提供 ABC 三级推荐意见。用户可以通过登陆 http：//dynaMed.ebscohost.com 进行检索（图 2-13）。

3. ACP Smart Medcine　ACP Smart Medcine 数据库包含"疾病""筛查和预防""补充和替代医疗""伦理和法律"和"临床操作"5 大板块，因此包含医疗器械安全性与有效性评价内容。用户可以通过登陆 http：//smartmedicine. acponline.org/ 进行检索（图 2-14）。

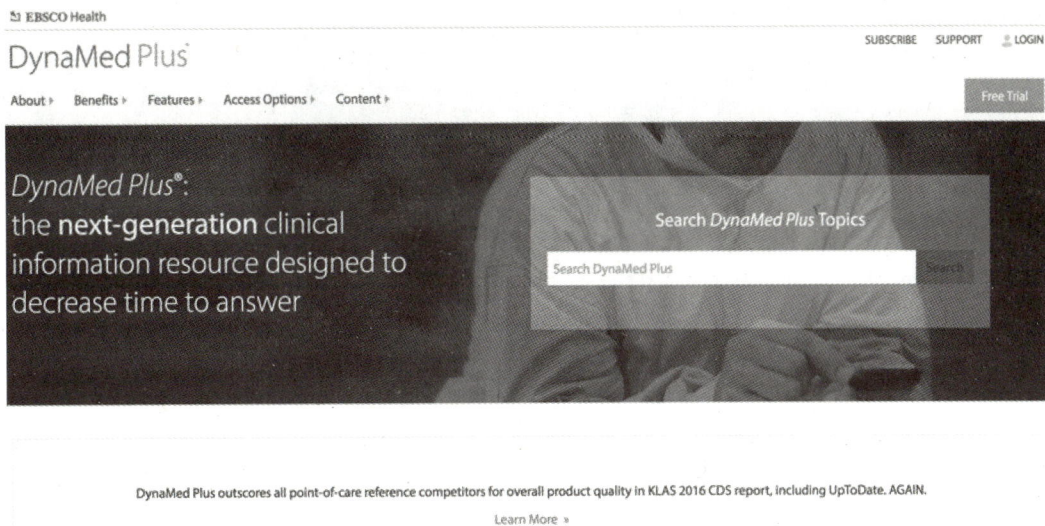

图 2-13　DynaMed 数据库界面

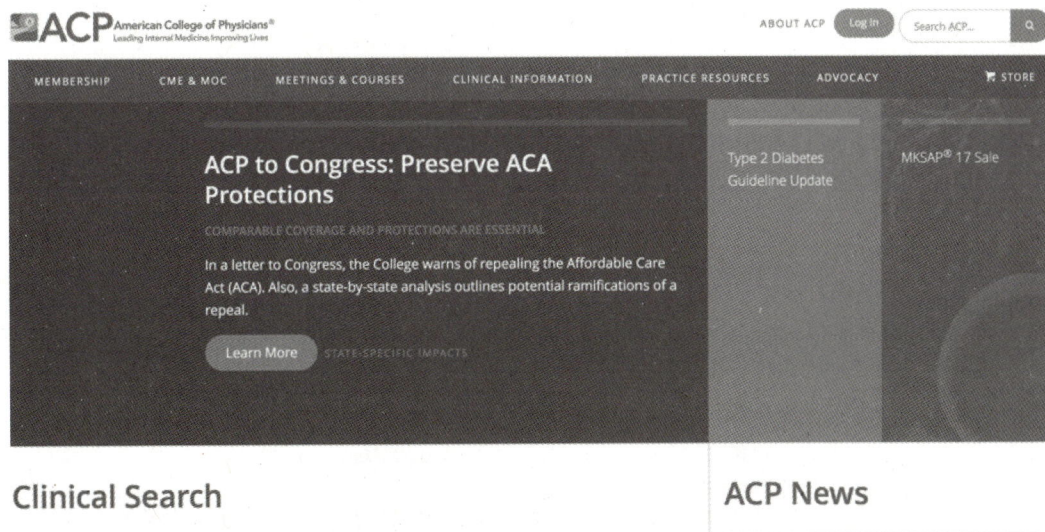

图 2-14　ACP Smart Medcine 数据库界面

4. Essential Evidence Plus　Essential Evidence Plus 数据库包含若干子数据库，如 Essential Evidence Topics 数据库、Cochrane 系统评价数据库、POEMs 研究概要、循证临床指南数据库、临床决策工具库等内容。用户可通过登陆 http：//www.essentialevidenceplus.com/ 进行检索（图 2-15）。

5. Cochrane Library-DARE　Cochrane Library- DARE 数据库的全称是 Cochrane 图书馆疗效评价数据库，主要收录了 Cochrane 系统评价数据库以外的系统评价，其中包含大量有关有效性及安全性的临床评价（图 2-16）。使用者可以通过 http：//www.Thecochranelibrary.com 进入 Cochrane Library 官方网站，点击 "advance search"，在 "search

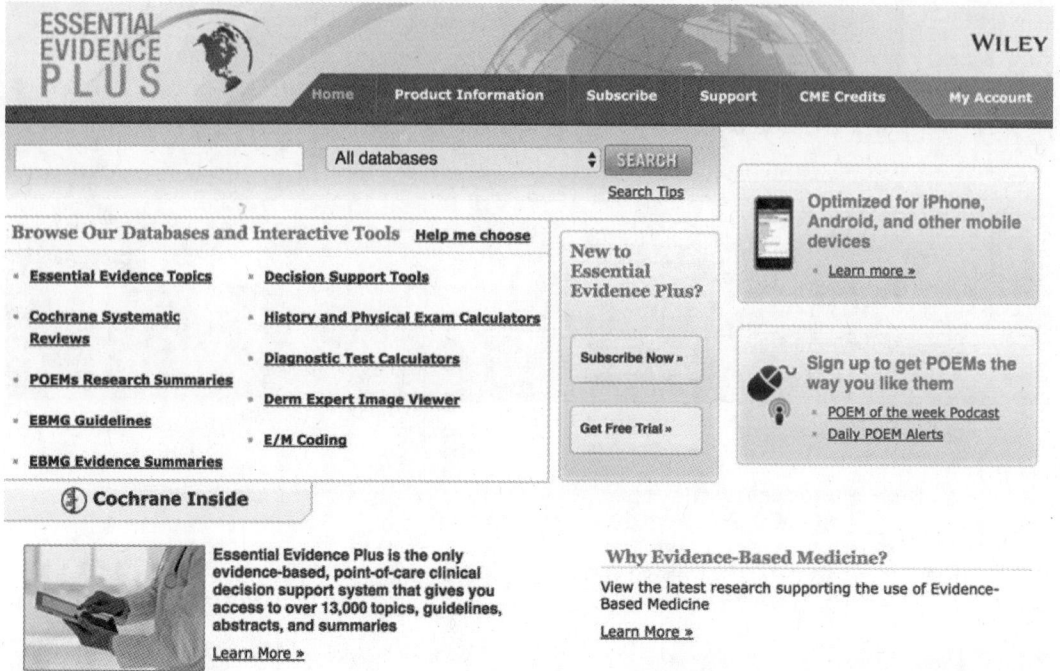

图 2-15　Essential Evidence Plus 数据库界面

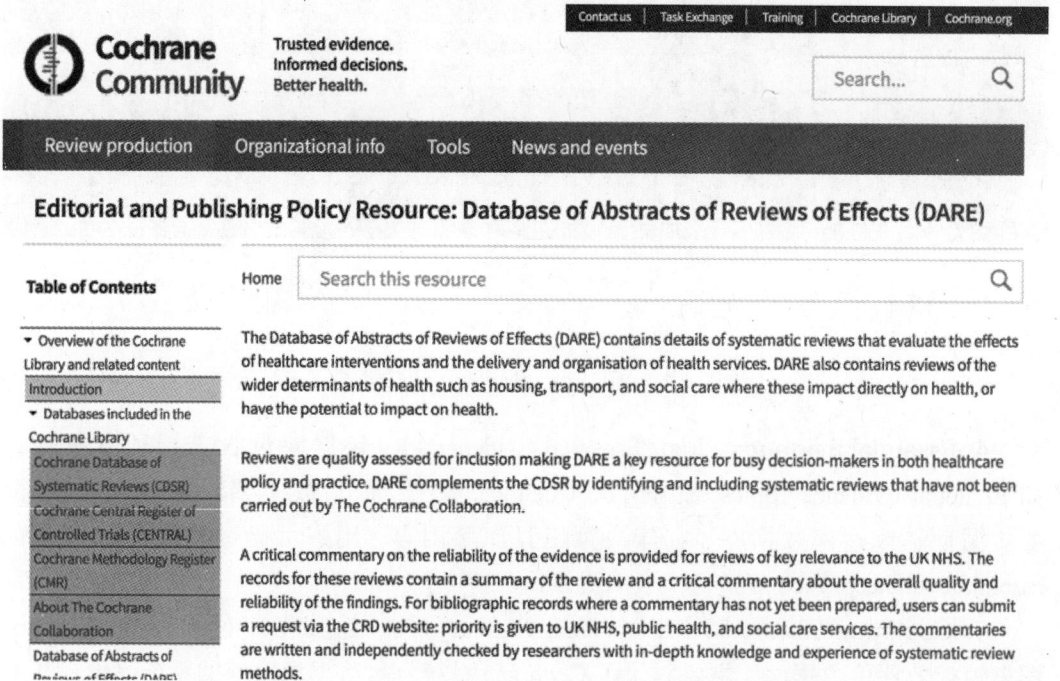

图 2-16　Cochrane Library- DARE 数据库界面

limits"中选择 DARE 子数据库；也可以通过 http：//www.ovidsp.com 进入 OVID 数据库，再选择 DARE 子数据库。

6. NHS Centre for Reviews and Dissemination（CRD） NHS-CRD 可检索 Cochrane 系统评价、NHSEED 以及 HTA 数据库。其中包含一部分卫生技术评估资源。用户可通过进入 University of York Centre for Reviews and Dissemination 进行检索。

7. Health Evidence Health Evidence 数据库主要为公共卫生领域的卫生决策提供**循证概要**。用户可通过登陆 http：//www.healthevidence.org 进行检索（图 2-17）。

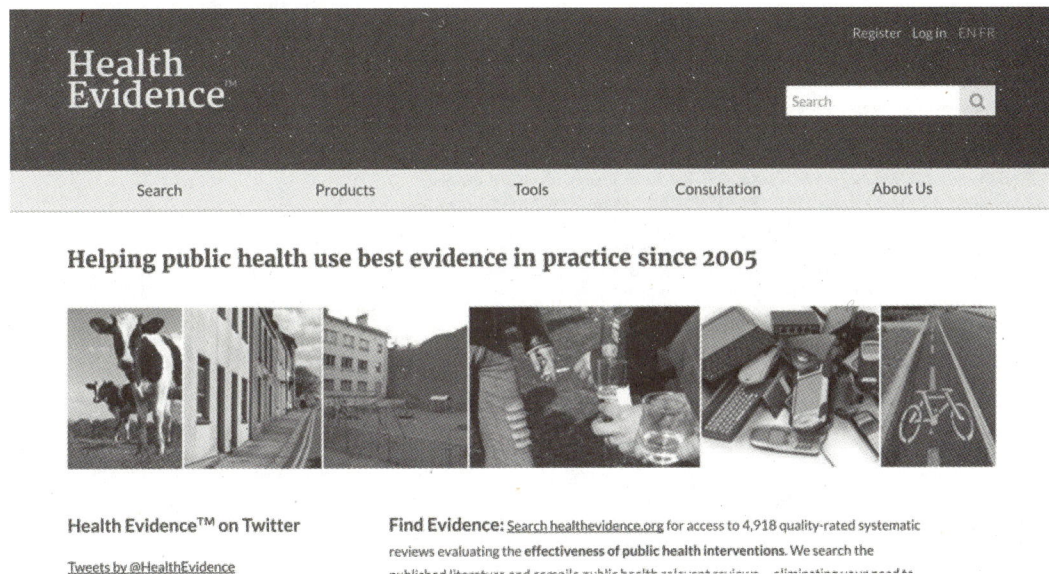

图 2-17　Health Evidence 数据库界面

8. Cochrane Library-CDSR Cochrane Library-CDSR 数据库是 Cochrane Library 的核心内容，包含系统评价全文库（Reviews）和研究方案库（Protocols）两个部分，主要收录干预性研究的系统评价（图 2-18）。与 Cochrane Library-DARE 数据库类似，使用者可以通过 http：//www.thecochranelibrart.com 进入 Cochrane Library 官方网站点击"advance search"，在"search limits"中选择 CDSR 子数据库。也可以通过 http：//www.ovidsp.com 进入 OVID 数据库，再选择 CDSR 子数据库。

9. EPC Evidence Reports EPC Evidence Reports 是美国医疗保健研究与质量局（AHRQ）下属循证实践中心（EPC）提供的一系列高质量系统评价。用户可通过登陆 http：//www.ahrq.gov/research/findings/ evidence-based -reports/index.html 进行检索（图 2-19）。

10. **原始研究的精要数据库**（Synopses of studies） ACP Journal Club 的特点在于展示了系统评价及单个临床研究的精要内容，使用户不用阅读全文。用户可以通过登陆 http：//acpjc.acponline.org/gsa-search/ 进行检索（图 2-20）。

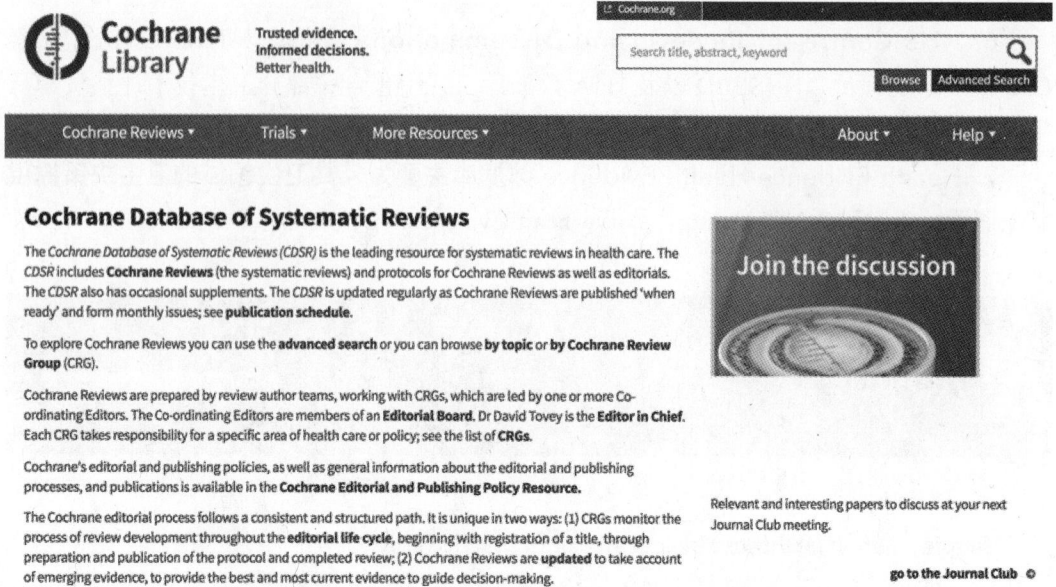

图 2-18　Cochrane Library-CDSR 数据库界面

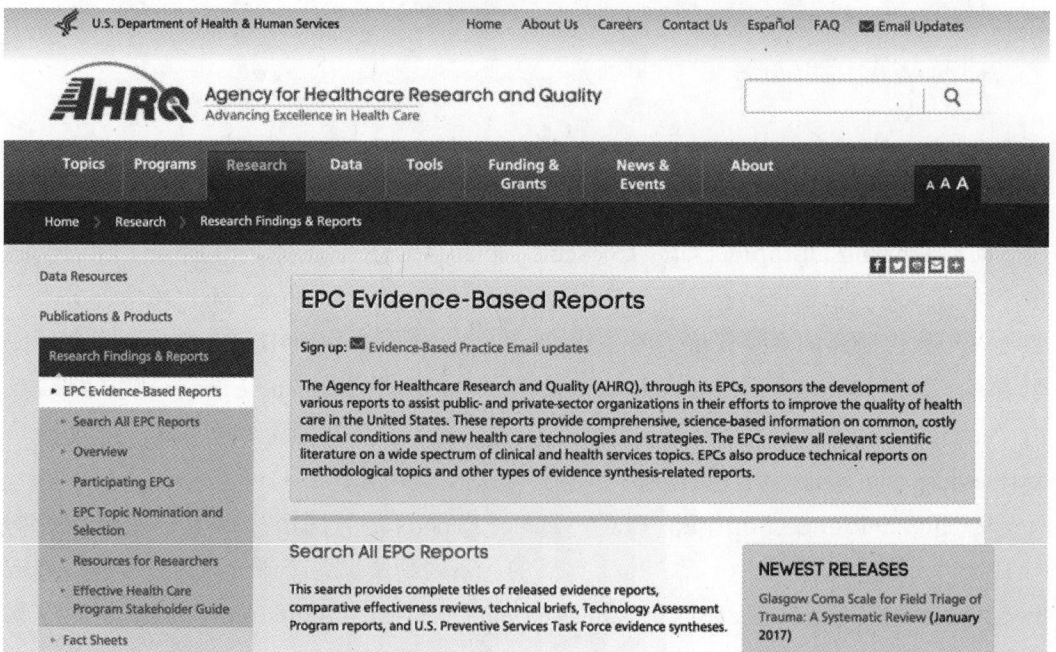

图 2-19　EPC Evidence Reports 数据库界面

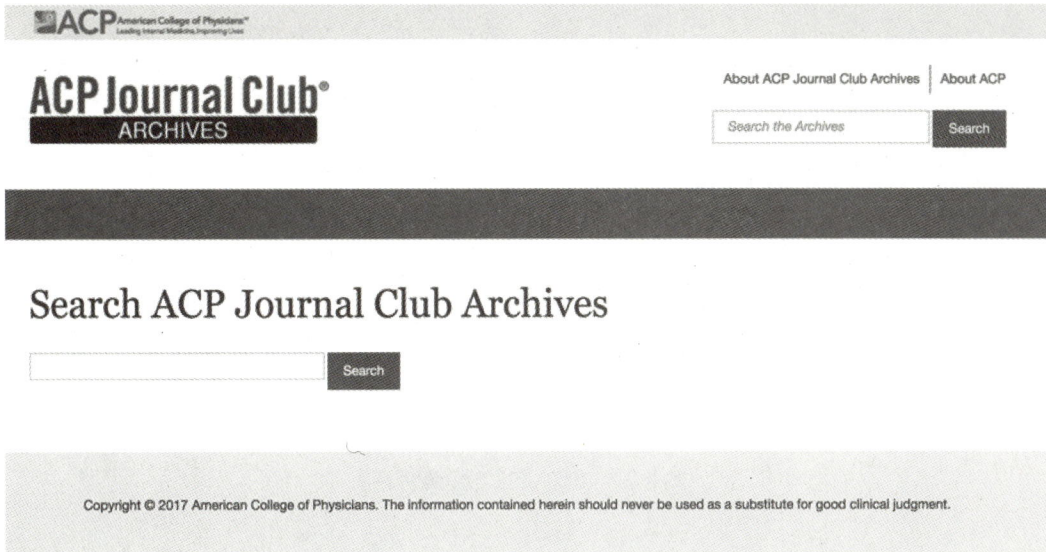

图 2-20　ACP Journal Club 数据库界面

11. MEDLINE　MEDLINE 数据库是进行医疗卫生相关证据检索的常用数据库，该数据库由美国国立医学图书馆开发，以题录和文摘形式进行报道（图 2-21）。内容涉及基础医学、临床医学、环境医学、营养卫生、职业病学、卫生管理、医疗保健、微生物、药学、社会医学等领域。使用者可通过 PubMed（https：//www.ncbi.nlm.nih.gov/pubmed）和 Ovid（http：//gateway.ovid.com）检索系统同时对 MEDLINE 数据库和 PreMEDLINE 数据库进行检索，并可获得部分 free 文献的全文。此外，MEDLINE 数据库提供有 Evidence-based Medicine 主题词检索等预置检索策略和检索条件，方便使用者快速获得循证医学系统评价。

12. EMBASE　EMBASE 数据库由 Elsevier 公司出版。EMBASE.com 收录了 MEDLINE 和 EMBASE 数据库的全部记录并进行了去重（图 2-22）。使用 EMBASE.

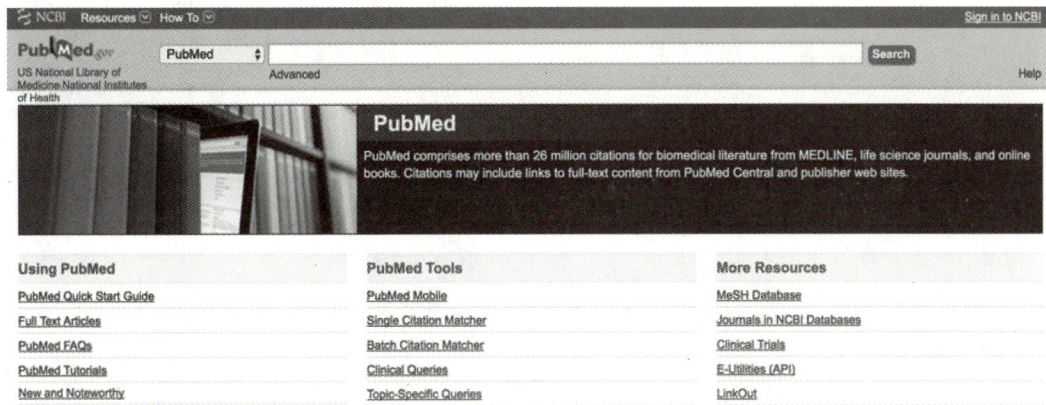

图 2-21　MEDLINE 数据库界面

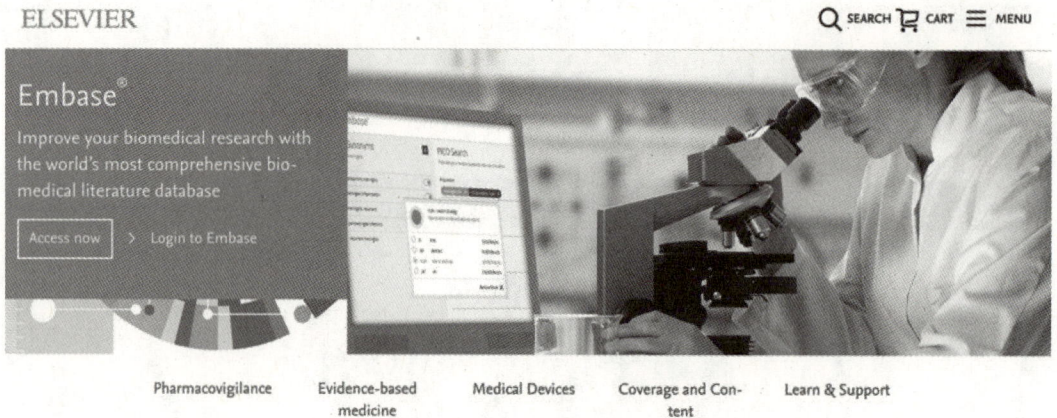

图 2-22　EMBASE 数据库界面

com 进行检索可以更加全面地获得有关卫生技术、医学工程技术评估、医学教育、医学管理等方面的文献研究。EMBASE 有 EMTREE（树状结构词表）可在 EMBASE 和 MEDLINE 之间检索，并可自动进行主题词对照检索。

13. **中国生物医学文献数据库（Chinese Biomedical Literature，CBM）** CBM 数据库是检索中文医学文献的最常用数据库，该库由中国医学科学院医学信息研究所开发，收录自 1978 年以来的研究，收录学科范围涉及基础医学、临床医学、预防医学、药学、中医学、医学管理、技术评估等多个领域的研究，并收录会议论文的文献题录。使用者可通过访问 http：//cbm.imicams.ac.cn 对该数据库进行检索（图 2-23）。

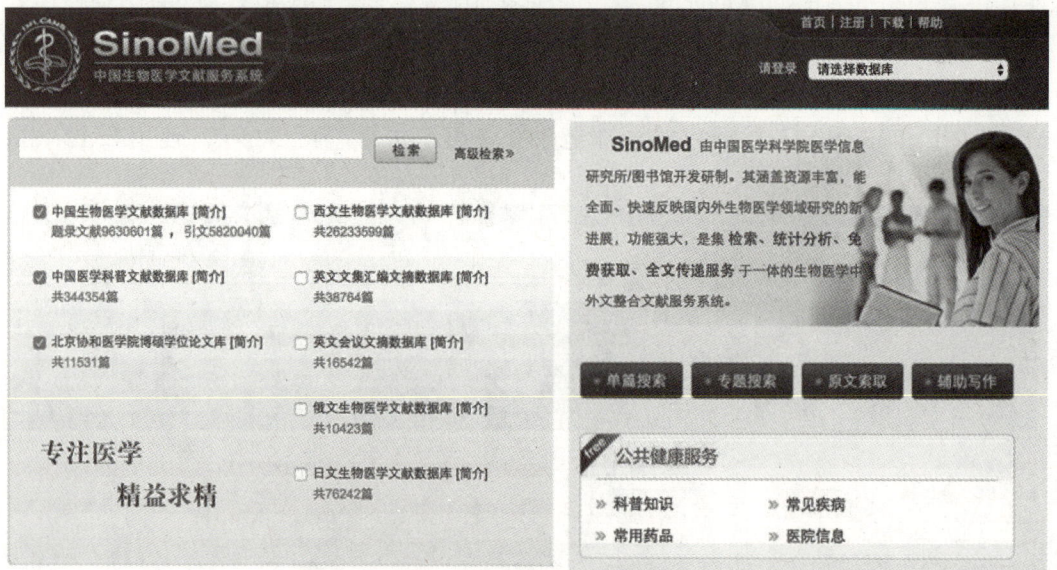

图 2-23　CBM 数据库界面

二、准入评估证据资源的检索

证据资源的检索一般通过确定题目并分解问题，制订纳入和排除标准，选择适当的数据库，确定检索策略并不断优化，来提高证据资源的查全率和查准率。

（一）确定题目并分解问题

在进行临床工程技术准入评估时，应首先明确被检索的问题或主题。可参考循证医学的 PICO 原则进行问题分解，即被使用对象（人群，population），待评价的设备、耗材、软件等（干预措施，intervention），与其他干预措施的比较（比较，comparison）和有效性、安全性等结果指标（结果，outcome）。

（二）制订纳入和排除标准

明确被检索的问题或主题后，应针对所研究的主题，着手制订纳入和排除标准。制订纳入和排除标准时，可以从以下几个方面考虑：

1. **研究设计**　如随机对照研究、队列研究、meta 分析等。
2. **研究人群**　定义年龄、性别、特定病种、某一病程等。
3. **干预措施**　准确定义使用某种医疗器械或耗材等。
4. **对照**　与其他干预措施的比较，传统治疗方式或金标准的比较。
5. **效果指标**　准确定义效果指标，如具体什么是安全？具体什么指有效?
6. **语种限定**　如仅为中文或英文。
7. **文献所涉及的时间限制**　如某一段时间的文献。

（三）选择适当的数据库

选择适当的数据库，以及网站、杂志、文献等，并注意纳入未发表的信息，根据查询目标选择数据库进行检索，同时应注意收集灰色文献。一般而言，循证检索方式可以分为以下两类：为使用当前最佳证据而进行的检索，如快速检索证据用于临床工程应用技术准入决策作参考；为提供证据而进行相关研究的检索，如为制作系统评价而进行的检索。

对于使用当前最佳证据而进行的检索，一般可以采用如下优先顺序选择检索数据库：首选 Cochrane Library（CDSR），如不满意选择 DARE、ACP Journal Club、EBM 指南等，仍不满意则选择 MDELINE、EMBASE、CBMdisc 等，最后选择专业杂志、会议论文数据库等。对于为提供证据而进行相关研究的检索，应全面检索相关数据库。

（四）优化检索策略

根据不同数据库选择检索词，并明确检索词间的逻辑关系，通过预检索优化并确定检索策略。编制检索策略是在正确分析信息需求的基础上，确定检索途径，选择确切的检索词，明确各检索词之间的逻辑关系与查找步骤，编制出检索提问式。一个好的检索策略，应该保持信息需求、信息提问和检索效果的一致性。最好列出一组与待评价的临床工程应用技术有关的词，这些词应包括自由词和主题词。在列自由词及主题词时，应注意全面列举同义词和缩写词，同时注意关注词型变化与拼写差异。

在检索过程中，不同的数据库有不同的检索特点，检索者应确定针对某一数据库的检索词和各词之间的逻辑关系，制订出检索表达式。实际检索时，检索者随时可能被引向新的检索词或新的检索途径。因此，及时调整检索策略也是决定检索成败的关键环节。一般根据检索出的证据能否回答待评估的临床工程应用技术准入评估问题进行判断和评价，通过不断修正、优化检索策略来提高查全率和查准率。

1. 检出不相关文献太多，缩小检索范围，提高查准率的方法包含如下5类。

（1）选用更专指的检索词，狭窄问题范围。

（2）选用主题词代替自由词。

（3）选用主题词表中更专指的下位词或增加副主题词。

（4）用 AND 增加相关概念，或用 NOT 排除无关概念。

（5）用字段限定来缩小检索范围，常用字段：主要主题词、篇名、年份、出版物类型等。

2. 检出文献太少，不能全面评价或评估的临床工程应用技术，应扩大检索范围，提高查全率的方法包括以下6种。

（1）减少 AND 连接的概念，拓宽问题范围。

（2）同时选用主题词和自由词，或选用所有副主题词。

（3）换用主题词表中的上位概念词，或对该主题词扩展检索。

（4）采用 OR 增加同义词或相关词。

（5）选用截词符扩大同类词。

（6）用位置算符 ANJn 检出同一句子中不同词序的词。

三、评估实例

下面我们应用证据资源收集与检索，寻找"比较倒刺线与不带倒刺的其他缝线临床应用效果"的原始临床研究。

（一）确定题目并分解问题

按照 PICO 原则，首先 P（被干预者）指的是接受手术且需要行缝合或结扎的患者；I（干预措施）指使用倒刺线缝合或结扎，包含单向倒刺线或双向倒刺线；C（对照）指的是接受手术且使用不带倒刺的其他缝线的患者；O（效果指标）指临床应用效果，具体包括手术时间、缝合时间、失血量及术后并发症。其中手术时间被定义为从手术开始到结束的时间；缝合时间被定义为手术切口闭合或吻合时间；失血量具体指的是术中失血量，可用血红蛋白的降低量作为间接指标，一般从麻醉记录或手术记录中获得。

（二）制订纳入和排除标准

1. 本例的纳入标准
（1）研究设计为以人类为研究对象的随机对照试验和队列研究。
（2）研究对象为接受手术治疗的患者。
（3）干预和对照措施为倒刺线与不带倒刺的其他缝线之间的比较。
（4）评价的效果指标需要包含手术时间、缝合时间、失血量及术后并发症中的一种。
（5）语种限定为英文文献。
（6）纳入截止 2015 年 2 月的所有符合标准的研究。

2. 排除标准
（1）倒刺线与其他不使用缝线的闭合方式的比较，如网膜或订钉作为闭合材料的研究。
（2）没有设置对照的描述性研究。

（三）选择相关的数据库

参考研究目的及纳入排除标准选择检索资源。可选择 MEDLINE/PubMed 和 EMBASE 检索相关原始研究，选择 The Cochrane Library 检索相关二次研究，检索 ClinicalTrials.gov 纳入注册已完成或正在完成的临床试验。

（四）确定检索策略

根据不同数据库选择检索词，并明确检索词间的逻辑关系，通过预检索优化并确定检索策略。根据定义以及预检索选择以下检索词"barbed""knotless""suturing"和"suture"。检索式为 "barbed" OR "knotless" AND "suturing" OR "suture"。通过筛选，最终得到 17 篇目的文献，检索及筛选过程如图 2-24。

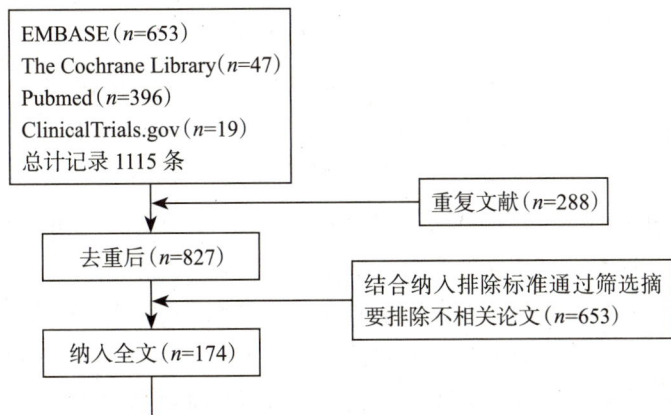

EMBASE（n=653）
The Cochrane Library（n=47）
Pubmed（n=396）
ClinicalTrials.gov（n=19）
总计记录 1115 条

重复文献（n=288）

去重后（n=827）

结合纳入排除标准通过筛选摘要排除不相关论文（n=653）

纳入全文（n=174）

结合纳入排除标准通过阅读全文
排除不相关论文(n=140)
其中综述(n=46),系统评价(n=2),
动物实验(n=50),会议论文(n=59)

最终检索到目的文献(n=17)
评价机器人辅助前列腺癌根治术中倒刺线中的应用效果(n=3)
评价腹腔镜子宫肌瘤切除术中的应用效果(n=2)
评价腹腔镜子宫切除术中的应用效果(n=2)
评价剖宫产手术中的应用效果(n=2)
评价关节成形术中的应用效果(n=4)
评价整形手术中的应用效果(n=2)
评价胃旁路术中的应用效果(n=1)
评价阴道耻骨固定术中的应用效果(n=1)

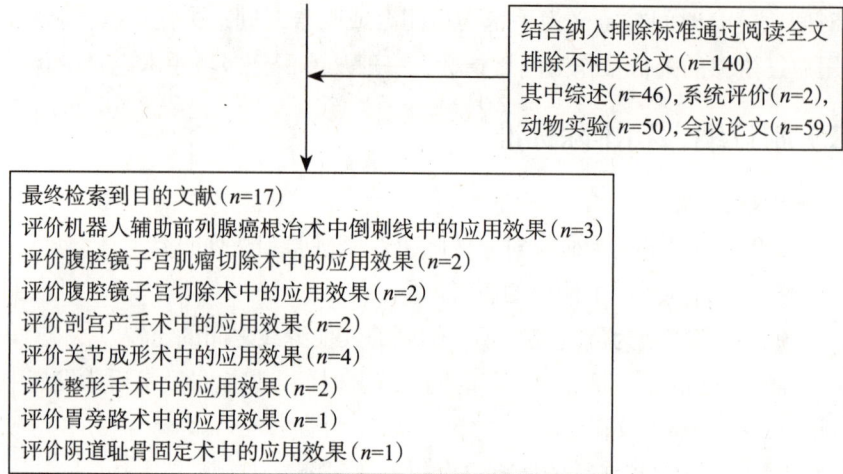

图 2-24　检索流程图

第四节　准入评估的证据分级

证据质量是卫生技术评估中确定评估质量的关键，证据的质量直接决定了评估的科学性、严谨性和准确性。准入评估作为 HTA 的一个分支，沿用了 HTA 的原理、方法和原则。虽然在医院层级的技术评估中，不可能有太多的时间和资源用于证据的检索和分析，但作为 HTA 的一个重要组成部分，本节将介绍 HTA 中的证据分级方法，即如何使用 GRADE 标准进行研究证据的循证分级。

一、GRADE 标准

推荐分级的评价、制定与评估（grading of recommendations assessment, development and evaluation, GRADE），是一套由包括 WHO 在内的 19 个国家和国际组织共同创立的工作组制定出的国际统一的证据质量分级和推荐强度系统。GRADE 将证据质量评为高、中、低或极低四个等级。在支持干预效果估计方面，随机对照试验的起始证据质量为高，观察性研究的起始证据质量为低。在起始证据质量认定的基础上，GRADE 规定了证据级别将做降级或升级处理的因素。做降级或升级处理后，每一效果相应的证据质量归属于从高到极低的四类之一。高等级证据水平意味着未来研究几乎不可能改变现有疗效评估结果的可信度；中等级证据水平指未来研究可能对现有疗效评估有重要影响，可能改变评价结果的可信度；低等级证据水平的含义是未来研究很有可能对现有疗效评估有重要影响，改变评估结果可信度的可能性较大；极低等级证据水平的含义是任何疗效的评估都很不确定。

GRADE 标准的优势首先体现在它是由一个具有广泛代表性的国际指南制定小组制定，该小组包含了世界卫生组织在内的 19 个国家和国际组织的 67 名包括临床指南专家、循证医学专家、各个标准的主要制定者及证据研究人员，具有广泛的代表性。GRADE 标准明确界定了证据质量和推荐强度，并清楚评价了不同治疗方案的重要效果，对不同级别证据的升级与降级有明确、综合的标准。GRADE 标准从证据到推荐全过程透明，就推荐意见的强弱，分别从临床医生、患者、政策制定者角度作了明确实用的诠释，并明确承认价值观和意愿。GRADE 标准适用性广泛，适用于制作系统评价、卫生技术评估及指南。因此，应用 GRADE 标准进行临床工程应用技术准入评估研究证据质量的循证评级能够获得更加科学可信的结果。

GRADE 标准应用于技术评估，在证据分级前通常需要收集证据和定义问题等步骤针对特定干预措施的利弊的相对强度可以采用分级推荐强度来进行判断。干预措施是否有利可以从以下几个方面进行判断：生活质量是否改善，存活率是否提高，发病率是否降低，资源浪费是否减少和医疗成本投入是否减少？干预措施是否有害可以从以下几个方面进行判断：生活质量是否下降，存活率是否下降，发病率是否增加，资源是否消耗或医疗成本投入是否增加等。单纯的系统评价员通常情况下并不能作为证据的评价者，后者主要由指南制定者担任，在得出最终的判定结论前需要将全部信息收集起来进行综合分析和判定，并根据不同效果的重要性判定为关键性或非关键性的效果，并决定证据的总体质量级别和推荐方向及等级，即弱推荐和强推荐分别代表了证据的推荐强度和方向。

二、影响质量的因素

（一）降低证据质量的因素

1. **研究的局限性** 从研究设计、实施到发表的各个阶段每个环节均可干扰研究的真实性，这种对真实性的干扰又称偏倚。存在的影响因素越多或越关键，则偏倚越大，研究的局限性就越大，证据质量就越低。反之，方法上越科学，结果方向上越一致，样本量足够大，报导越全面，则研究的质量越高。在选择分配研究对象时，可能因为未实施随机或没有分配隐藏造成选择偏倚，抽样可能导致抽样误差；在研究实施的过程中，可能因为未对测量者和评价者设盲或测量观察偏倚影响测量结果；在研究实施过程中，如失访率高则可导致失访偏倚；在发表阶段，对于单一文献而言，选择性结果报告可能导致发表偏倚。

2. **研究结果不一致** 针对应用同一组纳入排除标准纳入的文献中，不同文献间针对同一效果指标的研究结果不一致。研究结果不一致可能来源于干预措施的疗效不确切，也可能来源于研究对象基线不一致，因此，当研究结果不一致而研究者未能意识到并给出合理解释时，证据质量应当降低。

3. 精确度不够 当某事件发生率很低，需要有足够的样本量以减小抽样误差，控制 I 型错误和 II 型错误的水平。这时，如果某事件发生率很低，而样本量又不够时，可能因为恰巧抽到了有效样本而获得假阳性结果或因为恰巧没有抽到有效样本而导致假阴性结果。同样，如可信区间过宽，可信区间内可能包含了假阳性或假阴性的结果，换句话说，可信区间未排除重大获益或危害，从而导致证据质量级别的降低。

4. 间接证据 常出现在比较两种器械 / 耗材的疗效时，若没有直接比较两种器械 / 耗材的随机对照试验，但有两种器械均有与同一传统治疗方法比较的随机对照试验时，便可进行两器械疗效的间接比较。但其证据质量比两种器械 / 耗材直接比较的随机对照试验低。此外，某一效果指标无法精确测量的情况，这时需要找在逻辑上或理论上可行的能够测量的指标去反映某一效果指标的变化情况，这时这些替代某一效果指标的指标即称为间接指标，其提供的证据即为间接证据。这种情况下，一般需要将证据级别降低 1 或 2 级。

5. 发表偏倚 主要体现在阴性结果的研究不能发表，因此将影响纳入研究的全面性而减弱证据质量。典型情况是公开的证据仅限于少数试验且这些试验全部由企业赞助。

（二）升高证据质量的因素

1. 效应量大 方法学严谨的研究显示疗效显著且结果一致时，是证据质量升级最常见的原因。

2. 剂量 - 效应关系 如剂量与其效应大小之间有明显的关联。

3. 合理的混杂因素 合理的混杂可增加估计效应的可信度，如观察性研究残存偏倚将导致 A 比 B 更有效，但是研究结果仍然表明 B 比 A 有效，这时这些残存偏倚将升高证据质量。

三、GRADE 证据分级方法具体操作步骤

（一）GRADE 证据分级方法

具体操作步骤如表 2-4 所示。

表 2-4　GRADE 证据质量分级方法概要

研究设计	证据集群的初始质量	如果符合以下条件，降级	如果符合以下条件，升级	证据集群的质量等级
随机试验	高	局限性	效应量大	高（4 个 "+"：++++）
		–1 严重	+1 大	中（3 个 "+"：+++0）
		–2 非常严重	+2 非常大	低（2 个 "+"：++00）
		不一致性	剂量反应	极低（1 个 "+"：+000）

续表

研究设计	证据集群的初始质量	如果符合以下条件，降级	如果符合以下条件，升级	证据集群的质量等级
观察性研究	低	–1 严重	+1 梯度量效证据	
		–2 非常严重	所有可能的剩余混杂因素	
		间接性	+1 降低所展示的效应	
		–1 严重	+1 如未观察到效应意味着是一种假效应	
		–2 非常严重		
		不精确		
		–1 严重		
		–2 非常严重		
		发表偏倚		
		–1 严重		
		–2 非常严重		

（二）实例

下面以倒刺线在外科领域中的应用为例，具体说明 GRADE 证据分级方法。

由于本研究纳入的所有研究均为 RCT（随机对照试验），因此在进行 GRADE 评分时，所有指标的初始证据质量均为 ++++（高），然后根据 GRADE 评价的五个方面依次评价考虑是否降级。具体如下：

1. **缝合时间**　局限性方面，部分研究未提及盲法，降级 0.5；不一致性方面，$I^2 > 50\%$ 说明异质性很高，降级 1；不精确性方面，可信区间较宽，降级 0.5；由于无间接指标且漏斗图均匀分布，因此间接性方面和发表偏倚方面不降级。

2. **手术时间**　局限性方面，所有研究均未提及盲法，降级 1；此外，由于 $I^2 < 50\%$，无间接指标，可信区间不宽且漏斗图均匀分布，因此不一致性、间接性、不精确性和发表偏倚等方面均不降级。

3. **失血量**　局限性方面，部分研究未提及盲法，降级 0.5；不一致性方面，$I^2 > 50\%$ 说明异质性很高，降级 1；间接性方面，由于所有研究均使用血红蛋白降低数来评估患者失血量，因此间接证据降级 1；不精确性方面，样本量较少，降级 0.5；漏斗图均匀分布，发表偏倚不降级。

4. **术后并发症**　局限性方面，部分研究未提及盲法，降级 0.5；不一致性方面，

$I^2>50\%$ 说明异质性很高，降级 1；不精确性方面，样本量不足且可信区间靠近 1，降级 0.5；由于无间接指标且漏斗图均匀分布，因此不一致性方面和发表偏倚方面不降级。

综上所述，手术时间的证据质量为中，缝合时间和术后并发症的证据质量为低，失血量的证据质量为极低。

利用上一小节检索得到的文献评价倒刺线与不带倒刺的其他缝线相比，是否在缝合时间、手术时间、失血量和并发症发生率上有改善，结果如表 2-5 所示。

四、形成 GRADE 推荐意见过程

图 2-25 展示了 GRADE 形成推荐意见的具体流程。其中，指南制定和系统评价过程都采用无阴影的框表示，并且针对指南还专门设计了有阴影的框。在定义问题方面主要包含备选方案、人群、患者的全部重要结果，其中备选方案中的干预措施可以是标准治疗方案、对照组和试验组；结果包含非关键性的重要结果和关键性结果两种；而流程图所列研究主要包含四种重要结果。本图共计 5 项研究经系统检索后纳入研究范畴。可信区间（CI）是反映患者重要结果最佳效应估计值不确定性的指标，是由系统评价或指南作者分析和归纳多个合格的单个研究数据得来的。

针对干预效果估计而言，观察性研究和随机对照试验（RCTs）在 GRADE 证据质量评级中分别被评定为低质量证据和高质量证据，证据质量分别受多种因素的影响，其中提高证据质量和降低证据质量的因素分别有 3 种和 5 种，因此所有结果都对应着四类不同质量的证据。这时将进行证据总结，即对每一结果的质量分级及效应量估计。证据总结后将形成证据概要表（表 2-6）和证据总结表（表 2-7）。

紧接着是对结果的关键性进行判断，判断并不是系统评价员执行而是专门的评估者执行，后者在判定前需要对全部信息进行综合分析，并判断结果是非关键性结果还是关键性结果，并按照证据质量的不同划分为不同的级别。

在对结果的关键性进行判断后，应该综合考虑证据质量，特别是关键结果中的最低质量结果；平衡结果的利弊以及价值观与偏好的基础上，决定推荐的方向，是支持还是反对，同时决定推荐分级的强度，是弱推荐还是强推荐。同时综合考虑资源使用问题决定是否需要修订推荐方向或强度。

五、结果的重要性评价

如表 2-8 所示，指南制定委员会通过 GRADE 判定结果的重要性需要经历以下流程。全部患者的重要结果从原则上将都需要系统评价者进行详细的描述，特别是制定指南者必须严格遵循以上原则借助 GRADE 来制定指南时，应当提前按重要性的不同划分为有限重要性结果、非关键性重要结果和关键性结果三类。除重要性有限的结果对推荐意见的影响不能确定外，其他两种结果证据都对推荐意见有不同程度的影响。指南制定者还

表 2-5　倒刺线在外科领域的应用

结果指标	研究设计	研究数量	患者数（研究/对照）	SMD（OR），95%CI，P值	GRADE评价					总体证据等级
					局限性	不一致性	间接性	不精确性	发表偏倚	
缝合时间	RCT	12	810/814	SMD=-0.95, 95% CI -1.43 to -0.46, P=0.0001	部分研究未提及盲法 -0.5	I²=95%, -1	无 0	可信区间较宽 -0.5	漏斗图均匀分布 0	++00 低
手术时间	RCT	7	214/276	SMD=-0.28, 95% CI -0.46 to -0.10, P=0.003	所有研究均未提及盲法 -1	I²=0%, 0	无 0	无 0	漏斗图均匀分布 0	+++0 中
失血量	RCT	4	132/122	SMD=-0.09, 95% CI -0.52 to 0.35, P=0.70	部分研究未提及盲法 -0.5	I²=66%, -1	间接证据 -1	样本量较少 -0.5	漏斗图均匀分布 0	+000 极低
术后并发症	RCT	16	944/948	OR=1.43, 95% CI 1.05 to 1.96, P=0.03	部分研究未提及盲法 -0.5	I²=51%, -1	无 0	样本量不足，可信区间靠近1 -0.5	漏斗图均匀分布 0	++00 低

```
┌─────────────────────┐
│  卫生保健问题（PICO）  │
│      系统评价         │
└─────────────────────┘
```

```
┌──────┐ ┌──────┐ ┌──────┐ ┌──────┐ ┌──────┐
│研究 1 │ │研究 2 │ │研究 3 │ │研究 4 │ │研究 5 │
└──────┘ └──────┘ └──────┘ └──────┘ └──────┘
```

```
┌──────┐ ┌──────┐ ┌──────┐ ┌──────┐
│结果 1 │ │结果 2 │ │结果 3 │ │结果 4 │
└──────┘ └──────┘ └──────┘ └──────┘
```

```
┌──────────┐          ┌──────────┐
│ 重要结果  │          │ 关键结果  │
└──────────┘          └──────────┘
```

```
┌─────────────────────────┐
│  形成对每个结果的效应估计  │
└─────────────────────────┘
```

对每个结果进行证据质量分级，RCT 证据等级起始为高级别，
观察性研究证据等级起始为低级别

降低级别：	升高级别：
1. 研究局限	1. 效应最大
2. 不精确	2. 剂量反应
3. 结果不一致	3. 混杂因素使效应降到最低
4. 间接证据	
5. 可能的发表偏移	

```
┌─────────────────────────┐
│    证据总体质量评级        │
│ （关键结果中的最低质量）    │
└─────────────────────────┘
```

决定推荐的方向（支持／反对）及分级强度（强／弱），考虑：
1. 证据质量
2. 利弊结果的平衡
3. 价值观与偏好
决定是否需修订方向或强度，考虑资源使用

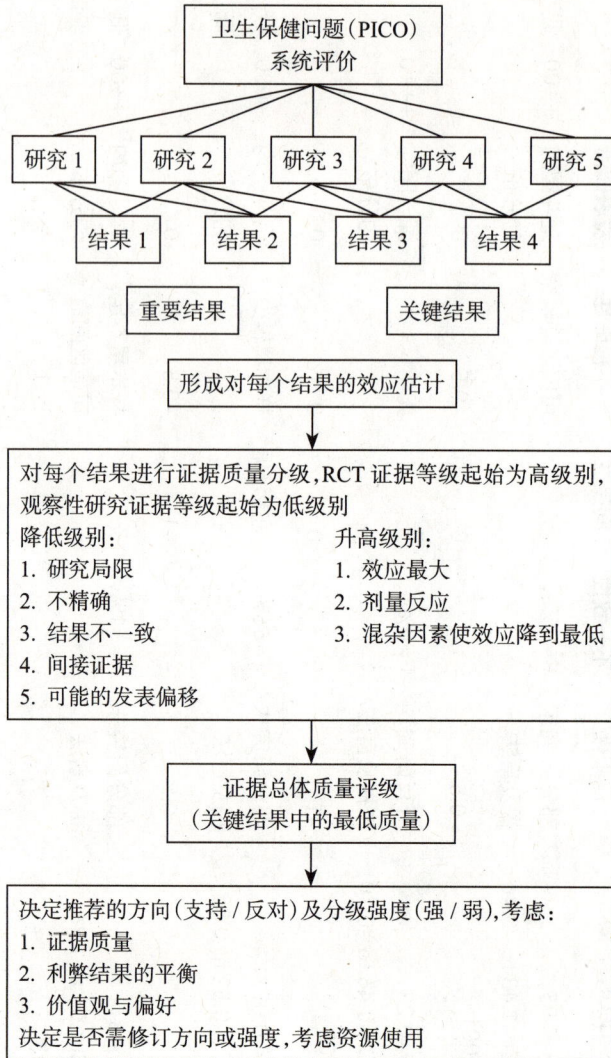

图 2-25　形成 GRADE 推荐意见过程流程图

表 2-6　证据概要表

	质量评价					结果总结					
研究数量及设计	局限性	不一致性	间接性	不精确性	发表偏倚	病例数		相对危险度（95% CI）	绝对危险		质量
						对照组	实验组		对照组危险度	危险度差（95% CI）	
研究 1											
研究 2											
研究 3											
...											

表 2-7　证据总结表

研究目的：

病人或人群：

背景：

干预：

对照：

结果指标	危险估计值（95%CI）		相对效应[RR95%CI]	受试者人数	证据质量（GRADE）	备注
	对照危险	干预危险				
指标 1						
指标 2						
指标 3						

表 2-8　考虑结果相对重要性的三个步骤

步骤	问题	原因	解决方法	证据
1	评价证据之前，将结果初步分为关键、重要而非关键以及次要三类	查找和总结证据时重点关注所认为的最重要结果，以及解决或阐明分歧	通过咨询指南委员会成员，如可能同时咨询患者或公众，以确定重要结果，判定结果的相对重要性并探讨分歧。对相关文献实施系统评价	基于指南委员会成员、患者或公众的经验可作出判断。事先了解研究证据，对相关证据的系统评价可能有用
2	评价证据后对结果相对重要性的再评价	确保纳入那些最初未考虑到，但评价证据时发现的重要结果，以及根据可得证据，重新考虑结果的相对重要性	通过咨询指南委员会成员，如可能，同时询问患者和公众，重新考虑第一步所纳入的结果以及评价证据时发现的其他结果的相对重要性	指南委员会成员及其他提供信息者的经验以及干预效果的系统评价
3	对干预措施有利及不利效应间的平衡性作出判断	作出推荐并确定其强度	通过咨询指南委员会成员，如可能，同时询问患者和公众，以判断有利及不利效应间的平衡性。此外，还可使用平衡表（结果总结表），如相关，可使用决策分析或经济学分析	指南委员会成员及其他提供信息者的经验，干预效果的系统评价，对重要结果的价值观证据，决策分析或经济学分析

可以通过不同的结果赋值来评价结果的重要性，其中有限重要性用 1~3 表示，重要用 4~6 表示，关键用 7~9 表示。以不同等级区分结果有助于突出最重要的结果，并使分歧得到妥善解决或解释。举例来讲，指南委员会确定：某一结果仅为低质量证据所支持，而其他结果的支持证据都是高质量的，那么若委员们认为剩余的结果是关键性的，则证据总体质量为低质量，若剩余的结果是重要而非关键的，则总体证据质量评价为高质量。

六、GRADE 标准中对卫生资源利用问题的阐述

成本的高低决定着医疗器械能否顺利推广和使用，是效果的重要评价依据。保健成本的承担者除患者本身外还包含了出资者以及以政府为首的所有社会团队或组织成员。卫生技术的地区差异性较为明显，且并非一成不变的，并且不同人群对于卫生技术支出超出规定额度需要由其他费用来填补时，整个社会或者公共经费、卫生系统是否该承担这笔花费的意见并不统一。涉及资源的问题的政治性极强，很可能因为利益纠纷而在指南制定者之间造成矛盾或冲突。所以，GRADE 提出了与该指标有关的概念，如资源成本与利用，确立所有处理方案对应的资源消耗量或成本投入，正确处理不同地区或时间的资源利用差异，全方位、多角度、公开化地综合考核和解决资源利用问题。

（黄 进 杜 亮）

思考题

1. 准入评估的范畴有哪些？
2. 准入评估有哪些评估方法？
3. 如何对评估中的证据资源进行检索？

第三章

性 能 评 价

医疗器械作为一个产品，其性能评价是产品优劣最重要的评判内容；作为一项医疗技术，其性能评价也是关乎临床有效性与安全性的重要基础。医疗器械的性能评价，是在使用过程中对医疗器械进行质量再评价，使其在整个生命周期中保持安全、可靠的性能水平，从而为医疗工作提供技术保障。

第一节 医疗器械性能评价目的和意义

医疗器械性能检测（或评价）是指在生产、注册、实验、临床使用中，借助于专门的仪器设备，为了及时获得被测对象的信息而进行实时或非实时的定性检查和定量测量，评价各项参数输出量值是否符合相关标准要求。这里讲的医疗器械性能评价，主要是指在临床医疗工作中对医疗器械的性能检测及质量再评价。目的是保证临床医疗工作中使用的医疗器械符合规定的技术标准和技术要求，保证设备处于安全、有效的工作状态，为临床医疗服务提供强有力的支持，确保患者得到安全、有效的救治，提高医院的综合效益。

一、性能评价的意义

1. **医疗器械性能检测是医院医疗质量的重要保障** 医疗质量的提高不仅取决于医务人员的自身素质、医学技术的发展和医疗器械的档次，更依赖于医疗器械性能的稳定性。医疗器械性能检测工作是一项系统性、复杂性工程。对医疗器械进行性能评价就是确保医疗器械始终处于较高的质量水平，从而保证医疗质量也处于较高的水平。若不能对在用医疗器械进行定期性能检测，医疗器械使用的安全性和有效性就无法得到保障，临床医疗工作的安全也根本无从谈起，临床医疗工作的高质量和高水平就是一句空话。因此医院医疗器械的性能检测是医疗保障体系的技术基础和重要保证。

2. **医疗器械性能检测是对医学计量工作的有效补充** 医学计量是医疗卫生领域里的计量保证，它所有的工作始终围绕证明或证实医用计量器具是否具有可靠的计量特性而进行。随着医疗技术和科学技术的迅速发展，越来越多的先进医疗器械不断地装备到各级医院，医学计量为设备的精确可靠地量值传递提供了有力保障，确保设备为临床提供正确的诊断依据和有效的治疗手段。但是由于医学计量结果只能代表某一时间点医疗设备的质量情况，且围绕设备各性能参数的量值传递与量值溯源进行检测，与临床使用对医疗器械性能参数稳定、可靠、准确的要求并没有完全相符，也不能全程控制医疗设备的使用质量。医疗设备性能检测从设备入院开始动态地监测其使用过程中的性能参数的稳定性和准确度情况，是医学计量工作的有效补充，以满足世界卫生组织对医疗器械的合理使用要求。

3. **医疗器械性能评价是减少设备故障、降低使用风险的有效手段** 通过对在用医疗器械进行定期的性能检测，可使医院医学工程部门及时了解设备的功能状态、使用环境和安全性能等，为临床医学工程技术人员定期进行设备预防性维护和维修保养工作提供依据。同时，对于检测过程中发现的设备异常情况可以及时进行处理，把故障消除在萌芽状态，以免故障扩大后对设备造成更大损伤，从而影响患者的诊疗效果和医疗安全。因此，做好医疗器械性能检测与评价工作不仅可以减少设备故障的发生，而且可以保证设备安全、有效、高质量地运行，降低使用过程中的风险。

4. 医疗器械质量再评价是医疗设备质量控制体系的重要组成部分 医疗器械在推动医学进步的同时，也存在着因产品设计不合理、性能不完善、使用或维护不当等原因而威胁患者生命健康的隐患。医疗器械的安全、准确、有效是保证医疗质量的重要前提，不仅为临床正确诊断提供可靠依据，而且为临床有效治疗提供科学手段。国家相关条例制度中明确规定，医疗机构应定期对本医疗机构医疗器械使用质量安全情况进行考核和评价，医学工程部门应配备与医疗器械水平相适应的检测仪器，定期对医疗器械进行检测与校准。

二、性能评价程序和方法

医院医疗器械性能检测工作一般由临床医学工程部门负责执行，医工部门主任负责监督整个检测计划的实施，临床医学工程技术人员具体承担医疗器械的性能检测与记录，以及检测数据的分析与评价。由于医院医疗器械品种繁多，通常将设备分类后分别指定不同的医工人员执行检测工作，并要求负责的医工人员全面掌握该类设备测试的技术细节和技术评价，定期分析测试结果，为在用医疗器械质量控制工作提供依据。

医疗器械的性能检测一般分为四种模式：验收检测、定期检测、维修检测和质量再评价。

1. 验收检测 是指医疗器械到货安装后正式投入使用前所进行的测试，其目的是鉴定医疗器械各项技术性能参数是否达到相关标准要求，需达到的标准要求包括：①订货合同中或投标商投标文件中承诺的各项技术性能指标；②设备说明书注明的技术参数；③国家食品药品监督管理总局制定的产品行业标准；④国家技术监督局的有关技术标准规程；⑤国家卫生计生委的有关技术标准；⑥国家商检法令规定的有关标准。验收检测通常在设备安装完成后立即执行，如测试参数超出允许范围，则需及时进行退货或换货处理。对于大型医疗器械的验收检测，应由法定检测机构或经授权的组织进行检测。

2. 定期检测 是指医疗器械投入正常使用后按计划定期进行的全面功能、性能测试，以便及时掌握在用医疗器械的安全质量状况，确保设备处于最佳功能状态。医疗器械性能的定期检测是应用质量管理中的一项重要技术保障，检测时要严格按照操作规程执行，并保持测试条件的一致，从而使测试结果具有可比性。

3. 维修检测 是指设备发生故障经维修后，重新投入临床使用前的质量检测，以验证设备是否完全修复，确保维修质量。维修检测的测试标准要求与定期检测一致。设备经检测各项性能指标合格后，才能正式投入临床使用。

4. 质量再评价 是指相对于国家政策法规强制要求的，除行业主管部分和第三方委托机构，医疗机构自身建立和组织对临床使用阶段的医疗器械性能进行计量、检测及校验的行为。质量再评价的原则是保证医疗器械临床应用达到既定标准,减少三方面的风险:①设备自身问题,设计、生产及上市前临床验证不充分等;②使用问题,临床维护管理不善及使用不当或错误使用等;③系统故障,器件损耗老化、性能退化及故障损坏。

三、性能检测与计量检定

计量是对量的定性分析和定量确认的过程,是实现单位统一、量值准确可靠的活动。计量器具是能直接或间接测出被测对象量值的装置、仪器仪表、量具和用于统一量值的标准物质,计量检定是评定计量器具的计量性能,确定其是否合格所进行的全部工作。根据《中华人民共和国计量法实施细则》的规定,国家计量局于 1987 年 7 月 10 日发布了《中华人民共和国依法管理的计量器具目录》,其中共收入 60 个项目 117 个品种的计量器具,与医学有直接关系、医院最常用的需强检计量器具有 40 项 76 种,包括体重秤、血压计、心电图仪等。

计量器具的检定是依据《中华人民共和国计量法》的相关规定执行的。计量器具的检定过程执行是以强制的方式或方法,任何单位和个人不能拒绝计量监督检查。目前,地方医院医学计量的实施单位是各级技术监督局下的计量测试院,军队医院自身有三级医学计量实验室量传体系。开展计量检测的部门都必须通过国家认可的计量认证,开展计量活动有计量检定标准,计量检测人员有计量人员资质。

医院对在用医疗器械的性能检测,又称质量检测,主要包括功能检测、计量检测和安全性检测。功能检测是检测设备的各项性能是否符合要求,计量检测是检查计量设备的技术参数与量值是否满足相关要求,安全检测是对设备的电气安全指标进行检测。可以看到,即使是计量设备或器具,计量检测也只是性能检测的一个重要环节,不能代替性能(质量)检测。多年来,医学计量在保证医疗设备质量,特别是量值安全有效方面为医疗质量与安全作出了重要贡献,是医院自身开展性能检测的有效补充。

第二节 医疗器械性能评价内容

一、性能评价指标的分类

在医疗器械检测领域中,根据医院中医疗器械的分类及科室分布情况分为:医用热学、生物力学、医用电磁学、医用超声学、医用光学、医用生物化学、医用激光学、医用声学、医用放射学等。对于医院的大型医疗器械,由于其技术综合性强、使用操作复杂、使用人员素质影响因素大等原因,往往需要将这些检测参数进行综合测量与评价。性能评价的指标包括如下几类:

1. **几何量**　包括长度、线文、角度、表面粗糙度、齿轮、螺纹、面积、体积等，还包括位置的参数，如圆度、平面度、垂直度、同轴度、平行度及对称度等。

2. **热学**　包括温度、热量、热导率及扩散率等。

3. **力学**　包括质量、力值、压力、真空度、容量、流量、密度、硬度、振动、冲击、扭矩、速度、加速度及转速等。

4. **电磁学**　包括直流电压、交流电压、电流、电能、电阻、电容、电感、磁通、磁矩及磁场强度等。

5. **无线电子学**　包括超低频、低频、高频、微波、毫米波的整个无线电频段的各项参数，如功率、电压、衰减、相位、阻抗、噪声、场强、脉冲、调制度、失真、频谱、网络参数及电磁兼容性等。

6. **时间频率剂量**　包括时间、频率、相位噪声等。

7. **光学**　包括红外、可见光到紫外的整个光谱波段的各项参数，如发光强度、照度、亮度、辐射度、色度、感光度、激光特性、光纤特性、光学材料特性等。

8. **化学**　包括浓度、酸度、湿度、黏度、电导率及物质的物理化学成分等。

9. **声学**　包括超声、水声、空气声的各项参数，如声压、声强、声阻、声能、声功率、传声损失、听力等。

10. **电离辐射**　包括放射性活度、反应能、粒子的注量、照射量、剂量当量、吸收剂量等。

二、医疗器械分类性能评价

医院在用医疗器械，尤其是大型设备的性能指标评价往往综合了机械、电子、光学、电磁学等方面的参数，需要对这些性能指标进行综合评价。以医用电子设备、超声设备、X线设备以及磁共振设备为例，列举医疗器械性能评价中所涉及的具体指标。

（一）医用电子设备

以心电图机为例，临床应用的心电图机是一种记录心电电位变化的高精度电子仪器（图 3-1），将微弱的心电信号放大和记录，是心脏疾病临床诊断不可缺少的工具。能诊断心律失常、心肌病等多种疾病，它也是对循环系统进行病理和生理研究的重要仪器。心电图机的主要性能指标包括：

1. **灵敏度**　心电图机的灵敏度是指输入 1mV 时在记录纸上描记多少毫米，用 mm/mV 表示。心电图机的标准灵敏度为 10mm/mV，最大灵敏度一般应达到 20mm/mV。为适应有些患者 R 波高或 S 波深的现象，还常设有灵敏度 5mm/mV 一挡。因此，心电图机通常有三挡灵敏度。

对心电图机灵敏度的检测，是指灵敏度稳定、精确以及调节方便，一般能记录 $20\mu V$（p-p）小信号，而当输入端加 ±300mV 直流电压时，灵敏度变化不大于 10%。

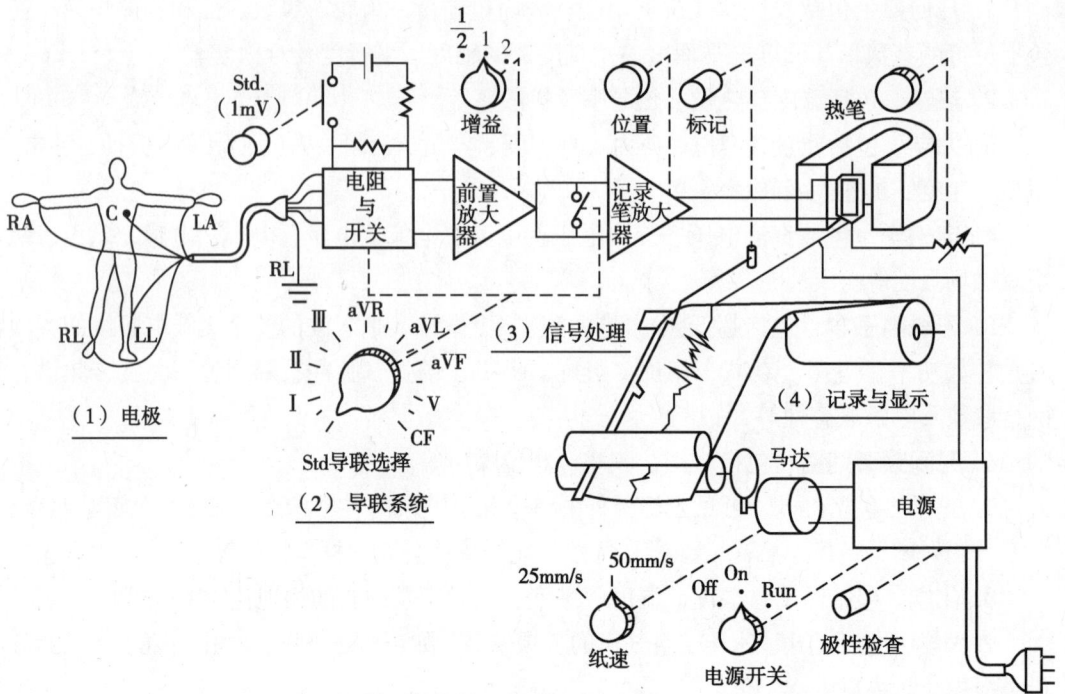

图 3-1 心电图机原理示意图

2. **频率响应** 心电图机频率响应的国际标准是在 0.14~75Hz 的频率范围内，其频率响应曲线变化在 ±0.5dB 以内。我国标准规定，在 10mV（p-p）输出时，1~50Hz 频率范围内为 ±0.5dB 以内。心电图机的频率响应，低频段受耦合电容影响较大，高频段频响主要受记录笔频响的限制。

3. **时间常数** 时间常数是指心电图机在输入直流信号时，输出波形幅值自 100% 下降至 37% 所需的时间。时间常数越大，表示低频特性越好。但时间常数太大，基线稳定性会变差，一般值为 1.5~3.2 秒。

4. **噪声** 噪声的大小是用折合到输入端信号来计算的。我国标准规定，在灵敏度为 10mm/mV 时，输出噪声不大于 0.15mm，相当于折合到输入端的噪声电压不大于 15μV。

5. **共模抑制比** 我国标准规定，心电图机的共模抑制比要求大于 5000:1。国际上常用 dB 来表示，一般要求为 80dB。共模抑制比是衡量心电图机抗干扰能力的一个重要指标。

6. **线性** 心电图机输出信号大小在 5~50mm 之间时，线性偏差应小于信号幅值的 5%~10%。对于小于 5mm 的信号，则要求线性偏差不大于 0.25mm。

7. **输入阻抗** 心电图机电极接线端与地之间的输入阻抗应大于 5MΩ。

8. **基线稳定度** 基线稳定度是衡量心电图机本身稳定性和对电网电压波动适应能力的重要指标。基线稳定度差，可能出现伪差，有时甚至无法正常记录。在正常条件下，心电图机的基线漂移应小于 ±1mm。

9. 走纸速度　心电图机的标准纸速为 25mm/s，此外也常备有其他纸速，如 12.5mm/s 和 50mm/s。纸速的准确性和稳定性直接影响到所测波形的时间间隔正确与否，一般要求纸速的误差不大于 5%。

10. 绝缘性能　心电图机是直接与病人身体接触的电子仪器，为了保证操作者和病人的电气安全，要求具有良好的绝缘性能。电源输入端对机箱的绝缘电阻应大于 20MΩ，机箱泄露电流应小于 100μA。

（二）超声设备

以 B 型医用超声诊断设备为例（图 3-2），是利用人体不同类型组织、病理组织与正常组织之间的声学特性差异、生理结构变化的物理效应，经超声波扫描检查、接收、处理所得信息，显示出人体内部的脏器边缘结构界面和血流的运动状态。

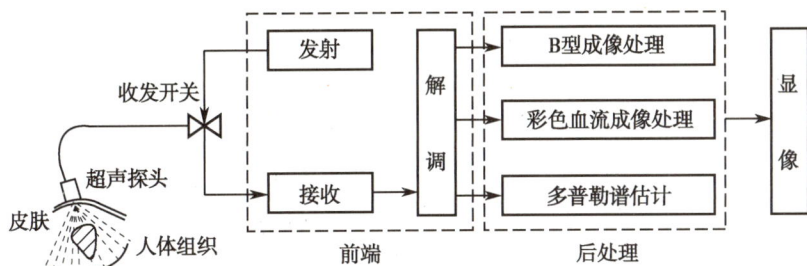

图 3-2　B 型医用超声设备原理示意图

B 型医用超声设备的检测标准包括 GB9706.1《医用电气安全通用要求》、JJG639《医用超声诊断仪超声源》、GB10152《B 型超声诊断设备》、GB9706.9《医用超声诊断和监护设备专用安全要求》，主要性能指标包括：

1. 输出声强　一般应不大于 10MW/cm²，对超出 10MW/cm² 的仪器，应公布其输出声强值，并在明显位置警示"严禁用于胎儿"。

2. 分辨率　应根据设备的档次及频率，按所划分的相应要求对规定深度内的靶群全部进行试验，当规定深度内各靶群的分辨率均达到 B 型超声诊断设备的分档及性能要求中的相应要求时，则认为分辨率检验合格。

3. 几何位置精度　开启被测设备，将探头经耦合剂置于超声体模声窗表面上，对准其中的纵向或横向线形靶群，利用设备的测距功能或屏幕标尺，在全屏幕分别按纵向和横向每 20mm 测量一次距离，计算出每 20mm 的误差（%），取最大值作为纵向和横向几何位置精度。

4. 盲区检测　开启被测设备，将探头经耦合剂置于体模声窗表面上，对准其中的盲区靶群，观察距探头表面最近且其后图像都能被分辨的那根靶线，测试该靶线与探头表面的距离，则盲区为小于该距离。试验时，如果探头不能对靶群中所有靶同时成像，也可平移探头分段或逐一显示。

5. 电源电压适应范围 将电源电压分别调至额定值110%和90%，设备应能正常工作，其探测深度、轴向（纵向）和侧向（横向）分辨率、几何位置精度等技术指标应符合相应要求。

6. 连续工作时间试验 试验环境为基准条件，设备处于连续扫描显示工作状态（机械扇扫可间歇工作），8小时后检测其探测深度，轴（纵）向、侧（横）向分辨率，应符合B型超声诊断设备的分档及性能要求中的相应要求。

（三）X线设备

以X线计算机断层扫描装置（CT）为例（图3-3），利用X线穿过人体各组织时能量被组织吸收而发生不同程度的衰减，不同的组织会有不同的衰减系数，通过不同方向的数据采集，借助于计算机处理将这些数据重建出二维图像，以灰度影像显示人体的断层结构图像，CT成像可以更好地显示由软组织构成的器官，并在良好的解剖图像背景上显示出病变的影像。CT设备的主要性能指标包括：

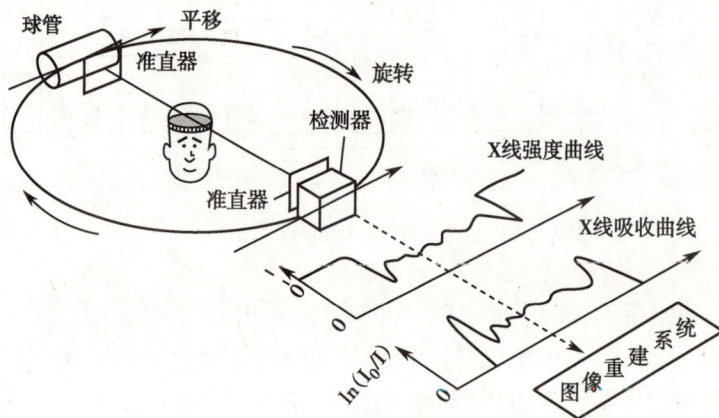

图3-3 X线计算机断层扫描装置原理示意图

1. 图像性能指标

（1）噪声：测量模拟临床条件下的噪声水平和不同扫描参数下的变化量。噪声偏离小于基线值的±10%或0.2HU。

（2）平均CT值：测量在模拟特定的感兴趣区内所有像素的CT值的平均值。中心感兴趣区的平均CT值应在±10HU以内。

（3）均匀度：用均匀介质确定CT值的空间均匀度。中心感兴趣区与四周感兴趣区的平均CT值的差别一般情况下应小于6HU。

（4）空间分辨率（高对比度分辨率）：检测CT系统对于鉴别图像中各种不同物体的分辨能力。高对比度分辨率一般情况下要大于5LP/cm。

层厚。测量扫描视野中心的灵敏度分布曲线的半高宽（FWHM）。层厚的测量值与基线值之间的差值，2mm 以上层厚差值为 ±25%，2mm 以下层厚差值为 ±50%。

（5）CT 加权剂量指数（CTDIw）：电离量在体模中心和边缘测量值的加权平均。CTDIw 一般要小于等于 50mGy。

2. X 线发生器性能指标

（1）管电压：确定管电压设置的准确性。管电压与指示值的误差应在 ±2kV 以内。

（2）管电流：确定管电流设置的准确性。管电流与指示值的误差应在 ±5% 以内。

（3）限束器：测量辐射分布宽度是为了确定患者前面限束器设置的准确性，测量灵敏度分布宽度是为了确定成像断层实际宽度。对于旋转阳极管，灵敏度分布应在层厚的 ±0.5mm 以内，辐射分布不超出层厚 1mm。

3. 机械性能指标

（1）定位灯的准确性：检查扫描定位灯和扫描面的一致性，如无厂家参数，误差不应超过 ±2mm。

（2）床/扫描架的校准：保证扫描床的长轴与经过扫描架旋转轴的垂直线在一条直线上。扫描床中线与扫描架中线的误差应在 ±5mm 以内。

（3）床/扫描架倾角：确定倾角指示器的准确性。如无厂家参数，倾角误差应小于 3°。

（4）断层定位：确定图像定位参数与实际断层位置和角度的一致性。

（5）床步进距离：确定扫描床径向运动的准确性和稳定性。标准偏差和平均误差应小于一般 CT 床的步进距离，精度为 ±0.25mm。

（四）磁共振设备

以超导磁共振成像装置为例（图 3-4），磁共振成像是通过体外高频磁场作用，由体内物质向周围环境辐射能量产生信号实现的，与其他辅助检查手段相比，磁共振具有成像参数多、扫描速度快、组织分辨率高和图像更清晰等优点，目前已经成为肿瘤、心脏病及脑血管疾病早期筛查的有力工具。磁共振成像设备的性能指标主要包括：

1. 共振频率　在进行任何成像操作以前，有必要验证系统处于共振状态。共振频率与连续日常测量值的偏差不应超过 50ppm。

2. 信噪比　对特定的系统、体模及所采用的扫面条件，计算信噪比。通常 1.5T 磁共振系统的信噪比不小于 150。

3. 图像均匀性　用于评价图像均匀性的体模特性应与用于测量信噪比的体模特性一致。对于 20cm 或更小的视野，整体均匀性应为 80% 或更好。

4. 空间线性　空间线性用于定义任何图像系统的图像中几何形变的程度。通常 1.0T 以上磁共振的空间线性变化应小于 2.0%。

5. 空间分辨率（高对比空间分辨率）　是测量成像系统在没有严重噪声时对物体的分辨能力。在同样的扫描条件下，高对比分辨率在重复测量中应保持为常量且应等于像素的大小。最小分辨率应不大于 1.0mm。

6. 层厚　定义为成像层面剖面线的半高全宽值（FWHM）。当标称层厚≥5.0mm 时，

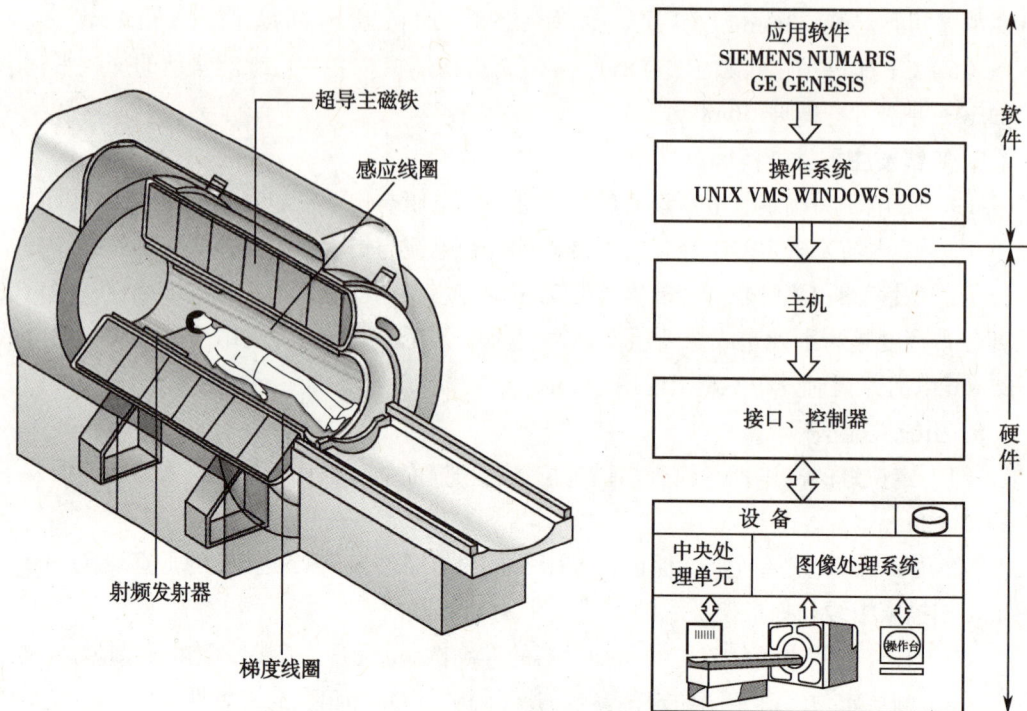

图 3-4　磁共振成像装置原理示意图

实际值与标称值之差的绝对值不大于 1.0mm；当 2.0mm≤标称层厚 <5.0mm 时，实际值与标称值之差的绝对值不大于 0.5mm。

7. 纵横比　标准体模成像，纵横比应在 90%~110% 之间。

8. 层位置　层位置是层外形的 FWHM 中点的绝对值处。外部定位系统的标志与实际层位偏差的绝对值不大于 2.0mm；层间隔的不均匀性应小于总的层间隔的 20.0%，或绝对值小于 1.0mm。

9. 图像伪影　系统正常工作时，不应出现明显的图像伪影。

（五）检验设备

各种检验仪器的性能指标不完全相同，但检验仪器应具有以下几个主要性能指标：灵敏度、误差、噪音、最小检测量、精确度、重复性、响应时间等。

1. 综合物理指标评价

（1）灵敏度：灵敏度指检验仪器在稳态下输出量变化与输入量变化之比，它反映仪器能够检测的最小被测量。稳态（被检测量 x 不随时间变化，即 $dx/dt=0$）下检验仪器输出量变化变化 Δy 与输入的量变化 Δx 之比。定义被观测到的变量的增量与其相应的被测量的增量之比为检验仪器的灵敏度 S。即

$$S = \frac{\text{输出量的变化量}\Delta y}{\text{输入量的变化量}\Delta x} = \lim_{\Delta x \to 0}\left(\frac{\Delta y}{\Delta x}\right) = \frac{dy}{dx} = f'(x) \tag{3-1}$$

显然，当灵敏度为定值时，检验仪器系统为线性的。一般地，随着系统灵敏度的提高，容易引起噪声和外界干扰，影响检测的稳定性而使读数不可靠。

（2）误差：当对某物理量进行检测时，所测得的数值与真值之间的差异称为误差。误差的大小反映了测量值对真值的偏离程度。任何检测手段无论精度多高，其真误差总是客观存在的，永远不会等于零。当多次重复检测同一参数时，各次的测定值并不相同，这是误差不确定性的反映。真值就是一个量所具有的真实数值，由于真值通常是未知的，所以真误差是未知的。真值是一个理想概念，实际应用中通常用实际值来替代真值。实际值是根据测量误差的要求，用更高一级的标准器具测量所得之值。

误差按性质可分为系统误差、随机误差、过失误差。

系统误差是指在确定的测试条件下，误差的数值（大小和符号）保持恒定或在条件改变时按一定规律变化的误差，也叫确定性误差。系统误差的大小和方向在检测过程中保持不变或按某种规律变化，可以预测并可进行调节和修正。系统误差常用来表示检测的正确度。系统误差越小，则正确度越高。

随机误差是指在相同测试条件下多次测量同一量值时，绝对值和符号都以不可预知的方式变化的误差，也叫偶然误差。随机误差是由一些独立因素的微量变化的综合影响造成的，大多数随机误差服从正态分布。随机误差的存在使每次测量值偏大或偏小，是不定的，但它并非毫无规律，它的规律性是在大量观测数据中才表现出来的统计规律。随机误差反映了检验结果的精密度，随机误差越小，检测量精密度越高。

系统误差和随机误差的综合影响决定测量结果的准确度，准确度越高，表示正确度和精密度越高，即系统误差和随机误差越小。

过失误差指在一定的测量条件下，一般是由于疏忽或错误造成的测量值明显偏离实际值的测量误差，也称为坏值，应予剔除。

（3）噪声：检测仪器在没有加入被检验物品（即输入为零）时，仪器输出信号的波动或变化范围即为噪声。引起噪声的原因很多：有外界干扰因素，如电网波动、周围电场和磁场的影响、环境条件（如温度、湿度、压强）的变化等；有仪器内部的因素，如仪器内部的温度变化、元器件不稳定，或提高仪器的灵敏度等。噪声的表现形式有抖动、起伏或漂移等三种。"抖动"即仪器指针以零点为中心做无规则的运动；"起伏"即指针沿某一中心做大的往返波动；"漂移"为当输入信号不变时，输出信号发生改变，此时指针沿单方向慢慢移动。噪声的几种表现均会影响检测结果的准确性，应力求避免。

（4）最小检测量：最小检测量指检测仪器能确切反映的最小物质含量。最小检测量也可以用含量所转换的物理量来表示。如含量转换成电阻的变化，此时最小检测量就可以说成是能确切反映的最小电阻量的变化量了。

仪表的灵敏度越大，在同样的噪声水平时其最小检测量越小。同一台仪器对不同物质的灵敏度不尽相同，因此同一台仪器对不同物质的最小检测量也不一样。在比较仪器的性能时，必须取相同的样品。

（5）精确度：精确度简称精度，是指检测值偏离真值的程度，是对检测可靠度或检测结果可靠度的一种评价。精度是一个定性的概念，其高低是用误差来衡量的，误差大则精度低，误差小则精度高。检测仪器的精度是客观存在的，表现于误差之中。通常把精度区分为准确度和精密度。准确度是指检测仪器实际测量对理想测量的符合程度，是仪器系统误差大小的反映，是评价仪器精度的最基本的参数。精密度是在一定的条件下进行多次检测时，所得检测结果彼此之间的符合程度。精密度反映检测结果对被检测量的分辨灵敏程度，由检测量误差的分布区间大小来评价，是检测结果中随机误差分散程度大小的反映。精确度表示检测结果与被检测量的真值的接近程度，是检测结果中系统误差与随机误差综合的反映，是检测的准确度与精密度的总称。

任何仪器必须有足够的精密度，而准确度不一定要求很高，因为首先要保证仪器工作可靠，而通过调整或加入修正量可以改善其准确度。准确度和精密度的综合构成仪器的精度。仪器的精度常用精确度等级来表示，如 0.1 级、0.2 级、0.5 级、1.0 级、1.5 级等，0.1 级表示仪表总的误差不超过 ±0.1% 范围。精度等级数越小，仪器的系统误差和随机误差越小，说明仪器的精度越高。

（6）重复性：重复性指在同一检测方法和检测条件（仪器、设备、检测者、环境条件）下，在一个不太长的时间间隔内，连续多次检测同一参数，所得到的数据的分散程度。重复性与精密度密切相关，重复性反映一台设备固有误差的精密度。某一参数的检测结果，若重复性好，则表示该设备精度稳定。显然，重复性应该在精度范围内，即用来确定精度的误差必然包括重复性的误差。

（7）响应时间：响应时间表示从被检测量发生变化到仪器给出正确示值所经历的时间。一般来说希望响应时间越短越好，如果检测量是液体，则它与被测溶液离子到达电极表面的速率、被测溶液离子的浓度、介质的离子强度等因素有关。对自动控制信号源来说，响应时间这个性能就显得特别重要。因为仪器反应越快，控制才能越及时。

响应时间有两种表示方法：一是仪器反应出到达变动量的 63% 时所需要的时间，又称时间常数；二是仪器反应出到达变动量 90% 所经历的时间。

2. 临床检验结果评价　《ISO15189：2007 医学实验室——质量和能力的专用要求》，是由国际标准化组织 ISOTC 212 临床实验室检验及体外诊断检测系统技术委员会起草，它提供了一个框架，从而使得医药实验室可以按照质量管理体系的思路，改进他们的工作流程。我国各级医疗机构的检验科就是以 ISO15189 作为质量管理的标准，高度重视检验科室的质量管理体系。作为检验科室的重要组成部分，实验仪器的临床检验结果评价是质量控制过程中最重要的一个环节。

具体到不同的实验仪器，其评价指标略有不同。以血细胞分析仪检定规程为例，其评价指标主要有几下几点。

（1）空白值：取适量的仪器空白稀释液，置于清洁量杯中，连续测量 4 次。舍去第 1 次测量值，记录其余 3 次测量结果的最大值，即为 RBC、WBC、PLT、HGB 的空白值。

（2）携带污染率：选取高、低值标准物质各一种，使用前混匀。按高值→低值的顺序，分别连续测量 3 次，测量值分别为 i_1、i_2、i_3 和 j_1、j_2、j_3。按照公式分别计算 RBC、

WBC、PLT、HGB 的携带污染率。

$$CO = \frac{j_1 - j_3}{i_3 - j_3} \times 100\%$$ （3-2）

式中，CO—携带污染率；

　　i_3——高值标准物质的第 3 次测量值；

　　j_1——低值标准物质的第 1 次测量值；

　　j_3——低值标准物质的第 3 次测量值。

（3）示值误差：在仪器常用测量范围内选取 3~5 种不同浓度血细胞标准物质，各自混匀后连续测量 5 次，按公式分别计算仪器示值的相对误差 ΔT，并分别取绝对值最大的 ΔT 作为仪器 RBC、WBC、PLT、HGB 示值误差的结果。

$$\Delta T = \frac{\overline{T}_m - T_s}{T_s}$$ （3-3）

式中，T_s——标准物质标准值；

　　$\overline{T}_m$——5 次测量结果平均值；

　　ΔT——示值相对误差。

（4）重复性：选取一种中值血细胞标准物质，混匀后连续测量 10 次，记录每次 RBC、WBC、PLT、HGB 的测量值，按公式分别计算测量平均值和相对标准偏差 SR，以 SR 作为仪器测量重复性。

$$T = \frac{\sum_{i=1}^{10} T_i}{10}$$ （3-4）

$$SR = \frac{\sqrt{\dfrac{\sum_{i=1}^{10} (T_i - \overline{T})^2}{10 - 1}}}{\overline{T}} \times 100\%$$ （3-5）

式中，T_i——第 i 次测量值；

　　$\overline{T}$——平均测量值；

　　SR——测量的相对标准偏差。

而针对不同类型的检验分析仪器，其检验测试的项目不同，因此决定了其质量控制过程的差异。一般而言，质控采用相应可溯源的质控品上机测试，根据仪器出值来判断其是否在控。

（六）SPECT 和 PET 设备

1. 主要指标

（1）空间分辨力（spatial resolution）：空间分辨力定义为将点源图像的计数密度分布集中到一点的能力，反映了放射性核素成像系统在物体的重建图像中复现示踪剂空间分布的能力。

通常用点扩展函数半高宽（FWHM）或十分之一高宽（FWTM）来表示。点扩展函数（point spread function，PSF）即一个点源的重建图像（图 3-5）。

（2）均匀性：均匀性代表 γ 射线均匀照射探头时在其所产生的平面图像上计数的均匀分布情况。

（3）SPECT 的系统空间分辨力：SPECT 系统空间分辨力的测试模体采用 IEC 模体，如图 3-6 所示。将三个按 IEC 60789 规定所选择的放射性核素点源放在充满水的圆柱形头模中，点源在任何方向的大小都不能超过 2mm。圆柱体的轴与系统的轴向一致，第一个点源应放在圆柱体的轴上及 z 轴方向的中心断层处，第二个点源应放在距系统轴 45mm 及距 Z 方向的中心断层 –50mm 处，第三个点源应放在距系统轴 90mm 及距 z 轴方向中心断层 +50mm 处。

图 3-5 点扩展函数的半高宽和十分之一高宽示例

测量 SPECT 系统的空间分辨力时，模体的轴必须与系统轴准直，两个偏离中心的点源将分别截取重建断层的 x 轴和 y 轴。旋转半径应为 200mm，如果系统不能达到 200mm 旋转半径则应用最大的旋转半径。获取数据像素的大小应等于或小于系统半高宽的 30%，数据采集距准直器面 200mm，至少 120 个相等的投影角进行 360°采集，记录像素大小和投影数。三个断层切面，层厚为（10±3）mm，用由采集像素大小决定的 Nyquist 截止频率 Ramp 函数重建影像。在每一重建层内计数应大于 250 000。将要进行分析的三个断层切面分布定位在模体中心及距模体轴位 ±50mm 的点处。画出每一切片在 x 轴和 y 轴方向的横向点扩散函数的轮廓线，如图 3-7 所示，可得到像素大小、径向及切向分辨率。在包括三个点源的冠向或矢向切片中画出 Z 方向的点扩散函数轮廓线，可得到像素大小及轴向分辨率。

一般而言，点扩散函数为一个点源的闪烁图像。对于断层摄影学来说，物理点扩散函数是指在距探测器一定距离且与投影束垂直的平面内的二维点扩散函数，它表征了断层成像设备纯的（本征的）成像物理性能，而与采样、图像重建和图像处理无关。其中轴向点扩散函数为在与系统轴平行的平面内所有点扩散函数的峰值的轮廓线对应的函数；横向点扩散函数为在断层图像平面内重建的二维点扩散函数，横向点扩散函数可由与系统轴平行的线源获得。

2. PET 图像质量评价 对于 PET 图像质量的评价，通常采用美国国家电气制造商协会（National Electrical Manufactures Association，NEMA）的标准图像质量体模，如图 3-8 所示。模体空腔内嵌 6 个大小不一的空心小球，直径分别为 10mm、13mm、17mm、

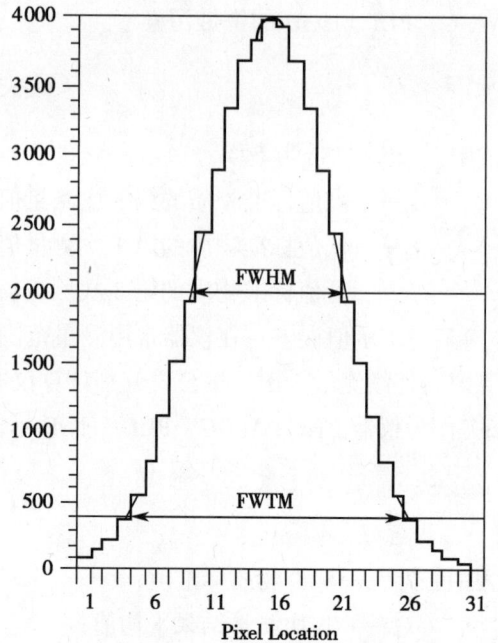

76

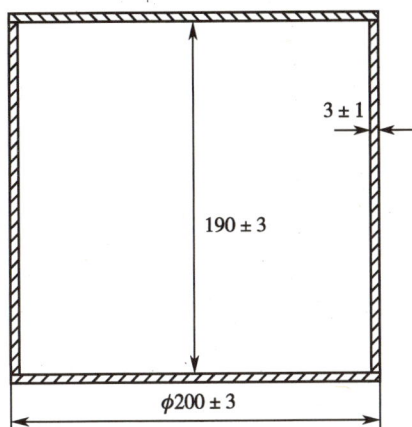

图 3-6　SPECT 圆柱形头模（IEC152/98，尺寸单位 mm，材料：聚四氟乙烯）

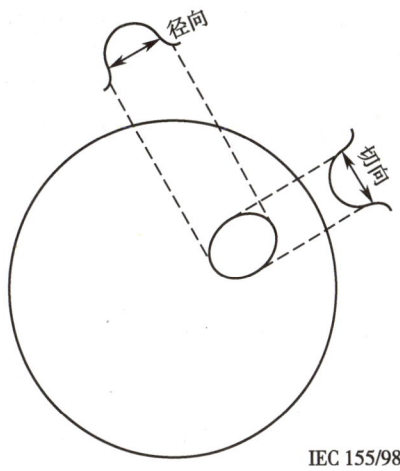

IEC 155/98

图 3-7　SPECT 横向分辨率的报告

22mm、28mm 和 37mm。其中直径 28mm 和 37mm 两球形空腔内灌注蒸馏水，模拟冷区病灶。其余四小球灌注放射性药物模拟热区病灶。通常使用放射性药物 ^{18}F-FDG（^{18}F- 氟代脱氧葡萄糖），热区与背景区的活度比值为 4:1 或 8:1。

对 PET 扫描重建后的图像，使用 ROI 的平均计数与扫描时热区与背景的活度，计算对比度百分数、背景变化率、衰减 / 散射校正精度和热区信噪比四个参数来评价图像质量。

（1）对比度百分数（percent contrast）：每个热区球体 j 的对比度百分数 $Q_{H,j}$ 由以下公式计算：

$$Q_{H,j} = \frac{(C_{H,j}/C_{B,j})-1}{(a_H/a_B)-1} \times 100\% \qquad (3-6)$$

式中，$C_{H,j}$——球体 j 的 ROI 的平均计数；

$C_{B,j}$——球体 j 背景 ROI 的平均计数；

a_H——热区球体的活度；

a_B——背景活度。

每个冷区球体 j 的对比度百分数 $Q_{C,j}$ 由以下公式计算：

$$Q_{C,j} = \left(1 - \frac{C_{C,j}}{C_{B,j}}\right) \times 100\% \qquad (3-7)$$

式中，$C_{C,j}$——球体 j 的 ROI 的平均计数，

$C_{B,j}$——球体 j 背景 ROI 的平均计数。

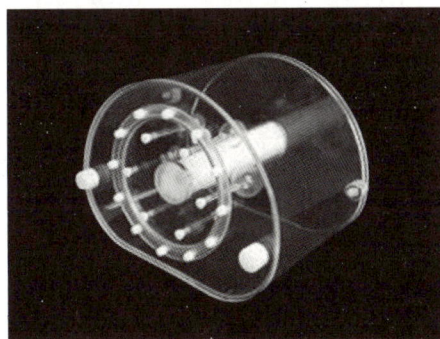

NEMA IEC Body Phantom^{TM}

图 3-8　NEMA 标准 PET 图像质量体模

（2）背景变化率（background variability）：球体 j 背景变化的百分比 N_j，由以下公式计算：

$$N_j = \frac{SD_j}{C_{B,j}} \times 100\% \tag{3-8}$$

式中，SD_j 为球体 j 背景 ROI 计数的标准差，由以下公式计算：

$$SD_j = \sqrt{\sum_{k=1}^{K}(C_{B,j,k} - C_{B,j})/(K-1)}, \quad K=60 \tag{3-9}$$

（3）衰减/散射校正精度（accuracy of attenuation and scatter corrections）：在肺部插件中心做直径（30±2）mm 的圆形 ROI。记录每一层 i 的 ROI 内的平均像素值 $C_{lung,i}$。背景每一层 i 的 ROI 的平均像素值 $C_{B,i}$。为测量散射和衰减校正的残留误差，计算每一层 i 相对误差的百分数 $\Delta C_{lung,i}$，公式如下：

$$\Delta C_{lumg,i} = \frac{C_{lumg,i}}{C_{B,j}} \times 100\% \tag{3-10}$$

式中，$C_{lung,i}$ 是肺部插件 ROI 的平均计数，$C_{B,i}$ 是用于图像质量分析的 60 个直径为 37mm 的背景 ROI 的平均计数。

（4）热区信噪比（SNR of hot area）：热区信噪比公式如下：

$$SNR_j = \frac{C_{H,j} - C_{B,j}}{SD_j} \tag{3-11}$$

三、医疗器械综合性能评价

（一）量子检出效率

对于任何系统来说，信号经过系统之后，其信噪比将发生变化，就是会引起信噪比的降低。对于成像系统来说，假定其输入信号的信噪比为 SNR_{in}，其输出的信噪比为 SNR_{out}，则其量子检出效率（detective quantum efficiency，DQE）定义为：

$$DQE = \frac{SNR_{out}}{SNR_{in}} \tag{3-12}$$

系统成像过程中所导致的信噪比下降定义为系统的噪声因子：

$$NF = (DQE)^{-\frac{1}{2}} \tag{3-13}$$

（二）调制传递函数

传递函数（transfer function）是描述成像系统信息传递能力的函数，它包括光学传递函数（optical transfer function，OTF）、调制传递函数（modulation transfer function，MTF）和相位传递函数（phase transfer function，PTF）。

在影像分析的理论中，一般将成像系统作为一个线性系统来处理。若系统的单位脉冲函数为 $h(x)$，系统的输入为 $I(x)=I_0+A\cos2\pi\omega x$，则系统的输出应为：

$$I(x') = \int I(x)h(x-x')dx = I_0 + A\cdot ABS(FT(h(x)))\cos(2\pi\omega x + tg^{-1}\frac{\mathrm{Im}(FT(h(x)))}{\mathrm{Re}(FT(h(x)))}) \quad (3\text{-}14)$$

这里 ABS 表示求模，FT 表示傅里叶变换。

系统信号的调制度为 $M = \frac{(I_{max}-I_{min})/2}{(I_{max}+I_{min})/2}$，则系统输入和输出的调制度则分别为：

$$M_{in} = \frac{A}{I_0}, \quad M_{out} = \frac{A\cdot ABS(FT(h(x)))}{I_0} \quad (3\text{-}15)$$

定义系统的调制传递函数为：

$$MTF = ABS(FT(h(x))) = \left|\int h(x)e^{-i2\pi\omega x}dx\right| \quad (3\text{-}16)$$

系统的光学调制函数为：

$$OTF = \int h(x)e^{-i2\pi\omega x}dx \quad (3\text{-}17)$$

相位传递函数为：

$$PTF = tg^{-1}\frac{\mathrm{Im}(\int h(x)e^{-i2\pi\omega x}dx)}{\mathrm{Re}(\int h(x)e^{-i2\pi\omega x}dx)} \quad (3\text{-}18)$$

在成像理论中，调制传递函数占有十分重要的意义。严格来说，它反映了系统的空间分辨能力，或者说明物体通过成像系统成像之后对比度的变化情况。一般来说，由于 MTF 的存在，物体经系统成像后，物体的高亮度部分的亮度降低，而低亮度部分的亮度增强，总的亮度和平均亮度保持不变。MTF 是随着空间频率的增大而减小的，它的最大值为1，最小值为0，MTF 值为0时，说明系统对以后的空间频率已经不能分辨，此时的空间频率成成像系统的极限分辨率。

由于图像都是二维的，一维的 MTF 曲线只能反映成像系统在某一个方向上的分辨能力，要全面地分析系统的空间分辨能力，需要二维的 MTF 函数曲线进行说明。

（三）噪声功率谱

噪声功率谱（noise power spectrum，NPS）也称为维纳频谱（wiener spectrum，WS），根据信号与系统理论，噪声功率谱即为噪声自相关函数（auto-correlation function，ACF）的傅里叶变换，即：

$$NPS = \int R(x)e^{-i2\pi\omega x}dx \quad (3\text{-}19)$$

按照傅里叶变换的原理，噪声功率谱反映了 ACF 的频率分布形式，它说明了信号经系统成像之后，在不同频率下所取得的信号强度的大小，将空域问题转化到频域解决。

另外，理论上不难证明，调制传递函数的平方就是噪声功率谱。用噪声功率谱也可以对系统的空间分辨能力进行很好的解释，同时噪声功率谱还可以分析图像的空间频率的分布态势，为空间滤波器的设计提供可靠的基础。

（四）综合性能评价示例

利用量子检出效率 DQE 评价 DR 系统成像性能。

用 DQE 来描述 DR 系统对入射 X 射线光子数探测的效率，是成像系统从输入到输出的转换效率的表达方式，它反映了 DR 系统对其所产生的 X 射线穿过人体被探测器转换成有用图像信息的能力。

$$DQE(\mu,v) = \frac{SNR_{out}^2}{SNR_{in}^2} \tag{3-20}$$

1. SNR_{in} 的计算　SNR_{in} 的计算公式为：

$$SNR_{in}^2 = w_{in} \quad (\mu,v) \tag{3-21}$$

$w_{in}(\mu,v)$ 等价于入射 X 射线的光子通量 Q：

$$Q = K_a \int \frac{\phi(E)}{K_a} dE = K_a SNR^2 \tag{3-22}$$

这里，E 代表 X 射线的能量，K_a 代表入射 X 射线的空气比释动能；$\phi(E)$ 为单位空气比释动能下的 X 射线光子通量，SNR^2 为每单位空气比释动能的信噪比平方值。测试中通常采用 IEC 62220-1 标准规定的序号为 RQ5 辐射质的 SNR^2 值，见表 3-1。

表 3-1　IEC 62220-1 标准规定的序号为 RQ5 辐射质的参数表

辐射质序号	球管电压（kV）	半值层（mmAL）	附加过滤（mmAL）	SNR^2（mm^{-2}·μGy^{-1}）
RQ5	70	7.1	21	30 174

2. SNR_{out} 的计算

$$SNR_{out}^2 = G^2 \cdot MTF^2(\mu,v) \frac{w_{in}^2(\mu,v)}{w_{out}(\mu,v)} \tag{3-23}$$

式中，G 为平板探测器输出图像在 x 轴和 y 轴方向空间分辨率均为 0 时的增益。当图像像素值的大小为由入射 X 射线光子数与图像原始数据的线性关系计算而得的单位面积的曝光量子数时，G 可舍去。

$MTF(\mu,v)$ 为平板探测器的调制传递函数，计算方法大致如下：

（1）按照 IEC 62220-1 标准的方法对刃钨模体成像；

（2）通过对刃钨模体图像搜索边缘像素；

（3）构造刃钨模体图像，构造过采样边缘函数；

（4）对边缘函数求导，再做傅里叶变换。

$W_{out}(\mu,v)$ 为平板探测器输出图像的噪声功率谱 $NPS(\mu,v)$，计算方法为：

$$NPS(\mu,v) = \lim_{M \to \infty} \frac{\Delta x \Delta y}{M \cdot 256 \cdot 256} \sum_{m=1}^{M} \left| \sum_{i=1}^{256} \sum_{i=1}^{256} (I(x_i,y_i) - S(x_i,y_i)) \exp(-2\pi i(\mu x_i + v y_i)) \right|^2 \tag{3-24}$$

式中，$I(x_i, y_i)$ 为 256×256 感兴趣区图像；M 代表选取的感兴趣区图像数量；$S(x_i, y_i)$ 代表感兴趣区图像的参考图像，在实际应用中，可用对平板探测器多次曝光获得的图像平均值来表示。

3. DQE 最终计算公式　将公式联立得：

$$DQE(\mu,\nu) = G^2 \cdot MTF^2(\mu,\nu)\frac{w_{in}(\mu,\nu)}{w_{out}(\mu,\nu)} \tag{3-25}$$

由此可得，在测量 DQE 的过程中，需要测量入射 X 射线的剂量，平板探测器的 MTF 和平板探测器输出图像的噪声。当 G 舍去时，需要计算平板探测器所产生的图像原始数据与入射 X 射线在平板探测器表面产生的空气比释动能的线性关系。因此，在测量 DQE 的过程中，已经测量了平板探测器大部分关键的性能参数。由于 DQE 反映了入射 X 光子转换为有用图像信息的效率，因此具有较高 DQE 的成像系统能够以更低的剂量获得更优秀的图像质量，能够减小病灶识别的假阴性与假阳性。

第三节 医疗器械性能测试流程与方法

一、医疗器械性能检测实施方法

医疗器械性能测试依据相关标准和检测规程执行，通常要先根据设备的功能特征明确测试内容，包括哪些技术指标。其次，按照相关标准确定测试指标的技术要求，包括它的最大允许误差、精度、范围等。医疗器械性能检测一般在正常工作环境和状态下进行，试验条件包括对环境的要求、电源的要求、操作规范的要求甚至是检测仪器的要求做出适应该设备正常工作的一些要求。接着，为科学有效地对技术指标进行测量，应针对不同的技术指标选择相应的检测仪器，对于医学影像类设备，为了模拟真实的人体环境测试，往往需要采用标准体模对性能指标和图像质量进行测试，同时要选择合理的试验方法对技术指标进行测量。最后，对测量结果进行判断，是否符合相关标准中规定的技术要求，并对测试结果进行分析和评价。医疗器械性能评价的基本流程如图 3-9 所示。

1. 测试流程　我们以 X 线数字减影血管造影 DSA 系统性能评价为例。第一步，明确测试内容。DSA 成像系统性能指标包括空间分辨率、低对比度分辨率、空气比释动能率、对比度线性、减影

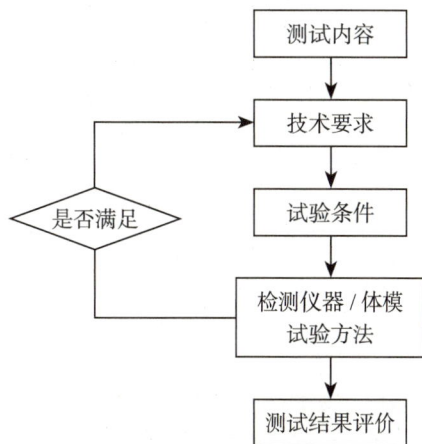

图 3-9　医疗器械性能评价流程

伪影等。第二步，依据标准明确各性能指标要求。空间分辨率要求首次检定应满足出厂技术指标；低对比度分辨率应能均匀分辨碘浓度为5.0mg/cm³，直径2.0mm的模拟血管；空气比释动能率在自动控制方式下，选最大FOV和最大帧数脉冲透视或连续透视的条件下，应不大于25mGy/min；对比度线性应能分辨1.0%的对比度；减影中不能出现各种明显的伪影。第三步，根据DSA系统使用的环境要求明确测试试验条件。检测的环境条件应满足DSA和检测仪器的使用条件。第四步，确定测试所用仪器。测试设备包括体模和测试装备。辐射剂量体模，对于辐射剂量的测量，体模内要包含25mm的铝，其纯度至少为99.5%。DSA测试体模，要带有3个测试模块：测量动态范围的梯形楔（图3-10）、模拟血管模块（图3-11）和衰减补偿。用于测量空气比释动能率的剂量表量程，其下限对于单次辐射约为1μGy，连续辐射约为10μGy，总误差应小于±10%。DSA空间分辨率测试物，用来测量成像系统对于物体细节的识别能力，一般用每毫米的线对数（lp/mm）来表示。

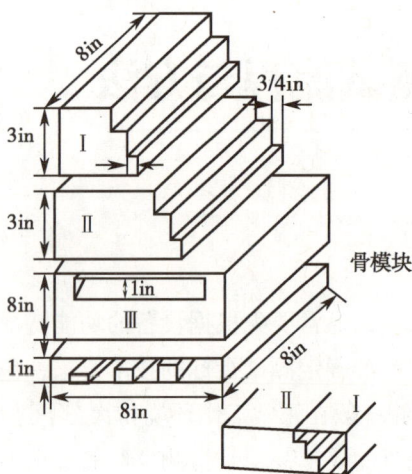

图 3-10　衰减体模　　　　　图 3-11　血管模块

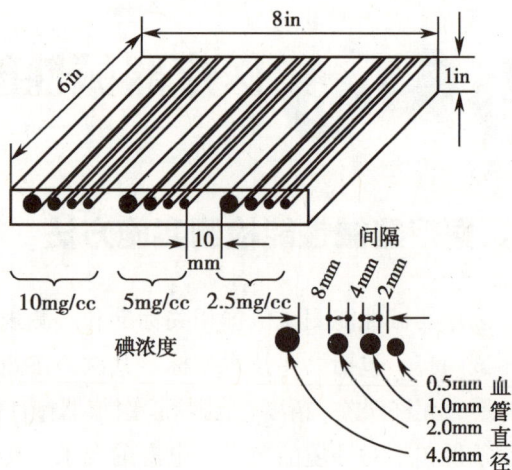

2. **测试方法**　一个测量方式可能会体现几种应用模式，一般要在每个可选择的X线影像增强器输入野尺寸进行测量。将DSA体模或空气比释动能率体模定位在X线影像增强器输入野的中心，选择合适的X线限束，避免X线直接照射到X线影像增强器输入野。

每个测试都要使用测试下的模式所规定的滤过，除非所测试的模式的X线管电压是固有的，否则必须使用70kV。为使自动曝光控制系统达到70kV，可在靠近X线管处X线内放置低原子序数的衰减材料。后处理功能如边缘增强和图像均衡不利于测量，如可能要将其关掉或放至最小。

（1）空气比释动能率的测量：对于选择的所有方式在可能靠近X线影像增强器输入面处测量每幅图像的空气比释动能率。在抗散射滤线栅和输入面之前测量。如果在抗散射滤线栅前进行测量，在计算时要考虑滤线栅曝光因数。将本次过程总的空气比释动能率除以图像数目，得到每幅图像空气比释动能率。在图像采集过程的稳定相位进行测量。

将空气比释动能率体模按辐射剂量体模放在尽可能靠近焦点处进行测量，可用选择方式的最大 X 线野测量，尽可能选择成像参数测量所用的管电压测量空气比释动能率。

（2）DSA 对比灵敏度：测试用体模插件由均匀材料和血管模拟两部分合成。将血管模拟部分放在 X 线束外进行一次测量以产生蒙片，然后将血管模拟部分放入 X 线束内模拟血管造影的注入阶段。DSA 图像为注入阶段的图像减去蒙片。

DSA 对比灵敏度可通过计数梯楔上每个模拟的血管构造均清晰可见的阶梯数目来估测。DSA 对比灵敏度依赖于每幅图像的空气比释动能率，当图像空气比释动能率低时，由于噪声增加，DSA 对比灵敏度下降。DSA 对比灵敏度仅与碘浓度当量有关。

（3）伪影：使用 DSA 体模和空气比释动能率体模对减影图像进行测试，采用伪影模块（图 3-12）。为识别时间依赖型伪影，测试时间至少为 20 秒，且至少每秒一幅。按伪影的来源或现象描述所有检查的伪影。配准不良伪影：如果一个固定不变的物体的两幅图像中特征的空间坐标不相同，他们的减影图像就会含有伪造的细节。与辐射有关的伪影：可由两幅减影图像的辐射线质的不同造成。

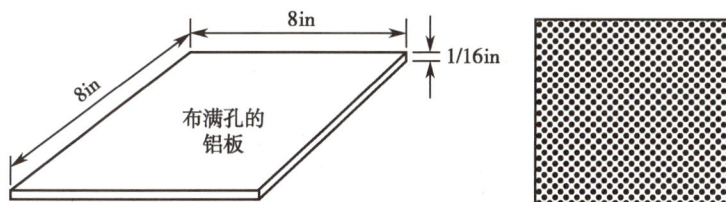

图 3-12　伪影模块

最后，对测试数据及结果做好记录，分析测试数据，评价测试结果，形成测试报告，测试报告的结果中要标明测试的 DSA 设备的性能是否满足此标准的要求。

二、医疗器械质量再评价实施方法

加强医疗器械质量再评价是医院设备管理部门的重要工作，以"质量标准-质量评价-质量保证"为主线开展相应业务，健全必要的组织机构，制定相应的制度和规范，理顺管理体制，统一质控检测标准，建立评价体系，并在实践中严格贯彻和执行。

1. 规范完善维修环节　设备出现故障，医院的常规做法是经医院或厂商工程师维修，设备可以开机，依据经验判断设备运行正常，即投入临床使用。显而易见，设备经过维修后其安全性能和技术指标能否达到设备原设计的生产标准则无法获知，设备是否合格难以保障。因此，规范的流程应是维修完成后由专人负责，借助专门检测设备对修复的设备进行检测，保证设备的电气安全能有效保证使用者的人身安全，性能参数指标应符合行业规定的标准要求。

2. 对设备进行定期的合格性校验，保证检测结果的准确性　定期检测是对医疗器械定期进行的维护、保养以及物理性能或功能的测试验证，需要借助于专门的检测仪器，由临床工程师完成并保存检测记录和粘贴检测标识，保证设备测量结果的准确。

3. 强化应用培训，建立医疗器械应用考核和操作准入制度 医院建立设备应用与使用培训及技能考核制度，对医疗器械相关医师、操作人员、工程技术人员需接受岗位培训，业务能力考评合格方可上岗操作。同时开展继续教育，不断提高医疗设备临床应用和操作技术水平。

4. 健全不良事件监测制度 参照我国相关条例制度，结合医院的实际情况，对医疗器械不良事件进行收集、分析、评价、反馈等，对各环节的工作规范和技术标准做到统一，提高对不良事件的预警能力、存在问题的分析能力和潜在后果的控制能力。

第四节 医疗器械性能评价数学基础

医疗器械旨在测量各种医学和生理参数，每种参数的主要测量范围和频率范围如表3-2所示。与非医学参数相比，大部分参数的幅度都是相当低的。需注意，电压多在微伏范围内，而压力也很低，约在100mmHg。同时也要注意，表中列出的信号均在音频范围或音频范围以下，而且很多信号还含有直流（DC）和非常低的频率成分。这些微小信号极易受到内部因素和外部因素的影响，导致测量出现很大的偏差，这就对检测这些医学和生理参数的医疗设备的性能提出了相当高的要求。医疗器械性能检测正是评价该设备是否具有准确检测这些信号的能力，并且测试结果稳定、可靠。

表 3-2 典型医学和生理学参数

典型参数	幅度范围	频率范围	标准传感器或方法
心电（ECG）	0.01~5mV	0.05~100Hz	表面电极
脑电（EEG）	2~200μV	0.1~100Hz	帽状、表面或针状电极
肌电（EMG）	0.02~5mV	5~2000Hz	表面电极
胃电（EGG）	0.01~1mV	DC~1Hz	表面电极
眼电（EOG）	50~3500μV	DC~50Hz	接触式电极
视网膜电（ERG）	0~900μV	DC~50Hz	接触式电极
心音（PCG）	动态范围 80dB，阈值约 100MPa	5~2000Hz	心音传感器
血流（主动脉）	1~300ml/s	DC~20Hz	电磁超声血流计
血压（动脉）	10~400mmHg	DC~50Hz	应变计、压力计
心排血量	4~25L/min	DC~20Hz	染料稀释法、Fick 技术
心阻抗	15~500Ω	DC~60Hz	表面电极、针电极

续表

典型参数	幅度范围	频率范围	标准传感器或方法
呼吸频率	2~50 次 / 分	0.1~10Hz	胸应变计、阻抗、鼻热敏电阻
潮气量	每次 50~1000ml	0.1~10Hz	胸应变计、阻抗、鼻热敏电阻
体温	32~40℃	DC~0.1Hz	温度传感器

医疗器械性能指标测试时，其结果往往有一个范围要求，例如对于某一个指标的测量误差要求控制在 5% 以内。为何对于测量结果的值有一个偏差的冗余，这就涉及概率统计的理论，运用数学的理论和基础知识解释测量结果的科学性。如果不考虑使用环境和使用方法等因素，单独讨论仪器的准确性度是没有意义的。测量过程中的各种影响因素导致被测量产生随机变化，应采取统计控制来确保这些随机变化在允许范围内。

一、准确度

准确度（accuracy）是衡量仪器测量系统误差的一个尺度。仪器的准确度越高，说明它的测量值与理论值（或实际值、固有值）间的偏离越小。准确度可理解为测量值与理论值之间的接近程度，所以，准确度定义为：

$$准确度 =（理论值 - 测量值）/ 理论值 \times 100\%$$

准确度可用读数的百分数或满度的百分数表示，它通常在被测参数的额定范围内变化。

影响准确度的系统总误差一般是指元件的误差、指示或记录系统的机械误差、系统频响欠佳引起的误差、因非线性转换引起的误差、来自被测对象和测试方法的误差等。减小这些误差即减小系统误差，可以提高准确度。在理想情况下，测量值等于理论值，则准确度最高为零，这是任何仪器都难以做到的。

二、精确度

说明精确度（precision）的指标有三个：精密度、正确度和精确度。

1. **精密度 δ** 是指仪器对测量结果区分程度的一种度量。用它可以表示出在相同条件下用同一种方法多次测量所得数值的重复性或者离散程度。Δ 越小则说明测量越精密（对应随机误差）。

2. **正确度 ε** 它说明测量结果偏离真实值大小的程度，即示值有规则偏离真实值的程度，指所测量值与真实值的符合程度（对应系统误差）。

3. **精确度 τ** 它含有精密度与正确度两者之和的意思，即测量的综合优良程度。在最简单的场合下可取两者的代数和，即 $\tau = \delta + \varepsilon$，作为一个特性来考虑时，其含义不变，仍包括上述两个方面。

三、误差

误差（error）泛指实测值与真实值之差，一般可分为随机误差和系统误差。

随机误差受测量精确度（precision）限制，重复测量获得的实际测量值往往并不能稳定在同一值，而是无方向性地围绕某一个数值左右波动，这种误差称为随机误差（random error），如图 3-13。由于变异的存在，随机误差不可避免，但可以通过增加重复测量次数，即增加样本量求平均值，来降低随机误差的大小。

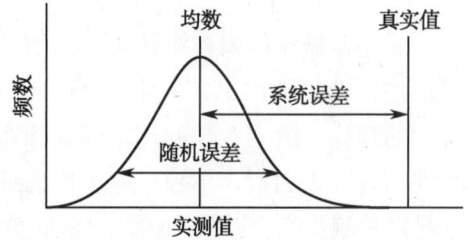

另一种误差称为系统误差（systematic error），也叫偏倚（bias），是测量仪器或人为因素等导

图 3-13　误差分布图

致的实际测量值与真实值之差，如图 3-13。仅有系统误差存在时，重复测量获得的实测值理论上可稳定在某一数值。这种误差通常由于仪器设备没有校准、思想上有某种偏见而造成，如能克服上述问题，可以避免系统误差。

此外还有过失误差，在实验过程中由研究者偶然失误而造成，这类错误不在误差分析之列，应杜绝这类误差的产生。

四、随机事件

随机事件（random event）与随机试验相关联。根据某一研究目的，在一定条件下对某一随机现象所进行的观察或试验称为随机试验。随机试验的结果事先是不确定的，称为随机事件，包括基本事件、必然事件和不可能事件。必然事件与不可能事件实际上是确定性现象，不是随机事件，统计学主要研究的是随机事件。在一定测试条件下，对医疗器械某一指标进行测量就是随机事件，测试的目的往往是该性能指标的准确性、精确度或者误差。

五、正态分布

正态分布（normal distribution）是一种重要的连续型概率分布。在生物医学研究中，正态分布的应用很广泛，大部分生物医学现象包括设备物理指标的测量服从或近似服从正态分布，如同性别健康成人的红细胞数、血红蛋白含量等。许多统计分析方法是以正态分布为基础的，在统计学中，正态分布无论在理论研究还是实际应用中，均占有重要的地位。

以同性别、同年龄人的体重为例，分 10 个组段，将各组段体重频率密度柱状图（图

3-14）中的各顶端中点连接起来，得到一条曲线，我们将样本量 n 逐渐增大，各组段的频率越稳定地接近于相应的概率，如果再将组段分细，这条曲线就越来越接近于一条光滑的曲线。我们把这条中间高、两边低、左右对称的曲线称为正态分布曲线（图 3-15）。

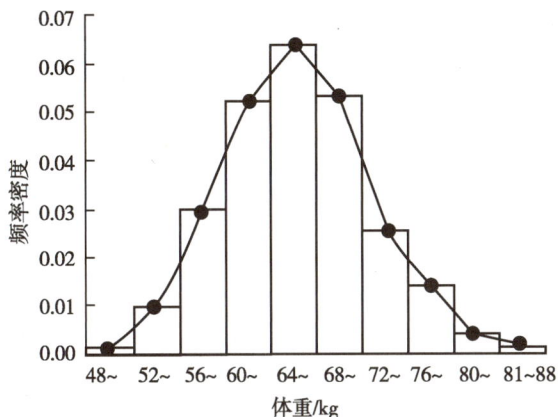

图 3-14 体重频率密度图

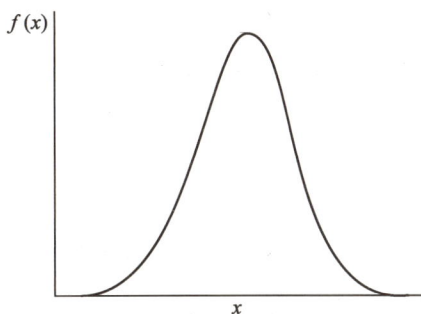

图 3-15 概率密度曲线示意图

正态分布曲线所对应的函数表达式为：

$$f(x) = \frac{1}{\sigma\sqrt{2\pi}} e^{-\frac{(x-u)^2}{2\sigma^2}}, \quad -\infty < x < +\infty \tag{3-26}$$

其中 μ 和 σ 为两个参数，μ 是正态分布的总体均数，σ 是正态分布的总体标准差。当 μ 固定时，σ 越大曲线越矮胖，σ 越小曲线越瘦高，如图 3-16。

正态分布最早是德国数学家高斯（Gauss CF，1777—1855）研究误差理论时发现的，故又称为高斯分布。

正态分布曲线下面积的规律：

1. 正态曲线与横轴所夹的面积为 1。

2. 位于（$\mu-1.64\sigma$，$\mu+1.64\sigma$）内的面积为 0.90，说明正态变量在 $\mu\pm1.64\sigma$ 范围内取值的概率为 0.9，在该区间以外取值的概率（两侧的阴影面积之和）为 0.1，左右两侧各 0.05。

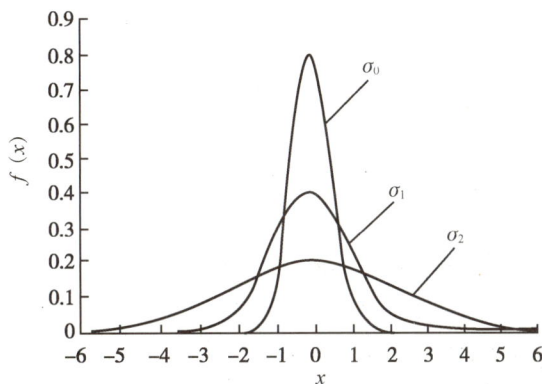

图 3-16 正态分布形态变换示意图

3. 位于（$\mu-1.96\sigma$，$\mu+1.96\sigma$）内的面积为 0.95，说明正态变量在 $\mu\pm1.96\sigma$ 范围内取值的概率为 0.95，在该区间以外取值的概率（两侧的阴影面积之和）为 0.05，左右两侧各 0.025。

4. 位于（$\mu-2.58\sigma$，$\mu+2.58\sigma$）内的面积为 0.99，说明正态变量在 $\mu\pm2.58\sigma$ 范围内取值的概率为 0.99，在该区间以外取值的概率（两侧的阴影面积之和）为 0.01，左右两侧各 0.005，如图 3-17。

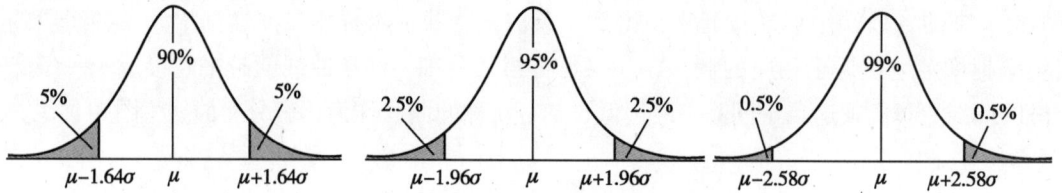

图 3-17　正态分布曲线下面积分布规律示意图

六、概率与频率

事件发生的可能性大小称为概率（probability），一般用大写的 P 表示，取值在 0 到 1 之间。必然事件的概率为 1，一般随机事件的概率 $0<P<1$，不可能事件的概率为 0。

当随机事件发生的概率 $P\leq0.05$（5%）或 $P\leq0.01$（1%）时，统计学上习惯地称之为小概率事件。对于小概率事件，由于事件发生的概率很小，在一次抽样中发生的可能性很小。实际问题中，随机事件的总体概率往往是未知的，人们常用样本中事件的实际发生率来估计总体概率，这种实际发生率称为频率（frequency）。

频率与概率之间存在如下联系：样本频率总是围绕总体概率随机地左右波动；样本含量 n 较大时，样本频率波动幅度较小，此时样本频率接近于总体概率。

七、置信区间

医疗器械性能指标参数的测量无法在一次测量中穷举所有的测试结果，只能假设重复地从同一总体中随机抽取 m 次样本，计算样本的均数，m 个样本均值的分布称为样本均数的抽样分布。根据常见的抽样分布，我们可以对样本统计量相应总体参数作出统计推断，主要包括参数估计和假设检验。这里介绍参数估计的置信区间（confidence interval）估计。

用样本统计量直接作为总体参数的估计值就是点估计，如直接用随机样本的样本均数作为总体均数 μ 的点估计值。点估计方法简单，但未考虑抽样误差的影响，估计的正确程度很难评价。

区间估计是按事先给定的（$1-\alpha$），估计包含未知总体参数的一个区间范围，该范围称为参数的置信区间。（$1-\alpha$）称为置信度，也可表示为 100（$1-\alpha$）%，常取 95%（有时也取 90% 或 99%）。置信区间通常由两个数值表示，较小者称为置信下限，较大者称为置信上限。

总体均数的 95% 置信区间的实际含义是：如果从同一总体中重复抽取 100 份样本含量相同的独立样本，每份样本分别计算 1 个置信区间，在 100 个置信区间中，将大约有 95 个置信区间覆盖总体均数，大约有 5 个置信区间并不覆盖总体均数，如图 3-18。

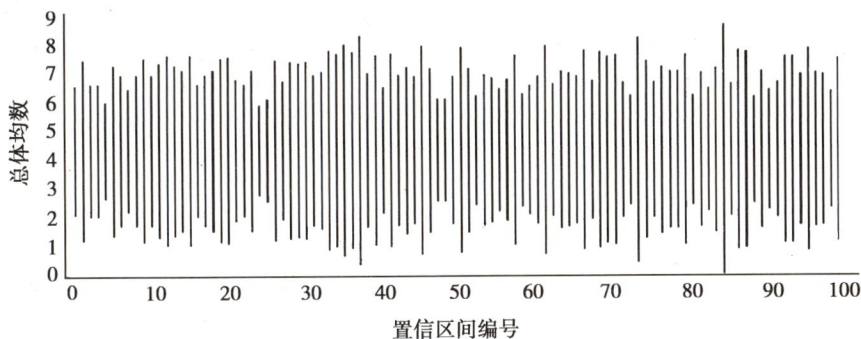

图 3-18　从正态总体 N（5，1）中随机抽样得到的 100 个置信区间

八、重复测量

在生物医学研究与医疗器械测量中，往往需要对每个研究对象的多个时点进行重复测量（repeated measurement），实现测量过程的质量控制。若实验误差仅由随机误差引起，不存在某些影响较大的因素导致的误差（往往是系统误差），则指标的波动应服从正态分布。根据正态分布曲线下的面积规律，落在（$\mu-2\sigma$，$\mu+2\sigma$）区域的概率约为 95%，而落在（$\mu-3\sigma$，$\mu+3\sigma$）区域的概率约为 99%，在一次测量中落在（$\mu-3\sigma$，$\mu+3\sigma$）区域以外的概率几乎为 0，可以认为是不可能事件。若某一测量值落在 3σ 以外的，则有理由认为数据的波动不仅仅是随机测量误差引起的，可能存在某种非随机的系统误差。

任何系统误差或偏差都能够通过校准和校正因子去除，但随机变化是一个比较棘手的问题。医疗器械性能指标测量中，其测量结果通常是随机变化的。被测量以及仪器本身可能引入统计变化，从而使输出不能再现。如果不消除引起这种变化的原因，就必须用统计分析来确定误差变化。通过多次测量并取平均测量结果可以改善真值的估算。

第五节　医疗器械检测标准化与标准

一、国际医疗器械标准化技术委员会设置情况

国际标准化组织（ISO）、国际电工委员会（IEC）及国际电信联盟（ITU）等机构是目前国际上最具权威性的标准化机构，我国的医疗器械标准体系也是重点参考 ISO、IEC 国际标准为基础建立的。

在 ISO 的 12 个专业领域中，医疗器械专业主要包含在"健康和医疗"领域，该领域设置了 21 个总技术委员会，其中 16 个总技术委员会所涉及的标准项目与医疗器械密切相关。此外，在 ISO 的"专用技术"领域中的光学和光子学总技术委员会（ISO/TC

172）也出版了大量光学类医疗器械相关标准。上述 17 个技术委员会是 ISO 中与医疗器械直接相关的技术委员会。

在 IEC 的专业技术领域中，与医疗器械相关的主要是医用电气设备技术委员会（IEC/TC62），此外超声技术委员会（IEC/TC87）、测量控制和实验室设备安全技术委员会（IEC/TC66）等也出版了部分医疗器械的相关标准。

二、我国医疗器械标准化技术委员会设置情况

中国国家标准化管理委员会（Standardization Administration of the People's Republic of China，SAC）是国务院授权统一管理全国标准化工作的主管机构，主要负责代表国家参加国际标准化组织（ISO）、国际电工委员会（IEC）和其他国际或区域性标准化组织，组织 ISO、IEC 中国国家委员会的工作，协调和管理全国标准化技术委员会的有关工作，负责行业标准和地方标准的备案等工作。

国家食品药品监督管理总局（China Food and Drug Administration，CFDA）作为国务院设置的食品、药品、医疗器械等行业管理部门，在医疗器械标准方面主要负责组织贯彻医疗器械标准工作的法律、法规；组织制定和实施医疗器械标准工作；组织起草医疗器械国家标准，组织制定、发布医疗器械行业标准；组织转化国际标准，开展对外标准工作交流；管理各医疗器械专业标准化技术委员会等工作。

在 SAC 和 CFDA 的共同领导下，我国按照专业领域设置医疗器械相关技术委员会，负责专业领域内医疗器械的标准化技术工作。各技术委员会下设秘书处，负责技术委员会的日常工作。这些标准化技术委员会在我国医疗器械国际标准跟踪研究、国家和行业标准的制、修订工作中发挥着重要作用。

医疗器械专业标准化技术委员会是在医疗器械行业内从事标准化工作的技术组织，承担医疗器械标准的制、修订任务。医疗器械标准作为医疗器械设计、生产、经营、使用以及监管过程中重要的技术文件，其重要性不言而喻，因此医疗器械技术委员开展的标准工作对于医疗器械质量控制和产业发展具有非常重要的意义。目前，我国医疗器械相关的技术委员会共 26 个，其中总技术委员会 15 个，分技术委员会 11 个。

截至 2015 年 3 月，我国医疗器械标准项目共计 1317 项，其中国家标准 210 项，行业标准 1107 项。

三、全国医疗器械检验中心

医疗器械相关标准化技术委员会归口在全国 10 个医疗器械检验中心，医疗器械性能检测主要由这 10 个检测中心完成。医疗器械检验机构没有明显的优劣之分，国家食品药品监督管理总局对各检验中心进行了专业分工，各检验中心检验专长和领域各不相同。

1. 上海中心 全国医用电器标准化技术委员会（SAC/TC10）；全国医用电器标

准化技术委员会医用电子仪器标准化分技术委员会（SAC/TC10/SC5）；全国外科器械标准化技术委员会（SAC/TC94）；全国医用注射器（针）标准化技术委员会（SAC/TC95）；全国麻醉和呼吸设备标准化技术委员会（SAC/TC116）；全国计划生育器械标准化技术委员会（SAC/TC169）。

上海中心主要承担外科骨科手术器械、注射穿刺器械、计划生育器械、医用口罩、防护服、隐形眼镜、普通诊察器械、输液灌注器具、一次性使用医疗用品及敷料等无源医疗器械产品的检验；主要承担心脑电、监护设备、心脏起搏设备、物理治疗康复设备、高频、射频设备，微波、短波设备，麻醉和呼吸设备、体外诊断设备、医用超声设备、医用光学设备、大型影像诊断设备、手术室设备、输液注射设备、口腔科设备等各类医用电气设备的电气安全检测、性能检测、环境试验以及电磁兼容检测。

2. **沈阳中心**　全国医用 X 射线设备及用具标准化分技术委员会（SAC/TC 10/SC1）。

该中心是国家认可批准的医用 X 射线诊断设备产品强制性认证（CCC）检测指定实验室，主要承担有源电气产品检测、医用诊断 X 射线设备检测、无源产品检测以及药用包装材料容器检测等工作。

3. **武汉中心**　全国医用电器标准化技术委员会医用超声设备标准化分技术委员会（SAC/TC 10/SC2）。

武汉中心主要承担全国医用超声设备类医疗器械产品质量监督检验，全国及地方医疗器械产品质量监督检验，国内 I 类、II 类及 III 类医疗器械产品注册检验，国外医疗器械产品进口注册检验，医疗器械洁净室（区）环境检验、医疗器械产品认证检验，医用电气设备电磁兼容、生物性能检测等检验工作。

4. **北京中心**　全国医用电器标准化技术委员会放射治疗、核医学和放射剂量学分技术委员会（SAC/TC 10SC3）；全国医用临床检验实验室和体外诊断系统标准化技术委员会（SAC/TC 136）。

该中心主要承担医用电子、医用射线、核医学、电声学、体外诊断系统、一次性医疗产品、医用防护用品、医用橡胶制品、口腔材料、生物安全柜、电磁兼容、生物相容性和体外循环及化妆品生物学评价等专业领域的检测工作，同时承担医用 X 射线诊断设备、心电图机、血液透析装置和橡胶避孕套的强制性产品安全认证检测。

5. **广州中心**　全国口腔材料和器械设备标准化技术委员会齿科设备与器械分技术委员会（SAC/TC 99/SC1）；全国医用体外循环设备标准化技术委员会（SAC/TC 158）；全国消毒技术与设备标准化技术委员会（SAC/TC 200）。

广州中心主要承担各种包装材料、容器、医用电子、电气安全、医用材料、生物性能、电磁兼容、超声、光学等多个领域产品的检测，承担全国医用体外循环、齿科、消毒三大专业类产品检验及质量监督检验；国家强制性产品认证（CCC 认证）检验、出口认证检验和国外医疗器械进口注册检验；全国防护医疗器械产品检验及质量监督检验；I 类、II 类及 III 类医疗器械产品检验及质量监督检验；药品包装材料检验及质量监督检验；电磁兼容检验；生物性能检验；医疗器械、药品包装材料等的环境检验以及包装材料检验。

6. 北大口腔 全国口腔材料和器械设备标准化技术委员会（SAC/TC 99）。

该中心负责全国口腔专业技术领域内的标准化技术归口工作，主要承担口腔科充填材料、镶牙材料、正畸材料、种植牙材料以及用于口腔科修复治疗的各种辅助材料等产品的检测。

7. 济南中心 全国医用输液器具标准化技术委员会（SAC/TC 106）；全国医疗器械生物学评价标准化技术委员会（SAC/TC 248）。

济南中心主要承担全国医用输液、输血、注射器具、医用高分子材料、生物材料、卫生材料、生化试剂、医用机电类、理疗类等产品的监督抽查检验、产品注册（包括进口注册）检验、质量认证检验、仲裁检验、科研成果鉴定和委托检验业务及药品包装材料及容器的注册与监督抽查等，以及医疗器械生物学评价。

8. 天津中心 全国医用电器标准化技术委员会物理治疗设备分技术委员会（SAC/TC 10/SC4）；全国外科植入物和矫形器械标准化技术委员会（SAC/TC 110）；全国外科植入物和矫形器械标准化技术委员会材料及骨科植入物分技术委员会（SAC/TC 110/SC1）；全国外科植入物和矫形器械标准化技术委员会心血管植入物分技术委员会（SAC/TC 110/SC2）。

该中心主要承担外科植入物、植入材料、一次性使用医疗用品、介入导管及支架、医用电子仪器设备、医院仪器设备、物理治疗仪器、激光类物理治疗仪器、呼吸麻醉、体外诊断仪器及各种制药机械的检测，以及电磁兼容、生物相容性等专业领域的检验工作。

9. 中检院 全国外科植入物和矫形器械标准化技术委员会外科植入物和矫形器械/组织工程医疗器械产品（SAC/TC 110/SC3）。

该中心主要承担生物材料和组织工程产品检验、体外诊断试剂检验和光机电检验等医疗器械产品检验检测。

10. 杭州中心 全国光学和光学仪器标准化技术委员会医用光学和仪器分技术委员会（SAC/TC 103/SC1）。

该中心主要承担微创内镜系统、眼科仪器、眼科植入物（人工晶状体等）、接触镜及其护理产品、医用激光仪器和设备等分支领域的技术研究和检测，承担医用电气设备、实验室设备（IVD设备）电磁兼容性检测工作。

四、典型医疗器械产品相关检测标准

医疗设备的性能检测需要符合国家制定的相关标准，包括国标、行标或卫生标准等。

国务院标准化行政主管部门制定的标准叫作国家标准。国家标准分为强制性国标（GB）和推荐性国标（GB/T）。国家标准的编号由国家标准的代号、国家标准发布的顺序号和国家标准发布的年号（发布年份）构成。GB 9706 系列标准是国家针对医用电气设备安全制定的一系列标准。标准第一部分是安全通用部分，第二部分是安全专用部分。专用标准优先于通用标准和并列标准的要求。专用标准对应通用标准空缺的篇、章或条款的地方,通用标准的篇、章或条款无变动地适用。对不引用通用的部分(尽管可能适用),在专用标准中对其影响予以说明。

目前制定的 GB 9706 系列标准见表 3-3。

表 3-3　GB 9706 系列标准

标准编号	标准名称
GB 9706.1—1995	医用电气设备　第一部分:安全通用要求
GB 9706.2—2003	医用电气设备　第 2-16 部分:血液透析、血液透析滤过和血液滤过设备的安全专用要求
GB 9706.3—2000	医用电气设备　第 2 部分:诊断 X 射线发生装置的高压发生器安全专用要求
GB 9706.4—1999	医用电气设备　第 2 部分:高频手术设备安全专用要求
GB 9706.8—1995	医用电气设备　第二部分:心脏除颤器和心脏除颤器监护仪的专用安全要求
GB 9706.9—1997	医用电气设备　医用超声诊断和监护设备专用安全要求
GB 9706.10—1997	医用电气设备　第二部分:治疗 X 射线发生装置安全专用要求
GB 9706.11—1997	医用电气设备　第二部分:医用诊断 X 射线源组件和 X 射线管组件安全专用要求
GB 9706.12—1997	医用电气设备　第一部分:安全通用要求　3. 并列标准:诊断 X 射线设备辐射防护通用要求
GB 9706.13—1997	医用电气设备　第二部分:遥控自动驱动式 γ 射线后装设备安全专用要求
GB 9706.14—1997	医用电气设备　第 2 部分:X 射线设备附属设备安全专用要求
GB 9706.15—1999	医用电气设备　第一部分:安全通用要求　1. 并列标准:医用电气系统安全要求
GB 9706.16—1999	医用电气设备　第 2 部分:放射治疗模拟机安全专用要求
GB 9706.17—1999	医用电气设备　第 2 部分:γ 射束治疗设备安全专用要求
GB 9706.18—2000	医用电气设备　第 2 部分:X 射线计算机体层摄影设备安全专用要求
GB 9706.19—2000	医用电气设备　第 2 部分:内窥镜设备安全专用要求
GB 9706.20—2000	医用电气设备　第 2 部分:诊断和治疗激光设备安全专用要求
GB 9706.21—2003	医用电气设备　第 2 部分:用于放射治疗与患者接触且具有电气连接辐射探测器的剂量计的安全专用要求
GB 9706.22—2003	医用电气设备　第 2 部分:体外引发碎石设备安全专用要求
GB 9706.23—2005	医用电气设备　第 2-43 部分:介入操作 X 射线设备安全专用要求
GB 9706.24—2005	医用电气设备　第 2-45 部分:乳腺 X 射线摄影设备及乳腺摄影立体定位装置　安全专用要求

　　对没有国家标准而又需要在全国某个行业范围内统一的技术要求而制定的标准叫作行业标准。国家食品药品监督管理总局作为国务院设置的食品、药品、医疗器械等行业管理部门，在医疗器械标准方面制定的标准叫作医疗器械行业标准。医疗器械行业标准分为行业标准（YY）和行业推荐标准（YY/T）。YY 0505 医用电气电磁兼容标准作为与 GB 9706.1 医用电气安全标准并列的医用电气设备通用安全标准，对于控制产品电磁兼容指标，保证人民群众使用医疗器械安全起着重要的作用。医疗器械生产企业作为保证产品质量的第一责任人，应积极主动学习电磁兼容标准，充分理解并掌握标准要求，充分利用各种社会检测资源，从产品研制阶段开始，做好相应标准实施准备工作。首次申报注册的第Ⅲ类医用电气设备在注册申报时应提交由医疗器械检测机构出具的符合电磁兼容标准要求的检测报告。在此之前申请注册并获得受理的和已获准注册的第Ⅲ类医用电气设备，在重新注册时再提交符合电磁兼容标准要求的相应检测报告。医用电气设备在实施 GB 9706.1 标准全项检测时，应对电磁兼容性能按照电磁兼容标准要求实施检测，并对涉及电磁兼容性能的检测出具相应格式要求的检测报告。

　　以下列举几种典型医疗设备检测所需要符合的相关标准：

（一）磁共振成像设备——MRI

　　GB 9706.1—2007　《医用电气设备　第 1 部分：安全通用要求》

　　GB 9706.15—2008　《医用电气设备　第 1-1 部分：安全通用要求并列标准：医用电气系统安全要求》

　　YY 0319—2008　《医用电气设备　第 2-33 部分：医疗诊断用磁共振设备安全专用要求》

　　GB 7247.1—2012　《激光产品的安全　第 1 部分：设备分类，要求和用户指南》

　　YY 0482—2010　《医疗成像磁共振设备　主要图像质量参数的测定》

　　YY 1057—2016　《医用脚踏开关通用技术条件》

　　YY 0505—2012　《医用电气设备　第 1-2 部分：安全通用要求并列标准：电磁兼容要求和试验》

　　GB/T 14710—2009　《医用电器环境要求及试验方法》

（二）X 线计算机断层扫描装置——CT

　　GB 9706.1—2007　《医用电气设备　第 1 部分：安全通用要求》

　　GB 9706.11—1997　《医用电气设备　第 2 部分：医用诊断 X 射线源组件和 X 射线管组件安全专用要求》

　　GB 9706.12—1997　《医用电气设备　第 1 部分：安全通用要求 3. 并列标准 诊断 X 射线设备辐射防护通用要求》

　　GB 9706.14—1997　《医用电气设备　第 2 部分：X 射线设备附属设备安全专用要求》

　　GB 9706.15—2008　《医用电气设备　第 1-1 部分：安全通用要求并列标准：医用

电气系统安全要求》

GB 9706.18—2006　《医用电气设备　第 2 部分：X 射线计算机体层摄影设备安全专用要求》

YY 0310—2015　《X 射线计算机体层摄影设备通用技术条件》

GB 7247.1—2012　《激光产品的安全　第 1 部分：设备分类，要求和用户指南》

YY 0505—2012　《医用电气设备　第 1-2 部分：安全通用要求并列标准：电磁兼容要求和试验》

YY/T 0291—2007　《医用 X 射线设备环境要求及试验方法》

（三）X 线正电子发射断层扫描成像装置——PET/CT

GB 9706.1—2007　《医用电气设备　第 1 部分：安全通用要求》

GB 9706.11—1997　《医用电气设备　第 2 部分：医用诊断 X 射线源组件和 X 射线管组件安全专用要求》

GB 9706.12—1997　《医用电气设备　第 1 部分：安全通用要求 3. 并列标准 诊断 X 射线设备辐射防护通用要求》

GB 9706.14—1997　《医用电气设备　第 2 部分：X 射线设备附属设备安全专用要求》

GB 9706.15—2008　《医用电气设备　第 1-1 部分：安全通用要求并列标准：医用电气系统安全要求》

GB 9706.18—2006　《医用电气设备　第 2 部分：X 射线计算机体层摄影设备安全专用要求》

YY 0310—2015　《X 射线计算机体层摄影设备通用技术条件》

GB 7247.1—2012　《激光产品的安全　第 1 部分：设备分类，要求和用户指南》

YY 0505—2012　《医用电气设备　第 1-2 部分：安全通用要求并列标准：电磁兼容要求和试验》

YY/T 0291—2007　《医用 X 射线设备环境要求及试验方法》

YY/T 0829—2011　《正电子发射及 X 射线计算机断层成像系统性能和试验方法》

（四）数字化 X 线机——DR

GB 9706.1—2007　《医用电气设备　第 1 部分：安全通用要求》

GB 9706.3—2000　《医用电气设备　第 2 部分：诊断 X 射线发生装置的高压发生器安全专用要求》

GB 9706.11—1997　《医用电气设备　第 2 部分：医用诊断 X 射线源组件和 X 射线管组件安全专用要求》

GB 9706.12—1997　《医用电气设备　第 1 部分：安全通用要求 3. 并列标准 诊断 X 射线设备辐射防护通用要求》

GB 9706.14—1997　《医用电气设备　第 2 部分：X 射线设备附属设备安全专用要求》

GB 9706.15—2008　《医用电气设备　第 1-1 部分：安全通用要求并列标准：医用电气系统安全要求》

GB 7247.1—2012　《激光产品的安全　第 1 部分：设备分类，要求和用户指南》

YY 0505—2012　《医用电气设备　第 1-2 部分：安全通用要求 并列标准：电磁兼容要求和试验》

YY/T 0291—2007　《医用 X 射线设备环境要求及试验方法》

YY/T 0741—2009　《数字化医用 X 射线摄影系统专用技术条件》

（五）超声设备

GB 9706.1—2007　《医用电气设备　第 1 部分：安全通用要求》

GB 9706.9—2008　《医用电气设备　第 2-37 部分：超声诊断和监护设备安全专用要求》

GB/T 15214—2008　《超声诊断设备可靠性试验要求和方法》

YY/T 0162.1—2009　《医用超声设备档次系列　第 1 部分：B 型超声诊断设备》

YY 0505—2012　《医用电气设备　第 1-2 部分：安全通用要求并列标准：电磁兼容要求和试验》

GB/T 14710—2009　《医用电器环境要求及试验方法》

（李春霞）

思考题

1. 医疗器械性能评价指标有几大类？
2. 医疗器械性能评价数学基础中有哪些关键指标？
3. 我国医疗器械检测标准有几大类？

第四章

临 床 评 价

医疗器械以一种独立的、异质的方式作用于人体，它对人体产生的效果还需要从临床角度来评价。对于医疗器械的临床效果，我们有很多问题，如一台诊断设备的诊断是否准确？一台治疗设备是否有它预估的疗效？有哪些方法可以进行医疗器械的效果评价？同样属于医疗技术范畴，它与诊疗技术，以及药物的评价方法是否一致？本章将具体介绍医疗器械的临床评价。

第一节 医疗器械临床评价概述

一、定义和目的

医疗器械全球协调组织（Global Harmonization Task Force，GHTF）是一个非官方性国际协调组织，其成员来自各国的医疗器械主管当局和行业协会。GHTF 为了使各国的医疗器械管理水平和管理方式趋于统一，制定了一系列的非约束性指导文件。关于医疗器械临床评价部分的指导文件主要有：GHTF/SG5（PD）NIR7：临床证据—主要定义和概念、GHTF/SGS（PD）N2R7：临床评价和 GHTF/SGS（PD）N3R7：临床试验。

在以上的指导文件中，GHTF 对"临床评价"（clinical evaluation）的定义为：医疗器械制造商收集关于其医疗器械的"临床数据"（clinical data），并对这些数据进行评估和分析，以确认该器械在其预期目的下的临床安全性和临床性能。

其中，"临床评价"是指制造商证明其器械满足安全性和性能的基本要求的一个过程。"临床评价"的结果往往是指制造商提供给医疗器械评估机构或法规部门的、详细描述临床数据和质量、表明临床数据如何支持该器械满足安全性和性能的基本要求的一份报告。"临床评价"也是一个持续的过程，不仅仅局限于医疗器械上市前的某个阶段，制造商应当在该器械上市后不间断地监控临床安全性和性能的有关数据（包括不良事件报告、从进一步的临床试验和临床经验中得到的结果和发表的文献资料等）。

国家食品药品监督管理局发布的《医疗器械临床评价技术指导原则》（2015 年第 14 号）对医疗器械临床评价做了定义，即通过临床文献综述、临床经验数据、临床试验等信息对产品是否满足使用要求或者适用范围进行确认的过程。临床评价是对医疗器械进行技术评价的一个重要方面，其主要目的是验证器械的临床有效性和安全性，包括把该器械用于预定的目标人群时所获得的预期收益评估，以及对其可能带来的不良反应的风险评估。比如，医疗器械的临床效果应该在三个等级被评估：诊断学、治疗学和健康效果。

以影像诊断设备为例，图 4-1 描述了一个六层分级的影像诊断效果评价模型。图中的每一层都能在适当条件下进入下一个层次。技术效果（technical efficacy）强调技术产品的运行是否可信、其传递的效果是否准确。诊断准确性（diagnostic accuracy）关注于技术的发展是否有助于我们做出准确的诊断。诊断性思维（diagnostic thinking）让我们想到该诊断效果是否影响到其他诊断技术

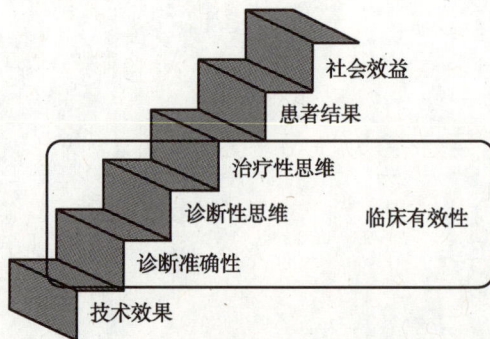

图 4-1　影像诊断效果评价的六级概念模型

的使用,即它是否取代了其他诊断技术,或者成为他们的补充。出于治疗性思维(therapeutic thinking)的考虑,我们会想到诊断效果是否影响治疗方案的选择与实施。针对患者效果,我们需要考虑诊断技术的使用能否有效地提高患者的健康水平。社会效益则需要考虑相比于替代方法,该诊断技术是否能够具有更好的成本 - 效果。

二、医疗器械临床评价的理论基础

(一)循证医学

1. **循证医学(evidence-based medicine,EBM)**   即遵循证据的医学,是国际临床领域近年来迅速发展起来的一种新的医学模式。其核心思想是:任何医疗决策的确定都应基于客观的临床科学研究依据;任何临床的诊治决策,必须建立在当前最好的研究证据与临床专业知识和患者的价值相结合的基础上。这是 David Sackett 教授对于循证医学的定义。这句话定义了临床医学的新模式,强调最佳证据、专业知识和经验、患者需求三者的结合,并且指出三者缺一不可,相辅相成,共同构成循证思维的主体。

2. **循证医学实践应具备四要素**   一是临床医生的专业技能与经验是实践循证医学的必备条件;二是循证医学的核心是高质量的临床研究证据;三是充分考虑患者的期望或选择是实践循证医学的关键因素;四是良好的医疗环境是循证医学实践的物质基础。医学的循证化要求临床医生从更多方面来把握疾病,把握医患关系。其结果是医生和患者形成诊治联盟,使患者获得最好的临床效果和生命质量。

3. **循证医学的基本思想**   任何医疗决策的确定,都要基于临床科研所取得的最佳证据,即无论临床医生确定治疗方案和专家确定治疗指南,都应依据现有的最佳证据进行;证据是循证医学的基石,其主要来源是医学期刊的研究报告,特别是临床随机对照试验(RCT)的研究成果,以及对这些研究的 meta 分析;运用循证医学思想指导临床实践,最关键的内容是根据临床所面临的问题进行系统的文献检索,了解相关问题的研究进展,对研究效果进行科学评价以获得最佳证据。

与传统医学相比,循证医学的区别在于循证医学模式认为,掌握疾病发病机制和观察各种临床指标的变化是必要的,但更强调来自临床随机对照试验及 meta 分析的最佳证据。其证据则完全来源于临床研究,且多为前瞻性研究。评价效果的指标不同,即终点指标的不同。循证医学强调终点指标,即病人的生存能力、生活质量和工作能力,而非中间指标,因而更接近病人的需求。

(二)效果研究

1. **效果研究(又称为结果研究,outcomes research)**   这是一门评估医疗干预对和患者相关的(即使不是专注于患者的)、临床的、人道主义的(以患者为中心,如患者自主报告、效果)和经济的产出(ECHO 模型)的影响的学科。对治疗方案的评估必须同时纳入对疾病相关的不同效果指标的考量，效果研究正是基于这一概念框架。在效果研究中，效果（实际效果或临床终点）与替代终点是有区别的。比如高血压的治疗过程中血压是一个替代终点，而预防和降低卒中、心脏病发作风险是临床终点（最终效果）。这两个概念的区别在效果研究中是很重要的，数据采集的时间、样本量及研究持续时间均与测量终点有关。

2. 患者自主报告 这个术语早在 21 世纪就得到使用，用于说明医疗相关的生活质量信息及其与某项技术（如药品、质量或诊断器械）投入使用的指示的数据，即包括如总体感觉、功能状态、幸福感、症状、健康相关生活质量、治疗满意度及治疗依从性，这是用于描述患者状态和对质量的反馈的数据源之一。其他用于评估患者的数据源包括临床人员报告、生理报告、护理人员报告等。

（三）比较效果研究

比较效果研究（comparative effective research，CER）是一种证据生成和综合方法，用于比较多种治疗方式在预防、诊断、治疗和检测临床状况方面或改进医疗提供方面的效果。CER 的目的在于帮助消费者、临床人员、购买者及政策制定人员作出可以改善个人及整个群体医疗水平的明智决策。CET 常用实验研究方法（对照试验、随机对照试验、头对头试验）、观察性或非实验性研究方法（前瞻性观察研究、队列研究、个例对照、横断面研究、案例系列研究、回顾性研究）和综合性研究方法（系统评价、meta 分析、医疗技术评估）等进行研究。

CER 有以下六个典型的特征：

1. CER 为从患者角度做出的临床决定和从群体角度做出的医疗政策决定提供信息。
2. CER 至少对两种治疗方式进行对比，每一种治疗方式都有可能是最佳实践。
3. CER 从群体和自群体两个水平对效果进行描述。
4. CER 衡量治疗方式的利弊，这对患者来说是很重要的。
5. CER 为感兴趣的决策提供相应的方法和数据来源。
6. CER 在与真实使用环境相似的条件中进行。

（四）卫生技术评估

卫生技术评估（health technology assessment，HTA）是一种多学科的研究过程，采用系统的、透明的、无偏的、稳健的方法，对卫生技术使用中的医疗、社会、经济和伦理问题进行总结。其目的在于表明安全有效的医疗政策的制定是以患者为中心的同时追求价值最大化。除该政策目标外，在研究和方法上，HTA 可以给出直接的、预期的评估某技术的结果，也可以给出间接的、非预期的结果，其主要目的在于影响技术相关的政策决策。HTA 由跨学科工作小组使用明确的由多种分析方法组成的分析构架进行。其目标是为决策者提供多种政策方案的相关信息。对于任何给定的技术，HTA 所评估的特征和影响包括：技术特征（尤其是对复杂医疗设备）；安全性、功效、有效性（实际效果，包括患者自评结果）证据；成本和成本 - 效果；以及估计的社会、法律、伦理和政治影响。

卫生技术评估、效果研究以及循证医学是相互关联的。技术评估始于对临床证据的评价（临床效果分析），然后是成本（经济学评价），接下来是对临床效果和成本进行比较（成本 - 效果分析），最后是道德伦理方面的考虑。用于循证医学指南和政策的原理和方法同样也适用于技术评估过程。

三、医疗器械临床评价与药物临床评价的区别

药物临床评价目前已经具备相对完善的体系和评价方法，然而，医疗器械临床评价的方法和体系依然处于探索阶段，这主要是由于医疗器械与药物的临床研究设计在研究问题、衡量标准以及如何区分和整合治疗效果等方面存在很大的差异，比如：①医疗器械的临床有效性往往受到医疗机构专业人员的技能和经验以及医院整体水平的影响；②医疗器械不良事件不仅要考虑器械自身问题，还要考虑环境和人员等第三方因素；③由于医疗器械的类型广泛，测试方法有很大的不同。一些性能数据可能只需要简单的用户反馈，而有些数据可能需要分析。医疗器械通常会产生大量的数据，通过特定的软件接口传输、处理和存储。对于这样的数据集，必须针对其具体数据建立具体的监控规则。

与药品不同，医疗器械并不通过对人体或动物体内或体表的化学反应而达到基本预期目的，也不依赖代谢过程以达到主要预期目的。医疗器械和药品的不同特征解释了其效果研究方法的固有差异，包括研究设计和分析。

1. 不同技术因子的影响程度 表 4-1 给出了不同技术因子对医疗器械与药品评价的影响程度。医疗器械与药品的基本属性、发展过程、常规路径等各方面都不相同，因此，

表 4-1 技术因子对医疗器械与药品评价的影响程度

技术因子	医疗器械	药品
操作者技术和经验	高	低
多操作者	高	低
临床研究的持续性	高	低
物理资料和监测	高	低
后期维修费用	高	低
患者样本大小	低	高
双盲和安慰剂应用的可行性	低	高
专利保护	低	高
生产周期的长度	低	高
市场供求影响	高	低
产品的规范	低	中
惯例	中	高

在实际使用过程中,用于评价的数据类型和内容也不同。例如,用来评价药物的金标准(临床、双盲、安慰剂的随机对照试验)并不适宜用来评价医疗器械。

2. 临床试验的不同作用　药物临床评价的关键在于药物临床试验,尤其是上市之前的临床试验。药物临床试验的四期如表 4-2 所示:

表 4-2　药物临床试验分期

临床试验分期	试验方法	目标
I 期临床试验	初步的临床药理学及人体安全性评价试验	观察人体对于新药的耐受程度和药物代谢动力学,为制订给药方案提供依据
II 期临床试验	随机盲法对照临床试验	对新药有效性及安全性作出初步评价,推荐临床给药剂量
III 期临床试验	扩大的多中心临床试验	遵循随机对照原则,进一步评价有效性和安全性
IV 期临床试验	新药上市后监测	在广泛使用条件下考察疗效和不良反应(注意罕见不良反应)

医疗器械的早期研发阶段相当于药物研发的 I 期和 II 期临床试验。也就是说,药物的 I 期和 II 期临床研发问题主要是围绕着化学或者生物介质的演化以及它们如何在生理上和人体细胞组织相互作用,然后发现和评估这些药物在人体中作用之后产生的代谢产物。对比而言,医疗器械的早期研究问题通常集中在它们部件的作用上,如电路的阻抗,诊断测试的准确性、可靠性和预测性功能,以及器械产品材料的耐久性,这些内容的研发通常是在医疗器械制造商及生产工厂进行,药物的 I 期和 II 期临床试验在医院。

医疗器械上市前研发在很多方面相似于药物研发的 III 期临床,然而研究问题也不尽相同。虽然两个行业都集中在产品和人体环境的关系上,但是器械制造商希望知道他们的设备是否能够按照预期期望去工作,是否具备有效性、安全性。如一个心脏起搏器设计在特定的心房刺激下才起搏,那么在实际工作中它是只在这种情况下起搏,还是在其他时候也会起搏,它在特定情况下会停止运作吗?人工髋关节能够稳定地黏合在所在的位置吗?心脏冠脉支架能保持张开吗?这些都是器械的有效性和安全性问题。

为了证明器械进入市场后的价值和对健康的影响,上市后的相关研究(相当于药物研发中的 IV 期临床)已有很长的历史。因为器械是一个特殊的产品而且基本上和机械装置最相近,所以使用过程中的医疗器械需要关注:器械是否继续履行它应该履行的功能?电池正常工作吗?起搏导线移位了吗?支架堵塞了吗?患者会关注也愿意配合针对他们所使用器械的随访,这也使得收集 IV 期临床数据相对容易。

四、医疗器械临床评价与临床数据

医疗器械预期用途是用于临床的,所以要用临床评价的实施来确认医疗器械设计。

临床评价是对与医疗器械有关的临床数据的评价及分析，无论是上市前还是上市后使用过程中，都是来证实器械的临床有效性和安全性。

以上市前临床评价为例，主管部门在对产品做符合性评价时，是以医疗器械的性能和安全的基本原则，对制造商提交的技术汇总文件进行评价。在技术汇总文件中一个重要的文件就是"临床证据"（clinical evidence）。"临床证据"是依据制造商"临床评价"（clinical evaluation）后形成的报告以及其他相关证明文件而构成的。"临床评价"是由制造商在收集了"临床数据"（clinical data）后，对产品是否满足预期的临床目的进行分析和评价。"临床数据"可以来源于多个方面，如可以从相同的产品中上市后对其认知的程度，可以在获得的文献综述中得到数据，也可以从相同产品临床使用的经验数据中得到。如果既没有文献综述，也没有其他的方法得到足够的"临床数据"来证明产品的安全有效，则需要做"临床试验"（clinical investigation）来获得数据。临床数据来源、临床数据、临床评价和临床证据之间的关系见图 4-2。

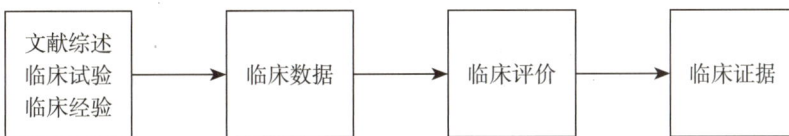

图 4-2　临床数据来源、临床数据、临床评价和临床证据之间的关系图

临床试验是基于实验原理出发，试验设计本身有其局限性。上市前临床试验包括 RCT 所获得的有关卫生技术的有效性、安全性信息，是在理想的或受控的医疗条件下获得的，这种严格控制的医疗环境可有效地消除试验中的偏倚，由此所获得的有效性和安全性信息，是国家医药卫生监管部门批准卫生技术上市必不可少的基本依据。但是由于此类临床试验设计对受试者样本量、入选条件、病情、用药等都有明确限制。这种理想的试验环境与现实医疗环境相去甚远，所获得卫生技术的有效性和安全性的信息，并非是实际医疗卫生服务环境中的真效果及安全性，不能充分回答在现实医疗环境医患双方所面临的各种复杂问题。因此重视开展真实世界研究（real world study，RWS）的理念应运而生，并得到医药界的广泛认同。对某一卫生技术的 RWS 是基于 RCT 结论的基础上进行的更为深入的临床研究。RWS 强调在现实医疗条件下评价卫生技术的临床效果，采用流行病学理论和方法进行临床观察性研究、横断面研究、队列研究、注册登记研究等在临床实践中运用广泛。

真实世界数据（RWD）指所有不是在传统的随机对照试验（RCT）中收集的不同类型的数据的总称。其来自不同的来源，包括病人提供的数据，临床医生、医院的数据，社会和环境数据等。RWD 作为 RWS 的数据来源，经过适合的分析产生真实世界的证据（real world evidence，RWE）。美国 FDA 于 2016 年 7 月发布了 *Use of Real-World Evidence to Support Regulatory Decision-Making for Medical Devices*（草稿）。与传统的 RCT 比较，RWD 具有能够对药物 / 医疗器械在不同的患者群体中影响提出新的深入见解的潜力，被认为能够弥合临床研究与临床实践之间的知识鸿沟。同时专家们也强调，需要更多的努力来探讨如何将现实世界的证据纳入监管框架。包括国立卫生研究院（NIH）的合作实验室，PCORnet 和 FDA 的哨兵行动正在尝试利用这些数据来提高临床试验效率和药品安全性监测。

RWD 通常来自医疗机构所使用的电子病历，医疗设备内和（或）在护理过程中以及家庭设备中记录患者经历的数据。包括的数据范例如表 4-3：

表 4-3　RWD 数据范例表

范围	内容
资源使用	费用、联系人、治疗手段等
医疗产出	观察指标，包括医疗记录、医院统计指标等
患者行为	与治疗手段、结果的符合性
人口健康	临床数据——结构化和非结构化内容（如病史、检验检查结果） 与公众健康相关的事件——天气，疾病暴发，地方事件；生理数据来自居家和床边监护仪和传感器
沿时间轴的患者记录	病史（诊断编码，病程记录，影像），病理学，疾病，药物信息，环境因素等
社交信息	Blog，聊天室，患者社区等社交媒体活动
健康监测和干预	来自监护设备、个人可穿戴设备及 APP 的数据流

五、医疗器械临床评价的方法和内容

（一）临床研究设计

无论是药物还是器械，其研究设计都遵循相同的规则和既定的步骤。然而，有三个方面可以区分诊疗器械和药物的研究设计：研究问题、成功的衡量标准及如何区分和整合对人体的治疗效果。这些因素导致两者的研究设计存在两个重要的不同之处：设计临床随机对照试验和盲法试验的能力。临床研究设计应该是收集充分的证据以得出针对研究人群具有临床意义的结论。许多研究设计，如前后对比试验设计、伴随对照试验设计及观察性研究，都可以用来收集数据，以证明干预措施的安全性、有效性和对健康的益处。

1. 前后对比研究设计　前后对比研究是最早的一种研究设计方法。在前后对比研究中，需要先设定好干预前后的测量指标，然后对一组患者进行医疗干预。这种研究设计存在一定的挑战，诸如混杂因素（如干预和健康状况这两个变量之间的关联性，实际上可能是由另一个变量引起）之类的可能会发生变化。这些因素不包含在数据的收集和分析中，因此不能确定健康状况的改善是干预因素还是研究中没有收集到的其他因素所起的作用。变化因素可能是环境因素、联合疗法或是增加的患者护理（这可能导致一种安慰剂效应）。另外一种挑战是在研究设计中没有对照组，因此不能获得在没有干预措施下这些患者的健康状况或者健康/疾病的进展情况。

2. 伴随对照研究设计　一个伴随的对照研究是理想的研究设计。最可靠的设计是随机分配干预或者治疗措施的随机对照临床试验（RCT）。只要研究足够大，就没有混杂因素或者指标（已知或未知的）。为了避免在 RCT 中的偏倚，干预措施的分配、应用及结果的评估都必须是盲法的。治疗器械的临床试验的三盲设计非常困难，因为实施干预措施的医师知道或者需要知道干预的类型。双盲试验则更多地被应用于诊疗器械的研究，但也存在着挑战性。随机对照试验具有非常好的内部效度，其中一组可为安慰剂，可以很好地预测两组或多组干预措施效果的不同。但是，RCT 的外部效度如何呢？它的外推性值得怀疑，因为 RCT 选择的病例不一定能真正代表一旦干预措施展开应用到临床实践中就会使用此器械的全部患者。因此，卫生服务决策者，例如卫生技术评估机构和第三方支付者，要求采用 RWD 来支持他们的覆盖面/报销的决策。然而在实际真实世界的数据中，档案类的观察性研究和实际的试验均具有它们的局限性和挑战性，可能并不能完全提供 RCT 研究的外部效度的答案。

3. 观察性研究设计　在观察性研究中，研究者在大量人群中观察干预措施的效果。从根本上来讲，观察性研究主要有两种临床试验类型：前瞻性和回顾性。回顾性研究的不足之处在于存在回忆偏倚（取决于干预的结果不同，患者会或多或少地记住那些与干预措施相关的结果）。所以前瞻性的研究设计更令人满意，由于它可以预先将受试对象随机分配到治疗组或对照组，因此大大降低了选择偏倚的可能性。在这些研究中，参与研究的患者被识别并随机地分配到治疗或对照组，并获得极限结果的测量值，然后随着研究的进行对这些患者进行随访，同时重复测量要评估的结果。前瞻性研究设计分为两种基本的类型：交叉研究设计和受试者间研究设计。在交叉研究设计中，同一个患者相继参加治疗组和对照组；在受试者间研究设计中，不同的患者分别被安排到治疗组或者病例组。

4. 前瞻性试验研究设计

（1）前瞻性交叉设计：在交叉设计研究中，医疗器械的使用次序是随机确定的，相同数量的患者在试验开始阶段就被随机分配到治疗组或安慰对照组。这种交叉设计在统计学上具有明显的优势——它消除了治疗组和对照组间的随机化差异带来的试验性误差，并可以通过本质上较小的样本量来检测治疗的效果。由于每个患者都以其自身为对照，因此在治疗和对照条件下产生的任何差异都可被假定为干预的效果，因为它是唯一变化的变量。由于治疗组和对照组是相同的对象，因此在研究中很少考虑群组的年龄和性别的配对问题。交叉设计的潜在局限是他假定以第一次器械干预产生的所有影响在患者换组接受第二次干预时已经消除。这是典型的在第一次干预后需要洗脱时间，以便患者在接受第二次干预之前恢复到基线的水平。对一些具有短期治疗效应的干预措施而言这并不成问题。然而，许多干预措施经常被应用在慢性病人群中，他们通常所需治疗时间较长，效果也更持久。对于使用长时间干预治疗的患者，延滞效应（第一次干预的效果会持续存在并且影响到患者进行第二次干预的状态）的可能性会给研究的解释带来明显的干扰。

（2）前瞻性受试者间研究设计：与交叉设计不同，受试者间研究设计的患者随机参与但仅参与治疗组或对照组。由于每个患者再次设计中仅接受一种干预措施，因此不用考虑延滞效应的问题。尽管这是受试者间研究设计的优势，但却减弱了控制试验误差的能力，原因是两种受试对象的差异导致受试者间研究设计缺乏统计学上的效力。一般来说，受试者间研究设计需要交叉设计 2 倍数量的对象来证明统计学的差异性。此外，通过匹配控制两组间重要变量的潜在的混杂因素，如性别或年龄，可以作为本研究设计的一个重要考虑。

（3）延滞效应：每种前瞻性设计均有它的优势和劣势。然而，有一些潜在的混杂因素会影响所有类型的设计。交叉设计和受试者间研究设计均比较容易受在试验之前干预措施的延滞效应影响。由于在慢性病患者中高频率地使用一些药物，以及给予一个长时间且管理严格的试验前洗脱期的不便和高额费用，导致这些延滞效应可能经常没有得到充分的重视，尽管它们可能影响在慢性病人群中进行的器械研究。在进行任何干预研究前给予持久的、严格管理的洗脱期是解决这一问题的唯一可行的方法。

5. 回顾性研究设计　与上述前瞻性研究设计相比，回顾性研究设计通常被用在收集样本便利的研究中，例如一组均实施了某种特定干预措施的患者，与一个没有接受这种干预措施的类似人群的对照组。在回顾性研究中值得注意的是，任何可能在初期影响临床医师从一种治疗转向另外一种的因素都可能被认为是一种混杂因素，它可能会造成治疗措施成功（或不成功）的假象。理想情况下，回顾性研究获得的试验数据，可以为更大规模且更昂贵的随机化前瞻性试验提供试点数据。

6. 样本量和统计功效分析　样本量和样本选择的问题是研究设计的关键因素，尤其在医学诊疗器械研究等患者人群较少的案例中。小样本人群或较少的研究结果会增大抽样误差。因此研究需具有充分的把握度，即要有足够的患者来精确地回答干预的健康结果是不是真正干预结果。为了研究确定最优样本量的最适合方法是统计学把握度分析。把握度分析提供了一个客观的方法来确定在研究中具有充分统计学意义的样本量大小。有几项必要条件来完成把握度分析：①与研究治疗相关的效应值的估计是必需的，这种估计多基于试点工作或者小样本的研究；②效应值也可以表现为用治疗组和对照组之间结果测量均值的差值，除以标准差；③在没有实际的试验数据来推算效应值的情况下，可以使用普遍接受的关于效应值的假设来替代。

7. 研究人群——纳入和排除标准　谁可以参加临床研究同时取决于可获得性和安全性。必须在合理的时间内获得把握度分析需要的样本规模。因此，研究需要在有足够数量的患者可以参加。这些患者要具有研究需要的条件或特征。解决获得足够样本存在困难的常见方式之一是进行多中心试验。多中心试验的主要问题在于不同中心间的质量控制和研究程序的标准化，这样试验中心因素本身不会成为检验治疗功效的误差和混杂因素的来源。

8. **随机化**　随机化方法可以像掷硬币一样简单，也可以像电脑产生随机数字一样复杂。无论使用何种随机化方法，最重要的是患者在满足所有的纳入和排除标准后，能够被随机地安排到不同的分组——这可以确保随机化的研究组间的样品量均衡。为了更加实用，随机化方案可以在获得实际的患者之前确定。如果实用分层随机抽样，那么类似地，分层变量每一层中的随机化因素可以预先确定。这些预先随机化的患者排列可以简化，并确保随机分配过程的准确性，并作为保证盲法研究完整性的一部分。

9. **盲法和控制**　试验控制潜在的混杂因素的另一个机会是对期望控制。研究者和患者可能都会对创新治疗的效果有过高的期望，众所周知，这些期望会对结果产生影响。双盲试验是一个理想的解决方式，这样研究者和患者均不知道他们接受的是安慰剂还是有效的干预治疗。双盲试验在器械研究设计中比较困难，如果过程会疼痛就会更困难。由于医疗器械与受试对象分离的特性，因此对器械研究使用盲法或特定的临床控制方法可能是不现实或者不可能的。通常，金标准支持在新器械比较研究中使用盲法。潜在的能挽救生命的器械试验中，使用盲法通常被认为是有悖伦理的。在电子医疗器械的交叉设计研究中，受试对象可能是盲法。鉴于被测试器械的特征，患者可能不知道现有的特征是否是特意安排的。例如，通过测量肺中的电阻抗来检验各种起搏器器械对早期充血性心理衰竭的治疗，这种测量方式为了诊断目的而检测患者是有效的。甚至有关于交叉设计与诊断信息的伦理问题，如果提供的信息可以造福于患者，且这方面的知识可以防止伤害患者，人们认为信息就不应该被隐瞒。同样，除非有确凿的证据表明对患者有利，否则应强制性实施能最大限度地减少偏差的合适试验。

（二）临床研究问题

治疗器械上市前批准研究的主要目的是证明其有效性和安全性，而上市后批准（或上市后临床随访）研究的目标是在（观察性）结果研究下测量健康和（或）基本（观察）变化。在上市后批准的观察性研究中患者的角度显得更为重要，但临床获益的测量在大多数上市后的临床随访研究中仍然占主导地位。

1. **临床上的重要差异**　一般来说，任何研究的目标都是为了证明不同治疗之间获益的差别，实现临床上的重要差异。一项高效能的研究可能证实两种治疗差异有统计学意义，但差异不一定有临床意义。因为患者最终期望的是知道他们是否有好转。因此，应从临床角度，并最终从付款人和社会的角度来展开研究设计，来判断治疗的有效性。最小重要临床差别并不是干预的最佳目标。干预的最佳目标是为实质性的临床收益。最小重要临床差别可以通过调查表和疼痛评定量表等来评定。

2. **替代测定与结果测定**　临床收益的结果测定已经从基于医师的评估转移到患者报告结果。常用某些临床参数作为替代指标（例如用糖化血红蛋白血清水平测定糖尿病患者的干预效果），其真正的目标是改善患者的整体健康，但不幸的是不论是寿命的延长或是并发症的减少都需要较长时期的随访。在其他领域，特别是疼痛和功能领域，有多重因素而不仅仅是疾病进程影响着患者总体的疼痛感受，比如患者的睡眠质量和工作压力。因此，任何结果的测定都需要一个明显的改变来解释，同时需要在不易受不同时间点影响的环境下恰当地测定这种改变。

3. 研究偏倚　在研究的任何阶段系统误差——从信息的设计、实施到应用——产生于实施存在系统差别的结果或结论，影响到研究的有效性。通常偏倚分为选择偏倚、测量或信息偏倚，以及混杂因素。①当对研究对象的选择存在系统误差，使得研究组之间不可比时即存在选择偏倚，研究结果也会受到影响。选择偏倚包括转诊偏倚、无应答和失访偏倚。②测量偏倚发生在数据或信息的收集存在系统误差时，常见的包括仪器偏倚、回忆偏倚、估计偏倚、调查者偏倚、确诊或验证偏倚，确诊或验证偏倚主要发生在诊断领域。③验证偏倚发生在当患者有阳性或隐形诊断结果，倾向于用金标准进行确认诊断。为了避免列队研究中的验证偏倚，对所有受试者通过直接检查或临床随访的方式进行诊断测试和金标准验证两种检查。为了避免病例对照研究中的验证偏倚，疾病验证应该从一系列连续的研究对象中获得，而不管他们的诊断测试结果如何。④混杂偏差发生在当影响因素和研究变量间的效果被非研究因素的效果模糊或混合时，此非研究因素，称之为混杂变量。不同于其他形式的偏倚，实际收集的数据可能是正确的，但由研究因素或变量导致的结果实际上归因于没有被研究的因素或变量。混杂偏差可以通过限制、匹配、分层和统计方法进行修正和控制。

（三）临床研究的实际考虑

在进行诊断和治疗器械的临床结果研究及这些研究结果被决策者和临床医师使用的过程中，存在着一些要考虑的实际问题。这些问题包括研究时间跨度与随访，不良事件的识别，器械失效或故障，研究结果的阐释与传播等。

（四）临床测量

临床效果是在器械进入市场后基于现实生活的观察性研究，有更长的随访时间，并同时进行短期效果和长期效果的评估。一般来说临床效果通过 1 个以上的终点来测定，可以是主要终点也可以是主要终点的替代，以前者为优选。通常，最期望的主要终点（如死亡）在研究期间可能无法测量或评估，在此情况下，替代终点会被使用。例如在测定有双腔起搏器最小化心室起搏替代传统双腔起搏器使房颤风险性降低的临床试验中，研究终点是至持续房颤出现时而不是死亡，该终点是一个以离散二元法（是或否）测定的替代终点，这个替代终点被作为研究的主要终点来评估相对风险的下降即治疗相关收益的主要指标，而绝对风险的下降是收益的指标。真正的主要终点——死亡率，只能作为测量的次要终点。

第 二 节　医疗器械的临床文献综述

一、文献综述的基本概念与特征

（一）文献综述的概念

文献综述是文献综合评述的简称，指在全面收集、阅读大量的研究文献的基础上，经过归纳整理，分析鉴别，对所研究的问题在一定时期内取得的研究成果，存在的问题以及新的发展趋势等进行系统、全面的叙述。

作为一种科学文献，文献综述反映当前某一领域中某分支学科或重要专题的历史现状、最新进展、学术见解和建议，它往往能反映出有关问题的新动态、新趋势、新水平、新原理和新技术等，对后继研究有着重要的指导意义。近年来，随着方法学的日益完善采用系统综述（systematic review，SR）的方法，对文献进行系统查询和严格评价，并在适当的情况下将资料进行整合，获得比较客观的结论，用于指导医学实践和科研工作。在临床评价中文献综述作为研究工作的基础性工作，对于相关领域的研究人员能够起到很好的指导作用。

（二）文献综述的特征

1. **综合性**　综述要"纵横交错"，既要以某一专题的历史及动态发展为纵线，反映当前课题的进展；又要对某一专题的研究现状、各派观点、各种方法、各自成就等加以描述，进行横向比较，进而把握本专题发展规律和预测发展趋势。

2. **先进性**　综述不是写学科发展的历史，而是要搜集最新资料，获得最新内容，将最新的医学信息和科研动向及时传递给读者。

3. **评述性**　是指比较专门地、全面地、深入地、系统地论述某一方面的问题，对所综述的内容进行综合、分析、评价，反映作者的观点和见解，并与综述的内容构成整体。一般来说，综述应有作者的观点，否则就不称为综述。

二、文献综述信息资源检索

撰写文献综述，需要对通过文献检索收集的相关信息进行谨慎的评估，将不同信息源中所获取的许多信息片段进行综合整理。医疗器械临床评估问题的阐述，检索方案的制订，检出结果的选择和评价。

（一）医疗器械临床评估问题的阐述

医疗器械临床评估报告所提及的问题将对如何进行文献检索起着指导作用，这些问题必须尽可能清晰地表述，以便检索能有序进行。由于医疗器械临床评估研究者通常遇到的问题比较复杂，因此明确地阐述研究的问题是进行医疗器械临床评估的前提。

医疗器械临床评估问题可分为"前景问题"（foreground questions）和"背景问题"（background questions）。

1. "前景问题"通常与有详细说明的干预措施（或方法）的特殊选项有关。例如：三环类抗抑郁药与选择性 5- 羟色胺再摄取抑制剂对比，对抑郁症病人在初级护理阶段的成本 - 效果如何？

2. "背景问题"则较少涉及先验知识，尤其在特定选项方面。例如：对于在初级护理阶段的抑郁症病人来说，应该推荐哪种抑郁药？

在回答"背景问题"和"前景问题"时考虑的角度是不同的。"背景问题"应从以下几方面考虑：①本研究为什么重要？②本研究为什么当前重要？③本研究引申出什么决策？④本研究阐明了什么潜在问题？

总之，处理问题的层面必须明确，这样才可确保不会着眼于大问题得到一大堆信息，或者专注于小问题而仅仅得到少量信息。

（二）检索方案的制订

在检索有关医疗器械临床评估的文献综述时，检索方案是对采集信息过程的简明及结构化的描述。它以简洁明了的方式，概括一套合乎逻辑并贯穿于整个检索过程的操作步骤。

检索方案作为信息检索的框架和指南，列出了医疗器械临床评估所需检索的所有信息资源，确保检索过程在一个有序的方式中进行。

一个完整的检索方案应包括以下几个方面：①明确被检索的问题或主题；②制订纳入和排除标准；③确定特定专题资源；④制订特定资源的检索策略。

1. 明确被检索的问题或主题

（1）剖析问题：医疗器械临床评估是在已获得证据的基础上向更大范围的延伸，所选择进行的研究必须建立在对于人群、介入方法、结果和研究设计的预先详细规划的基础上。

（2）"确定范围"并精练问题："确定范围"（初步检索）可以帮助评估人员基于所描述问题的最原始状态做出决定，从而为最终检索策略的形成提供必要信息，在不断重复的过程中精练问题。

一次尝试很少能够"确定范围"并产生最终的检索策略。研究者围绕特定主题，在主要数据库中反复检索，会很自然地被引导至适当的检索词，进而编制合适的检索策略。

2. 制订纳入和排除标准

明确被检索的问题或主题后，应针对所研究的主题，着手制订纳入和排除标准，其内容可从以下几个方面考虑：①研究设计：如随机对照试验、

meta 分析、队列研究等；②研究环境：在何种环境下进行研究，是否有限制其应用的其他因素；③语种限定：如仅为英语或中文,注意潜在的语种偏倚；④文献所设计的时间限制:如某一时间段的文献、对现有综述的更新等。

3. 确定特定专题的资源

（1）如何识别信息资源：为了减少在技术评价检索中存在的出版物偏倚现象，所检索的信息资源应尽可能全面，通常包括：已出版的文献、灰色文献（指通过非正式发售渠道获取的非秘密文献，例如非公开出版的政府报告、科技报告、会议资料、实验记录、学位论文、内部刊物、手工检索期刊、与专家互通信息以及跟踪相关论文的参考文献等一系列信息资源）。

（2）理想检索（ideal search）：在核心和标准检索基础上增加以下检索内容：①查找范围很大，无所不查；②耗时长且回报率低，但总可能有机会发现比较有价值的文献；③绝大多数为未出版或者灰色文献；④适合于较长期限的研究。

4. 编制特定资源的检索策略 不同的信息资源需要分别制订不同的检索策略。检索时必须遵循特定数据库的检索规则，除了正确选用描述主题特征的检索词外，在检索策略中还应包括相关的研究设计（如随机对照试验、meta 分析等）。

（三）检出结果的选择和评价

浏览检出文献，识别其内容是否与本主题相关，并从研究的真实性、有效性和适用性方面着手，谨慎地选择和评价每一篇文献。其选择和评价方法可分为以下三步：

1. 初筛 浏览检出文献的标题或文摘，辨别其内容是否与本主题相关，根据事先拟定的纳入和排除标准，筛除明显不合格的文献，对不能肯定的文献则阅读全文。

2. 阅读全文 对每一篇相关文献都应进行严格的质量评估。在筛选文献时，首先应分析论文中提及的研究设计对解决相关问题是否适当，其质量如何？这些研究设计是：系统综述、meta 分析、随机对照试验、病例对照研究、队列研究、现况调查、决策分析、定性研究。在评估文献时只有当相关的研究设计达到一定质量标准时,其结果才准确可靠。其次应对研究结果，诸如可接受性、公平性、有效性、安全性、病人对服务的满意度、成本-效果、服务质量、恰当性等方面进行考证和评估。

3. 与作者联系 对文中观点有疑问或分歧，或提供信息不全，可与作者联系获取有关信息后再决定取舍。

三、文献综述制作流程

文献综述是文献综述评述的简称，指在全面收集、阅读大量的研究文献的基础上，经过归纳整理、分析鉴别，对所研究的问题在一定时期内取得的研究成果、存在的问题以及新的发展趋势等进行系统、全面的叙述。文献综述的格式一般都包含以下部分具体格式：①前言；②主题部分；③总结；④参考文献。文献综述的撰写一般经过以下几个阶段：选题、搜集阅读文献资料、整理资料、拟定提纲和撰写成文。国际 Cochrane 协作网规定，系统综述的制作过程是一个严谨有序的过程，必须由一组针对某一具体问题的研究人员按照以下八项步骤来共同协作完成：

1. 确立题目，制订纳入与排除标准，撰写系统综述计划书；
2. 系统、全面地检索文献；
3. 根据事先拟定的纳入与排除标准选择文献；
4. 评价纳入研究的文献质量；
5. 根据制订的调查表和需要收集的内容，筛选有关的数据资料；
6. 分析资料，进行定性或定量分析（meta 分析）和报告结果；
7. 撰写全文。

文献综述是以某一具体问题为基础，系统、全面地收集全世界所有已发表和未发表的临床研究结果，利用严格评价文献的原则和方法，筛选出符合质量标准的文献，进行定性或定量的合成，去粗取精、去伪存真，得出综合可靠的结论。

第三节 医疗器械的临床试验

一、临床试验基础知识

（一）临床试验的作用

临床试验与非临床试验的区别在于受试对象是人还是动物。西方医学之父希波克拉底早在两千多年前就说过：动物实验的结果不能证实在人体的效果。

医疗卫生服务的核心是卫生技术，卫生技术在人体中的作用是通过临床试验来验证的。临床试验的目的是证实卫生技术应用于人体上的有效性与安全性。

世界卫生组织将有效性定义为医疗服务措施（服务、治疗方案、药物、预防和控制措施）的效益和效用。有效性可以从功效和效果两个角度测量。功效是技术在排除其他干扰因素的标准使用条件下，特定人群中患有特定疾病的个体接受医疗保健后可能获得的效益；而效果是技术在真实的医疗环境中，特定人群利用医疗保健后可能获得的效应。效果的水平受效力、技术的覆盖率、医生和患者对技术的依从性等因素的影响。

安全性是指卫生技术给人体健康带来损害的可接受程度的价值判断，可以定义为特定使用条件下，特定人群中患有特定疾病的个体接受医疗保健技术服务后，发生不良反应或意外健康损害的概率及其严重程度。如果一项技术的使用，其风险可以被病人、医生、社会及相关决策者所接受，这项技术就可以认为是"安全的"。

对新技术和现存技术进行有效性和安全性评估，将有助于潜在效益高而风险相对小的技术推广使用；同时有助于限制缺乏有效性或引起过度损失的技术，以及有潜在安全隐患技术的使用；亦有助于卫生资源的合理使用。

（二）临床试验遵守的基本原则

临床试验中最为关注的两个重要方面：其一是保护受试者的安全和权益，其二是保证试验数据及结果的科学性、准确性和可靠性。因此，临床试验应该遵守的基本原则是：医学伦理准则和医药产品的临床试验管理规范（good clinical practice，GCP）。GCP原则既要求研究人员自觉遵守临床试验基本原则，还要求政府和社会对整个临床试验进行必要的指导、监督和管理。

二、医疗器械的临床试验

医疗器械临床试验是指获得医疗器械临床试验资格的医疗机构（以下简称医疗机构），对申请注册的医疗器械在正常使用条件下的有效性和安全性，按照规定进行试用或验证的过程。医疗器械临床试验的目的是评价受试产品是否具有预期的有效性和安全性。医疗器械临床试验分为医疗器械临床试用和医疗器械临床验证。前者是指通过临床使用来证实该医疗器械理论原理、基本结构、性能等要素能否保证有效性和安全性，其范围包括市场上尚未出现过的、安全性及有效性有待确认的医疗其器械；后者是指通过临床使用来验证该医疗器械与已上市产品的主要结构、性能等要素是否实质性等同，是否具有同样的安全性及有效性，其范围包括同类产品已上市，其安全性及有效性需要进一步确认的医疗器械。

1. 医疗器械临床试验设计特点

（1）只需单次（临床使用或临床验证），而药物分三期（Phase I~III）；

（2）样本量小，见表4-4；

（3）期限较短（但可能仍需上市后研究）；

（4）常难以做到随机化；

表4-4　临床验证期限和样本量

产品类型	最低验证期限	最少病例数量	最少使用产品数量
有源植入物	6个月	3~20	3~20
无源植入物	6个月	5~20	5~20
放射诊断器械	3个月	50	1~2
避孕器械	1年	1000	1000
放射治疗器械	3个月	30	1~2
其他器械	3个月	30	2

（5）常难以采用盲法；

（6）研究期间生产技术可能改变。

2. 医疗器械临床试验的前提条件

（1）该产品具有复核通过的注册产品标准或相应的国家、行业标准；

（2）该产品具有自测报告；

（3）该产品具有国务院食品药品监督管理部门会同国务院质量技术监督部门认可的检测机构出具的产品型试验报告，且结论为合格；

（4）受试产品为首次用于植入人体的医疗器械，应当具有该产品的动物试验报告；

（5）其他需要由动物试验确认产品对人体临床试验安全性的产品，也应当提交动物试验报告。

3. 医疗器械临床试验方案　医疗器械临床试验方案是产品试验目的、风险分析、总体设计、试验方法和步骤等内容的文件。医疗器械临床试验开始前应当制订试验方案，医疗器械临床试验必须按照该试验方案进行。医疗器械临床试验方案应当包括以下内容：

（1）临床试验的题目；

（2）临床试验的目的、背景和内容；

（3）临床评价标准；

（4）临床试验的风险与受益分析；

（5）临床试验人员姓名、职务、职称和任职部门；

（6）总体设计，包括成功或失败的可能性分析；

（7）临床试验持续时间及其确定理由；

（8）每病种临床试验例数及其确定理由；

（9）选择对象范围、对象数量及选择的理由，必要时对照组的设置；

（10）治疗性产品应当有明确的适应证和适用范围；

（11）临床性能的评价方法和统计处理方法；

（12）副作用预测及应当采取的措施；

（13）受试者《知情同意书》；

（14）各方职责。

4. 医疗器械临床试验报告　医疗器械临床试验完成后，承担临床试验的医疗机构应当按照试验方案的要求和规定的格式，出具该医疗器械的临床试验报告。报告应当包括以下内容：

（1）试验的病种、病例总数和病例的性别、年龄、分组分析，对照组的设置（如果有）；

（2）临床试验方法；

（3）所采用的统计方法和评价方法；

（4）临床评价标准；

（5）临床试验结果；

（6）临床试验结论；

（7）临床试验中发现的不良事件和副作用及其处理情况；

（8）临床试验效果分析；

（9）适应证、适用范围、禁忌证和注意事项；

（10）存在问题及改进建议。

三、医疗器械的临床试验实例

下面以市场某型号的完全可降解聚合物基体药物洗脱支架系统为例，具体说明如何利用医疗器械的临床试验评价其有效性和安全性。

（一）研究设计

本试验是一项前瞻性、多中心的可降解支架临床研究的单组研究部分，通过本研究评价该支架在原发性冠状动脉狭窄病变中的有效性和安全性。受试者植入该型号的完全可降解聚合物基体药物（西罗莫司）洗脱支架系统。共计划招募825名受试者参与该单组目标值注册研究部分。在术后30天、3个月、6个月、9个月、1年、2年、3年、4年、5年对受试者进行随访。以术后1年靶病变失败复合终点（target lesion failure，TLF）为主要终点指标，评估该型号完全可降解聚合物基体药物（西罗莫司）洗脱支架系统的有效性和安全性。

所有受试者按照统一的入选/排除标准进行筛选，参加研究前需要签署知情同意书，然后使用网络应答系统，植入试验器械，并按照试验方案的要求完成相应的随访。所有受试者完成1年随访后，进行数据的统计分析，研究者根据统计结果编制临床试验总结报告，将对所有受试者进行术后为期5年跟踪随访。

（二）研究终点

1. **主要终点** 靶病变失败复合终点（TLF），包括心源性死亡（cardiac death）、靶血管相关的心肌梗死（TV-MI）以及临床驱使的靶病变血运重建（iTLR）[术后1年]。

2. **次要终点**

（1）器械使用成功率（病变水平）[手术期间]；

（2）手术成功率（受试者水平）[术后7天或出院前]；

（3）靶病变失败复合终点（TLF），包括心源性死亡（cardiac death）、靶血管相关的心肌梗死（TV-MI）以及临床驱使的靶病变血运重建（iTLR）[术后30天、3个月、6个月、9个月、2年、3年、4年、5年]。

（三）入选/排除标准

1. **入选标准** 参与本临床试用的病人必须符合以下所有标准：

（1）年龄18~75岁，男性或者非妊娠期女性；

（2）具有心肌缺血证据（如稳定型心绞痛、不稳定型心绞痛、陈旧心肌梗、陈旧心肌梗死或无症状心肌缺血患者）适合进行 PCI 手术；对于稳定型心绞痛或无症状心肌缺血患者，若病变直径狭窄 <70%，则必须具有心肌缺血的客观迹象，可根据以下其中一种检查判定：超声心动图、核素扫描、动态心电图或负荷心电图。如果无创性检查没有缺血迹象，则必须做 FFR 且结果表明缺血。

（3）一个或两个原位冠状动脉病变，若为两个病变，须位于不同的心外膜血管。

2. 排除标准　如果具有以下任何一种情况，该患者将被排除参与研究：

（1）1 周内的任何急性心肌梗死；心梗后心肌酶没有恢复正常；

（2）慢性完全闭塞性病变（术前 TIMI 血流分级 0 级）、左主干病变、开口病变、需要处理的多支病变、分叉病变（分支血管直径≥2.0mm，分支开口狭窄≥50%，侧支需要使用保护导丝或需要球囊预扩张）和桥血管病变；靶血管内有可见血栓；

（3）不能成功预扩张的严重钙化病变和扭曲病变，不适宜支架输送和展开的病变；

（4）支架内再狭窄病变。

（四）研究人群

参与本次研究的人群为原位、单支或两支冠状动脉狭窄病变的患者，狭窄程度≥70%（或者≥50%，同时在该范围有心肌缺血的临床证据，目测法），病变长度≤20mm（目测法），online QCA 测量直径在 2.25~3.75mm 之间。患者必须符合研究入选 / 排除标准才能入选。

（五）临床试验持续时间及其确定理由

临床试验观察期设在 30 天、3 个月、6 个月、9 个月、1 年、2 年、3 年、4 年、5 年，与国外同类产品临床试验惯例一致。根据《全降解冠状动脉药物洗脱支架临床试验审评原则》单组目标值以至少 12 个月靶病变失败率（TLF）为主要研究终点，因此靶病变失败率（TLF）随访时间定为术后 1 年。

（六）每病种临床试验例数及其确定理由

本研究为单组目标值法设计，主要研究终点为术后 1 年靶病变失败率（年靶病变失败率（TLF）。根据 SPIRIT Ⅳ，Resolute All-Comers，XIENCE V USA，TARGET Ⅱ Registry 等大型试验随访结果，以及 ABSORB 临床试验结果，结合医生的判断认为临床试验结果，认为对于可降解支架，1 年时 TLF 的发生率不应超过 8.5%，保守估计该支架术后 1 年的 TLF 发生率为 6.0%，如果以 8.5% 为目标值，当统计学显著性水平取双侧 0.05、把握度 80% 时，样本量计算公式如下：

$$N = \frac{[Z_{1-a/2}\sqrt{P_O(1-P_O)} + Z_{1-\beta}\sqrt{P_r(1-P_r)}]^2}{(P_r - P_o)^2} \quad (4-1)$$

式中，P_o=预期产品性能指标；P_r=目标值；检验效能 $1-\beta$=0.8；显著性水平 α=0.05（双侧）。

计算至少需要 784 例，考虑临床随访最大 5% 的脱落率，共需入选 825 例，满足统计要求。

（七）试验用器械

支架规格如表4-5：

表 4-5　支架规格表

长度（mm）	直径（mm）		
12	2.5	3.0	3.5
15	2.5	3.0	3.5
18	2.5	3.0	3.5
24	2.5	3.0	3.5

（八）试验流程

按照以下程序进行（图4-3）：①病例筛选；②签署知情同意书；③病例入选；④完成基线冠脉造影、支架植入术及术后即刻造影检查；⑤随访评估（术后、30天、3个月、6个月、9个月、1年、2年、3年、4年、5年进行门诊或电话随访，记录心血管临床事件）。

试验过程	入组及治疗			随访								
时间点	筛选术前7天内	手术过程	术后6~24小时	出院	1月	3月	6月	9月	1年	2年	3年	4年	5年
窗口期（±）					7d	15d	30d	30d	30d	30d	30d	30d	30d
知情同意	X												
入排标准	X												
退出标准		X			X	X	X	X	X	X	X	X	X
病史/人口学资料	X												
妊娠试验	X(1)												
体格检查(2)	X												
生命体征(3)		X		X									
血、尿常规	X			X									
血生化(4)	X			X									
CK, CK-MB(5)	X		X										
TnT 或 TnI(5)	X		X										
临床评价		X											
12 导联心电图检查	X		X										

图 4-3　试验流程图

试验过程	入组及治疗				随访								
时间点	筛选术前 7天内	手术 过程	术后6~ 24小时	出院	1月	3月	6月	9月	1年	2年	3年	4年	5年
超声心动图检查	X												
心绞痛 CCS 分级	X			X	X	X	X	X	X	X	X	X	X
生活质量调查(6)	X				X	X	X	X	X	X	X	X	X
抗凝、抗血小板用药	X	X		X	X	X	X	X	X	X	X	X	X
MACE 记录(7)				X	X	X	X	X	X	X	X	X	X
不良事件记录		X	X	X	X	X	X	X	X	X	X	X	X

1. 仅适用于妊娠妇女。
2. 体格检查:身高和体重。
3. 生命体征:收缩压、舒张压和心率。
4. 血生化:总胆固醇、甘油三酯、低密度脂蛋白、高密度脂蛋白、肌酐、空腹血糖、谷丙转氨酶、谷草转氨酶。
5. 术前必须进行 CK、CK-MB、TnI 或 TnT 检查;术后检测心肌酶,术后 6 至 24 小时测定 CK、CK-MB、TnT 或 TnI,如结果异常须在 48 小时内复查,术后 24 小时内需查心电图,如异常,出院前复查。
6. 生活质量调查问卷表包括 SAQ、EQ-5D、SF12。
7. MACE:为心源性死亡、心肌梗死(包括 Q 波心梗或非 Q 波心梗)及临床症状驱动的靶病变血管重建(iTLR)的复合终点。

图 4-3（续）

第四节　诊断器械的临床经验数据评价

一、诊断效果评价

临床诊断医疗器械是指制造商预定用于体外检查从人体取得的样品，包括血液及组织供体的，无论单独使用或是组合使用的任何医疗器械，包括试剂、试剂产品、校准材料、控制材料、成套工具、仪表、装置、设备或系统。

临床诊断器械的临床经验数据的范畴包括：各种实验室检查；病史和体检获得的临床资料；X 线、B 超、核磁、核医学等影像学检查；各种临床公认的诊断标准。其意义旨在对临床诊断器械的应用价值进行科学评价，为临床医生合理选用诊断试验并正确解释其效果提供科学依据。

（一）效果评价

与其他诊断性测试一样，诊断器械会在患病者或者非患病者身上都检测出患病和不患病两种效果（表 4-6）。

表 4-6　诊断器械在患病者或者非患病者身上检测出两种效果

	确实患病	不患病
诊断器械判定为患病	正向正确（a）	正向错误（b）
诊断器械判定为无病	负向错误（c）	负向正确（d）

如表4-6所示，利用器械进行诊断会造成4种效果，患病者被诊断出患病（正向正确a），不患病者被诊断为患病（正向错误b），患病者被诊断为不患病（负向错误c），不患病者被诊断为不患病（负向正确d）。

值得注意的是，这里所说的医疗器械诊断有效性包括功效和效果两个方面，而功效是效果的前提。也就是说只有当器械本身各项性能指标、参数、功能都满足要求的基础上，才可以评价它用于患者的实际效果。有关医疗器械性能评价的内容详见第三章。

器械的诊断效果可以用多种方式来评价，其中最突出的特征是灵敏度、特异性和精确性。

1. 灵敏度（sensitivity，*Se*）　也称真阳性率，被定义为将实际患病者从所有名义上的患病者中分辨出来的能力，它可以被表示为

$$Se = \frac{a}{a+c} \times 100\% \tag{4-2}$$

2. 特异度（specificity，*Sp*）　也称真阴性率，被定义为将实际未患病者从所有名义上的未患病者中分辨出来的能力，其表达式为

$$Sp = \frac{d}{b+d} \times 100\% \tag{4-3}$$

灵敏度和特异度两个指标是评价一项诊断试验真实性的基本指标。理想化的诊断试验二者应均为 100%，现实不大可能。

3. 器械的精确性　被定义为分辨患病与未患病者的能力，表示为

$$精确性 = \frac{a+d}{a+b+c+d} \tag{4-4}$$

如果一件器械的灵敏度、特异性和精确度都接近1，则其诊断效果为真。这三项指标的值越高，其作为诊断器械就表现得越好。为了评估这些诊断效果，我们应该事先知道人们的健康状况。因此，该器械的诊断效果将与其金标准或者参考标准的效果进行比较，后者被认为是测试者的真实健康状态。在缺少金标准或参考标准的情况下，我们最感兴趣的是该器械对疾病状态的预测能力，该状态将会在与之独立的临床试验中得到。

4. 假阴性率（false negative rate）　也称漏诊率、第二类错误，即实际有病，但根据该诊断标准被定为非病者的百分率，反映的是诊断试验漏诊病人的情况。

$$假阴性率 = \frac{c}{a+c} \times 100\% = 1 - Se \tag{4-5}$$

5. 假阳性率（false positive rate）　也称误诊率、第一类错误，即实际无病，但根

据该诊断标准被定为有病的百分率，反映的是诊断试验误诊病人的情况。

$$假阳性率 = \frac{b}{b+d} \times 100\% = 1 - Sp \qquad (4\text{-}6)$$

6. 约登指数 / 正确诊断指数（Youden's index，YI） 是指灵敏度与特异度之和减去 1。一般用于两个诊断方法的比较，理想的正确诊断指数为 100%。反映诊断试验发现病人与非病人的总能力。

$$YI = Se + Sp - 1 = 1 - (假阳性率 + 假阴性率) \qquad (4\text{-}7)$$

7. 符合率（agreement rate） 是指诊断试验中真阳性和真阴性之和占受检人数的比例，也是诊断试验效果与金标准效果的符合程度，反映正确诊断患者与排除非患者的能力。

$$符合率 = \frac{a+d}{N} \qquad (4\text{-}8)$$

8. 预测值 反映诊断试验效果与实际效果符合的概率。包括阳性预测值（positive predictive value，+PV）和阴性预测值（negative predictive value，−PV）。阳性预测值（+PV）是指诊断试验阳性效果中真正有病的概率。

$$+PV = \frac{a}{a+b} \times 100\% \qquad (4\text{-}9)$$

阴性预测值（−PV）是指诊断试验阴性效果中真正无病的概率。

$$-PV = \frac{d}{c+d} \times 100\% \qquad (4\text{-}10)$$

9. 似然比（likelihood ratio，LR） 诊断试验阳性或阴性的效果分别在患者中出现的概率与非患者中出现的概率之比。说明病人出现该效果的机会是非病人的多少倍。这是一个相对稳定的综合性评价指标，不受患病率影响。似然比分为阳性似然比（positive likelihood ratio）和阴性似然比（negative likelihood ratio）。

阳性似然比，诊断试验效果的真阳性率与假阳性率之比。比值越大诊断价值越高。

$$+LR = \frac{真阳性率}{假阳性率} = \frac{灵敏度}{1-特异度} \qquad (4\text{-}11)$$

阴性似然比，诊断试验效果的假阴性率与真阴性率之比。比值越小诊断价值越高。

$$-LR = \frac{假阴性率}{真阴性率} = \frac{1-灵敏度}{特异度} \qquad (4\text{-}12)$$

一个简化的例子能帮助我们了解诊断效果的这些特性。作为侵略性低和消耗小的双源 CT，主要应用在门诊患者身上，以代替用数字减影造影术（digital subtraction angiography，DSA）检查动脉闭塞症患者。根据 Koelemay 和他的同事们的研究成果，与作为黄金标准的 DSA 比较，双源 CT 对于动脉闭塞疾病的灵敏度和特异性分别为 0.86 和 0.97。这说明了双源 CT 有 86% 的概率能检测出动脉有堵塞的情况（比如，动脉直径减小了 50%）。进一步说明，在动脉直径减小 50% 以下的人群中，有 97% 的人可以被认定为动脉未有严重堵塞。为了估计此双源 CT 的精确度，我们需要知道被诊断为患病的人在所有人中的比例，或者说是知道 $a+c$ 除以 $a+b+c+d$。首先我们假设在所有因动脉问题到门诊就诊的人中，DSA 会判定其中 75% 的人患有动脉堵塞，因而，针对该人群，我们得到该双源 CT 的精确度为（0.86×0.75）+（0.97×0.25）=0.8875。这说明 10 000人中有 8875 人的诊断效果是正确的，即 6450 人患病，2425 人未患病。这也意味着每10 000 人中有 1050 人实际上患有动脉堵塞却被诊断为未患病。同样的，有 75 人被诊断为患有动脉堵塞，而实际上他们并未患病。此处的阳性预测值为 6450/（6450+75）=0.9885。阴性预测值为 2425/（1050+2425）=0.6978。

（二）ROC 曲线法

受试者工作特征曲线（receiver operator characteristic curve，ROC 曲线）是以通信工程学信号检出理论为基础，以临床评价的受试者操作特性曲线解析和数理统计处理为手段的一种评价方法。其历史可以回溯到 20 世纪 50 年代，它来源于统计决策理论、质量控制和电子信号检测。ROC 分析的目的在于通过区别两种状态，如患病和未患病，或有益和有害，来衡量诊断技术的精确程度。ROC 分析的优点包括评估需要主观操作者解读的诊断系统的能力，以及区分诊断能力和决定阈值的能力。

ROC 曲线下的面积（area under curve，AUC），表示随机地选择有病的人的概率高于随机选择无病的人的概率，在决定分割值（cut-off）或临界值（threshold）方面非常有用。以点（0，0）、（1，0）、（0，1）和（1，1）围成的面积作为 1 或 100%。ROC 曲线和 x 轴围成的面积占总面积的百分比作为曲线下面积的估计值。ROC 曲线下面积的取值在 0~1 之间。

曲线越接近左上角，面积越接近 1，说明试验的准确度越高；越接近对角线，越接近 0.5，则说明试验的准确度越差；一般认为：面积在 0.5~0.7 之间时诊断价值较低，在 0.7~0.9之间时诊断价值中等，在 0.9 以上时诊断价值较高。

ROC 曲线下面积的估计方法有两种：参数法计算公式和非参数法计算公式。

参数法计算公式：

$$A = \Phi\left(\frac{a}{\sqrt{1+b^2}}\right) = 0.86 \tag{4-13}$$

根据已知 u 值计算该 u 值所对应的标准正态曲线下左侧的面积。

非参数法计算公式：

$$A = \frac{1}{n_0 n_1}\sum_{i=1}^{n_1}\sum_{j=1}^{n_0}\Psi(x_i, y_j) = 0.84 \tag{4-14}$$

公式中金标准中阳性和阴性受试者的检测结果分别用 x 和 y 表示，x_i 表示阳性组中第 i 个检测结果，y_j 表示阴性组中第 j 个检测结果，阳性例数用 n_1 表示，阴性例数用 n_0表示。如 $x_i > y_j$，则 =1；如 $x_i = y_j$，则 =0.5；如 $x_i < y$，则 = 0。

我们这里用 ROC 曲线表征一个特定的诊断方法对区别特定的患者组与非患者组样本

的检测性能，表示不同诊断水平的真阳性率对假阳性率的函数关系。

以灵敏度和假阳性率为两个坐标轴作图，以灵敏度为 y 轴，以假阳性率为 x 轴，依照连续分组测定的数据，分别计算 Se 及 Sp，按照平面几何的方法将给出的各点连成曲线。通常用于测定值为连续或等级数据，常用于确定最佳临界值，也可用于比较两种和两种以上诊断试验的诊断价值。

以尿妊娠测试为例。尿妊娠测试是一个看似简单的效果测试案例。如果诊断试纸的控制和测试区在实施测试之后显示出独特的颜色带，则表示阳性结果出现，即怀孕；如果控制区只有一条颜色带、测试区没有可见颜色带，则表示阴性结果出现，提示被测试者未怀孕。

事实上诊断要更复杂一点。测试区颜色带的色彩强度会由于尿样中的人绒毛膜促性腺激素（HCG，一种在母体循环中由胎盘分泌的激素）浓度不同而不同。这种激素在维持可行的妊娠中起到了一定作用。测试带的强度越深，则怀孕的可能性越高。HCG 浓度在怀孕头 10 周迅速上升，每 2~3 天双倍增长。也就是说，HCG 是一种连续变化的结果。尿妊娠测试的制造商们可能根据孕初期不同的 HCG 浓度临界值做出决定，以上能被检测出怀孕，以下则被排除。如果不同的尿妊娠测试使用不同的 HCG 浓度临界值，如 20、50 或 100 千分之一国际单位（mIU）每毫升（per ml），它们的敏感性和特异性的值可能不一样。每个 HCG 浓度临界值生成其特有的诊断器械特征。

把临界值设定在范围的下端意味着该项测试的敏感性将会升高，更多的怀孕者将会出现高于低临界值的结果。低临界值自然而然地意味该测试的特异性降低了，由于其他原因如使用药物导致的轻微 HCG 浓度上升变得更容易被看作妊娠的阳性结果，因而导致假阳性数量的增加。

把临界值设定在范围的上端会提高该项测试的特异性，因为假阳性结果的数量将会下降。同时，在怀孕早期更高的临界值降低了测试的敏感性，假阴性测试结果会更频繁地出现，如由于频繁饮水造成的尿样稀释过多。

因此，在范围内向上或向下改变临界点清楚地意味着在敏感性和特异性中的权衡。这个现象可以最好地展示在图的 ROC 曲线上（图 4-4）。它表明一项测试的敏感性（y 轴）对特异性的补充（x 轴），且是为了说明目的建立在纯粹的假设数据基础上的。举例来说，一个临界值为 20mIU/ml（图 4-4 中 A 点），敏感性为 0.90，1 减去特异性为 0.4。在临界值为 100mIU/ml（图 4-4 中 B 点），敏感性等于 0.75，1 减去特异性等于 0.05。如果曲线接近图中的左上角，则区别有无偏差人群的能力增长。识别力是根据取 ROC 曲线下面积作为长方形整个面积的一部分推导得出的。这部分面积的范围从 0 到 1，如果曲线下面积等于 0.5，则曲线与对角线重合，且代表

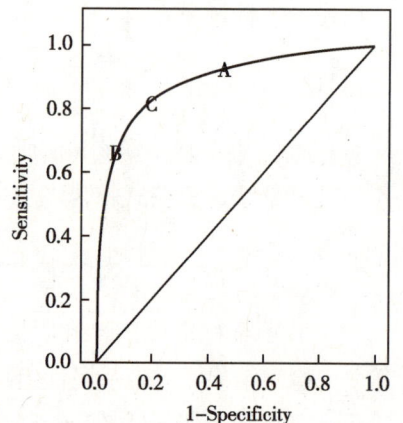

图 4-4　ROC 曲线

该测试无任何识别力的特点。总体来说，曲线下面积越大，测试越好。ROC 曲线可以被用来选择与曲线上最靠近左上角的点相关联的临界值。在这点上（图 4-4 中 C 点），测试的敏感性和特异性均达到其最大值。正如前文建议，尽管相较于假阳性测试结果而言，假使考虑假阴性测试结果更不利，在曲线上任何与更高点相关的临界值可能成为合理的替代（较 A 点的右面更远）。

由上例可以看出，ROC 曲线具有以下优点：综合灵敏度和特异度两个指标，不受患病率的影响，考虑了所有可能的诊断临界值的影响，全面客观地评价诊断试验的准确性，描述了诊断试验区分事件发生与不发生的固有能力的特点。

ROC 曲线可以应用在：①不同诊断方法功效的比较；②对不同的测试者运用同一成像方法的技能比较；③对不同的成像条件运用相同观测者的效果比较；④用 ROC 曲线的面积大小比较 CR、DR 等数字成像系统后处理功能不同参数的作用。

（三）临床路径评价

临床路径（clinical path way）是指针对某一疾病建立一套标准化治疗模式与治疗程序，是一个有关临床治疗的综合模式，以循证医学证据和指南为指导来促进治疗组织和疾病管理的方法，最终起到规范医疗行为、减少变异、降低成本、提高质量的作用。相对于指南来说，其内容更简洁、易读，适用于多学科多部门具体操作，是针对特定疾病的诊疗流程，注重治疗过程中各专科间的协同性，注重治疗的结果，注重实践性。

卫生技术评价常使用分析框架或临床路径来分析技术干预和临床治疗效果（整个临床阶段）的因果关联性。通过对这种关联性的考察，决策者还可以评估替代性方案的安全性、临床效果和其他循证特性。与药物临床路径评价不同的是，医疗器械临床路径评价的证据要求主要考虑到健康影响效果、性能和数据收集可行性限制。在对诊疗器械的评价中使用的方法与药物评价中使用的方法也不相同。

以诊断试验为例，其基本应用步骤如图 4-5 所示，大致包括八个主要环节：

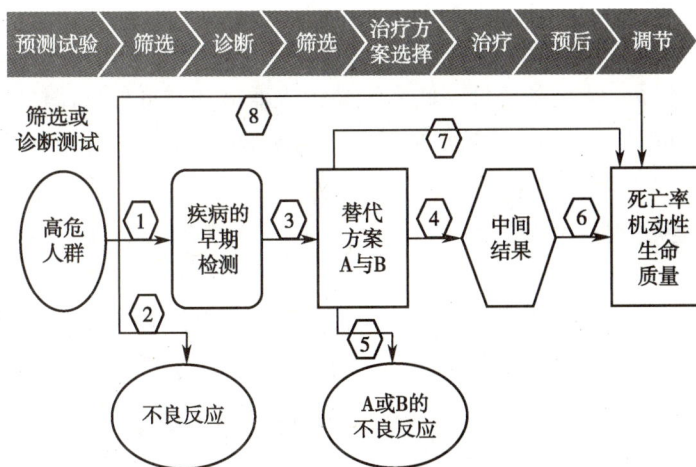

图 4-5　医疗器械的基本应用步骤

1. 这个测试适用于目标结果吗？
2. 使用该诊断试验会产生副作用和伤害吗？
3. 该诊断试验是否提高了患者健康管理水平？
4. 治疗有没有影响疾病治疗中期效果指标（如，生物标志物量、肿瘤大小、机动性等）？
5. 治疗和干预是否产生副作用？
6. 中期效果指标和最终健康指标是否有关联？
7. 治疗方案能够改善预后吗？
8. 预测、筛选诊断测试与健康结果之间是否存在直接关联？

医疗器械的应用与效果的因果关系可以通过临床治疗路径中各个阶段的匹配证据的相关度来证明。如图 4-5 所描述的情况，第一环节解释了测试是否能带来正确的结论（即敏感度、特异性、预测性）（#1），诊断和测试技术有无副作用和不良事件（#2），对于该测试结果的认知是否会影响医生对患者病情的管理行为，例如选择治疗方案、是否需要做进一步身体检查等（#3），治疗方案会对一些中期指标（中间结果）产生影响，例如血脂浓度、电生理改变、血流速度、锻炼时间等（#4）。治疗方案可能带来的副作用，例如术后并发症、药物反应、疾病症状不完全改善（#5）。证据表明中间指标或治疗方案对最终健康指标的改变，例如存活率提高、病变率下降、提高生命质量等（#6 或 #7）。追踪相同患者群体的临床研究，从检查和治疗到最终健康结果的影响提供了直接的证据，可以直接用来证明检测和健康的关联性（#8）。

对于筛选和诊断测试，我们主要从分析有效性(analytical validity)、临床有效性(clinical validity) 和临床利用（ clinical utility）三个层面来评价它们的效果。分析有效性是指某项技术化验分析底物和有效区分相关生物标志物的能力，包括特异性、灵敏性和预测性。临床有效性是指根据所采用的生物标志物指标能否诊断或者预测存在的疾病或失调的情况。临床利用是指卫生技术分析研究结果对最终决定患者是否使用某项技术的影响，以及最终是否提高健康效果。在这个范例中，分析有效性不能保证临床有效性，临床有效性也不能决定最终的临床应用。

在评价医疗器械，特别是评价一些高风险植入器械和整形外科器械时，仅仅有随机对照试验和观察性试验数据是不够的，记录和连续观察追踪长期健康结果是很有必要的。

二、临床成像评价

医学影像质量控制的目的，是以最低辐射剂量、最高影像质量，为临床提供可信赖的医学影像信息，由医学影像检查的正当化和成像过程最优化来体现。医学影像质量综合评价应以成像过程最优化的三条主线，给出影像综合评价标准：①以诊断学要求为依据；②以能满足诊断学要求的技术条件为保证；③同时充分考虑减少影像检查的辐射剂量。

（一）影像显示标准

影像显示标准系指在照片影像上能显示特别重要的解剖结构和细节，并用可见程度来表示其性质。可见程度的表征可分为三级：

1. 隐约可见　解剖学结构和（或）病变特征等细节可观察到，但细节没有完全显示，只特征可见。

2. 可见　解剖学结构和（或）病变特征等细节可见，但不能清晰辨认，即细节显示。

3. 清晰可见　解剖学结构和（或）病变特征细节可清晰辨认，即细节清晰。

在影像上应显示重要的解剖学细节，从而有助于作出准确的诊断。这取决于正确的体位设计、病人的配合以及成像系统的技术性能。

（二）成像技术标准

成像技术条件为满足诊断学要求所必需的成像技术的合理组合。例如，X射线检查的成像技术条件的参数包括：摄影设备、标称焦点、管电压、总滤过、滤线栅比、屏/片体系感度、摄影距离、自动曝光控制探测野、曝光时间、防护屏蔽等。

比如，在常规X射线摄影中，头颅后前正位摄影的要求为：

1. 影像要求　①显示全部颅骨及下颌骨升支的后前位像；清晰可见蝶骨大翼和小翼、额骨、眶上裂、额窦和筛窦、眶下裂和鸡冠；完整显示人字缝，可见冠状缝与人字缝大致重叠，颅盖骨外板可连续追踪观察；可见板障结构。②矢状缝与鼻中隔位于该图像中心部位；眼眶、上颌窦左右对称显示；岩骨上缘位于眼眶内正中，或内听道显示于眼眶正中，两侧无名线距颅板等距。③密度和对比度良好，无运动伪影及栅切割伪影。

2. 摄影技术要求　①摄影距离100~120cm。受检者取俯卧位，两肘屈曲，两手放于头旁或胸前。头颅正中矢状面与影像接收器垂直，听眦线与影像接收器垂直。②X线中心线经枕外粗隆，通过眉间摄入，垂直于影像接收器。

（三）利用临床图像评价成像质量

在不方便使用模体或其他物理手段对图像质量进行评价时，也可以在临床图像中选取具有代表性的图像，来对成像质量进行初步评价。

比如，在正常人体超声成像上，肝-腹主动脉纵切面和肝-下腔静脉纵切面可以作为具有代表性的图像对穿透力进行评价。

肝-腹主动脉纵切面以显示肝左叶、腹主动脉长轴及其主要分支腹腔干、肠系膜上动脉为标准；总增益、TGC（时间增益补偿）及动态范围调节均使肝左叶显示最佳，发射焦点在腹主动脉水平；观察腹主动脉及腹腔干、肠系膜上动脉管壁内膜面是否清晰，管腔内是否为无回声。标准图像是：腹主动脉及腹腔干、肠系膜上动脉管壁内膜面光滑清晰，管腔内均匀无回声。

肝-下腔静脉纵切面以显示肝右叶、下腔静脉长轴、右肾动脉短轴为特征；总增益、

TGC（时间增益补偿）及动态范围调节均使肝右叶显示最佳，发射焦点在下腔静脉水平；重点观察下腔静脉管壁是否薄而光滑，管腔是否为无回声，右肾静脉短轴是否显示清晰。标准图像是：下腔静脉管壁薄而光滑，管腔内无回声，右肾动脉短轴显示清晰。

在正常人体超声成像上，右肋缘下肝斜切面和颈总动脉长轴切面可以作为评价轴向分辨力的标准图像，胆囊切面图像可以作为评价厚度分辨力的标准图像，中期妊娠的胎儿颜面声像图可以作为评价高背景低对比分辨力的指标，而肾脏声像图可以作为评价低背景低对比分辨力的指标。

第五节 治疗器械的临床经验数据评价

治疗器械是对疾病和人体功能紊乱有治疗和改善作用的医疗器械，如放疗用直线加速器（LA）、激光治疗仪等。治疗器械是医师们在向患者提供治疗时使用的工具，与治疗路径、患者状况、实施某项技术的风险与收益以及医师们提供的技术相关。治疗器械的临床评价是确保医疗设备临床应用有效和安全的必要手段。其目标为：①验证治疗器械在正常使用情况下其性能是否符合预期；②确定治疗器械的不良副作用，并评估其风险，加权处理并作为治疗预期性能的负面因素。

由于治疗器械在临床使用中一般是由人进行操作的，一个新治疗器械的引入可能就需要医生或护士学习新的技术。比如，20 世纪 80 年代经皮经腔心脏血管成形术的引入，为心脏旁路手术提供了一个可替代的方法，然而医生需要更多的培训才能完成这个手术。在新手术方法的引进速度上，学习曲线是一个重要的瓶颈。当医生对治疗器械的使用越来越有经验了，就能更好地确认病人对这个术式是否合适，知道如何识别那些会影响最佳手术效果的细微解剖差别，经验还能帮助医生学会根据特定病人的要求去选择适合的术后恢复方法。这里有一个例子是为了减轻体重的减肥手术。为获得开放性减肥手术的准许，外科医生必须具有 15 台有好效果的开放性减肥手术的手术经验，或者有 50 台腹腔镜手术及至少 10 台在有经验的减肥外科医生指导下完成的相关开放性手术经验。

因此，治疗器械治疗质量的好坏不仅和设备本身的设计和生产质量有关，还和临床使用者在使用过程中的技能密切相关，治疗器械的治疗质量评价有其独特的地方。

外科手术治疗器械的临床治疗效果评价对治疗的路径以及患者 [有着特殊症状、条件和（或）疾病的机体功能] 具有较强的针对性。同样器械的临床治疗效果在不同使用路径中也会不同，例如植入血管中的支架，被植入冠脉中治疗心脏病与被植入隐静脉中治疗外周血管疾病，其临床终点并不相同，用于胆囊疾病的金属裸支架经常被用于外周静脉和动脉血管疾病的治疗，因此，对于治疗器械的治疗质量评价必须要关注于特定治疗路径。

在这一节中，将以眼科、泌尿科、心内科、骨科、肿瘤放射治疗科以及药物与外科相互辅助的治疗器械为例，介绍外科手术用医疗器械的临床经验数据及其评价。这几类外科专业利用一系列的医疗器械为患者提供治疗，并且引入循证研究、效果研究、技术评估等指南，在指南中讨论并记录了特征鲜明疾病的临床终点。已经发表的临床实践指南提供了比技术评估更多的内容，它定义了疾病、诊疗步骤、医疗和手术选择、风险、受益、并发症、随访以及功能提升的期待值。这些临床指南对于治疗器械的研究者而言是极其宝贵的资源，可以决定在治疗路径中器械的适用之处，并选择临床评价指标来展示临床和功能效果。

一、眼科学

在眼科学中，临床治疗效果的判断标准是基于视觉功能改进的。视功能是极其复杂的，但新诊断器械的持续发展，使得捕获更加复杂和离散的感官视觉输入的客观数据成为可能。视觉功能包括不同的判断标准，每一种功能都可以以通过不同的诊断或测试获得：

1. 视觉敏锐度（中心近距离、中度距离和远距离）。
2. 外周视觉、双眼视觉、深度视觉。
3. 对比敏感度。
4. 色彩知觉。
5. 适应性。
6. 视觉加工速度。

另外，视觉功能能够通过由视觉损伤导致的功能退化进行测量。一个颇具影响力的研究组织已经证明了这些临床判断标准作为临床终点的价值。

1. 视敏度测量　视敏度是眼科治疗器械临床终点中最普遍的一类，视敏度测量被用于测量经由不同的治疗手段之后视觉改善的程度，这些治疗包括为老年性黄斑变性做玻璃体内注射 VEGF 抗体，以及为治疗白内障做人工晶状体植入等。近年来，测量的标准随着早期糖尿病性视网膜病变治疗研究（ETDRS）量表的出现得到了改善，ETDRS 量表是评价糖尿病性眼科疾病的新的金标准。ETDRS 是一个基于眼微脉管系统后部宽度和严重情况变化的评分量表。该量表的命名是采用了早期糖尿病性视网膜病变治疗研究，在利用治疗性激光技术治疗糖尿病性视网膜病变的患者之后视力的改善。

2. 眼科症状的治疗器械

（1）白内障：是一种最常见的以治疗类器械（晶状体植入）为核心治疗方式的眼科疾病症状。在美国联邦医疗保险受益人中，有 180 万项程序是每年进行的，医疗保险支付给外科医生和器械的费用大约有 20 亿美元。显微手术器械的革新，使得眼科医生能够移除白内障并通过微创方式将其替换为人工晶状体，这种手术方式逐渐成为首选方式。这种成功和临床受益主要是基于作为临床终点指标的视敏度的改善。白内障超声乳化技术被用来粉碎自身的晶状体，并利用黏弹性眼科植入器械保护手术周围的组织，通过微小的切口将其吸出。通过植入人工晶状体重塑视觉，其中最为通用的器械是利用疏水性丙烯酸和硅制作的可折叠、可植入的人工晶状体。这些技术被广泛接受是因为它们可以提高视敏度及其稳定性，因此在为期一年的术后随访期内改善了患者的视觉功能。更进一步，这些技术降低了并发症的发病率，尤其是后发性白内障（后发性白内障是典型的需要跟进激光外科手术的一种并发症）的发病率。

（2）老年性黄斑变性：老年性黄斑变性（AMD）是一种中心视觉丧失疾病，也是60岁以上人群视觉损伤的主要原因。在其"湿性"的形态下，AMD的典型治疗方式是每月或者定期在玻璃体内注射药物兰尼单抗（Lucentis，ranibizamab）。临床研究显示，以视敏度作为临床终点，患者通过进行为期两年的每月治疗，治疗效果非常明显。

目标为治疗湿性AMD的治疗器械必须显示其在稳定或者提高视觉方面以及大幅降低注射药物次数方面具有同等效益。其中一种这样的器械是一个短距离放射治疗系统，它配有一个特制的适应器，能够将90beta，即一次剂量的放射物锶通过眼内手术切口传输进去，用于治疗AMD相关的脉络膜新生血管。在这项器械研究中，患者在玻璃体切割术中通过短距离放射治疗，并在1个月内接受两次兰尼单抗注射。这种器械的临床终点包括：①12个月后与基线最佳矫正视力相比，治疗组患者视力下降小于15个字母的患者比例；②视力无下降的患者比例；③荧光血管显影术下损伤面积变化；④12个月里视敏度变化均值（次要的）。

二、泌尿科

泌尿科医生与眼科医生一样，是新技术的早期采纳者。病症原因诊断水平的提高、对效果理解的进一步深入、新型可替代技术的可及性以及现有器械的风险/效益评价都在由美国泌尿科医生学会（AUA）开发的临床实践指南中得以反映。

在评价治疗效果时，AUA临床实践指南关注对于患者而言重要的临床终点。对医疗器械治疗水平的关键测量方法是泌尿科特有症状指数评分的提高，例如AUA症状指标（美国泌尿科医学会症状指标，AUASI）和国际前列腺症状评分（IPSS），以及生命质量问卷如良性前列腺增生影响指数（BPH Impact Index），另外还有最大尿流速（一项同样被认为可以作为替代临床终点的诊断检查）和可能需要进一步治疗的不良事件，包括急性尿潴留、尿路感染、刺激性排泄症状、尿失禁、膀胱颈痉挛或尿道狭窄和性功能障碍。

以良性前列腺增生影响指数（BPH）为例，在50岁到79岁年龄组的人群中，良性前列腺增生（BPH）和相关的尿路症状（LUTS）疾病患者约有650万，导致每年总计花费11亿美元。新型的治疗器械提供了一系列用微创治疗方法来缓解这些症状。在治疗BPH或LUTS中使用并被临床指南认可的治疗类医疗器械包括：经尿道微波热能治疗、经尿道针刺消融、支架、经尿道前列腺切除术、经尿道电子喷雾器、经尿道前列腺切口、经尿道钬激光切除术/前列腺切除术、经尿道激光喷雾器以及经尿道激光凝固术。

通常，基于美国泌尿科医学会的临床诊疗路径，治疗类器械并非首选医疗手段。治疗良性前列腺增生及相关尿路症状的器械治疗必须与"观察性等待"（无治疗措施，但进行定期随访或者检查测试）以及药物治疗相竞争。但是，至少有一种可提供微创的技术能够在泌尿科医师的诊室进行安全的手术，这种技术对传统的假设提出了挑战。一项成本研究对比了被称为前列腺选择性汽化术（PVP）的高压下磷酸氧钛钾激光技术与其他前列腺治疗技术，其结论认为 PVP 在为患者提供潜在的成本节约方面更有利，尤其是当这种器械在一线医疗使用，尽管器械系统有更加高昂的资金成本。PVP 治疗过程长期研究的主要临床终点是 IPSS 评分的提高（或降低）；次要终点是血流率的提高、残余尿量的降低、血尿、逆行性射精以及新发勃起障碍。

良性前列腺增生的主要临床终点包括：①症状指标：AUASI 和 IPSS 被认为是评价药物和器械治疗 BPH 或 LUTS 的关键方法。AUASI 是一个很短并且可以自我执行的问卷，它被设计用来获取症状严重程度，包括七个问题，分别为夜尿症、尿流虚弱、尿频、尿中断、尿不尽、尿急以及排尿踌躇。IPSS 组合这些问题并增加了第八个问题，用以评价患者受病症的影响程度。评分从轻微（0~7 分）到中等程度（8~9 分）直至严重（20~35 分）。②BPH 影响力指标：BPH 影响力指标对患者提问 4 个关于上个月致使其感到不适和担心的问题，包括：有什么尿路问题导致你多大程度上的身体不适？尿路疾病导致你对健康有多大的担忧？总体上来讲，尿路疾病对你造成了多大的困扰？尿路疾病耽误了你多少工时？按照疾病严重程度，其中三个问题评分从 0 到 3 分，1 个问题评分从 0 到 4 分，总分从 0 到 13 分。BPH 影响力指标已经被用于药物治疗研究以及很多治疗器械研究中。③尿流速峰值：尿流速峰值是一段时间内尿流的力度和密度的峰值，其值取决于排尿量和时间。最常被报道的方法是尿流速的峰值或者谷值。这种判断标准和其他如前列腺体积等，或许是有用的替代数据点；但是，这些数据并非一定与那些困扰健康的症状相关。

三、心血管内科

经皮冠状动脉介入治疗（percutaneous coronary intervention，PCI）是指经心导管技术疏通狭窄甚至闭塞的冠状动脉管腔，从而改善心肌的血流灌注的治疗方法。1844 年，Bernard 首次将导管插入动物的心脏。1929 年，德国医生 Forssmann 首次将一根导管从自己的肘静脉插入，经上腔静脉送入右心房，并拍摄下了医学史上第一张心导管胸片，开创了人类心导管技术发展的先河。如今，随着材料学的不断发展和介入治疗器械的日趋小型化，微创手术应运而生。如在病人的腹股沟静脉上开一个很小的切口，可将一些可压缩血管支架甚至微型心脏泵等心脏病介入治疗器械产品直接送入体内指定部位。越来越多的心血管疾病的治疗依赖医疗器械介入治疗。下面对心脏冠状动脉病变形态学分级和血流分级进行介绍，这是介入类医疗器械临床评价的主要指标。

（一）冠状动脉病变的形态学分类

1988 年美国 ACC/AHA 根据 PCI（冠状动脉介入治疗）的成功率和危险性，将冠状动脉病变分为 A、B、C 三种类型，这目前是临床广泛应用的分型标准。其中 B 型病变分为两个亚型，仅有一种病变特征为 B1 型病变，若有两种或两种以上的病变特征则为 B2 型病变。

（1）A 型病变：轻度复杂，局部性（长度 <10mm），向心性，较容易进入，非成角病变（<45°），轮廓光滑，极少量或没有钙化，没有完全闭塞，不是开口病变，不包含主要的分支血管，没有血栓。

（2）B 型病变：中度复杂，管型病变（长度为 10~20mm），离心型病变，近端为中度弯曲，中度成角（角度在 45° 至 90° 之间），中度或严重钙化，完全闭塞小于 3 个月，开口病变，分叉病变且需要使用双导丝，有少量血栓存在。

（3）C 型病变：重度复杂，弥漫型病变（长度 >2cm），近端为中度弯曲，极度成角（>90°），完全闭塞大于 3 个月，有 / 无桥侧支，无保护的主要侧支病变，及退化的易碎的静脉桥病变。

近年随着器械的改进和术者经验的积累，尤其冠状动脉支架的广泛应用，PCI 成功率明显提高，并发症下降，按上述分型预测 PCI 成功率和并发症的价值有所下降。目前，将病变分为低、中、高危险性（表 4-7）。

表 4-7　病变的危险度分级

低危险	中危险	高危险
孤立性短病变（<10mm）	管状病变（10~20mm）	弥漫性病变（>20mm）
对称性病变	偏心病变	瘤样扩张
非成角病变（<45°）	中度成角（45°~90°）	重度成角（>90°）
近段无弯曲	近段轻至中度弯曲	近段严重弯曲
非完全闭塞	完全闭塞 <3 个月	完全闭塞 >3 个月，有桥状侧支
非开口病变	开口病变	左主干病变
未累及大分支	需要导丝保护的分叉病变	有不能保护的大分支
不存在血栓	少量血栓	大量血栓或静脉桥退行性病变

（二）TIMI 血流分级

TIMI 血流分级为心肌梗死溶栓治疗（thrombolysis in myocardial infarction，TIMI）。在临床实践中，冠状动脉造影方法是评价冠状动脉再灌注的标准。TIMI 血流分级有着重要的临床意义，急性心肌梗死（AMI）时再灌注的程度和速度与病死率显著相关。

1. TIMI 分级 0 级　血管完全闭塞，闭塞处远端血管无前向血流充盈。

2. TIMI 分级 1 级　仅有少量遭遇及通过闭塞部位，使远端血管隐约显影，但血管床充盈不完全。

3. TIMI 分级 2 级　部分再灌注或造影剂能完全充盈冠状动脉远端，但造影剂前向充盈和排空的速度均较正常冠状动脉慢。

4. **TIMI 分级 3 级**　完全再灌注，造影剂在冠状动脉内能迅速充盈和排空。

四、骨科

人工关节置换术是在近代人工关节成功应用于骨科患者后逐渐发展起来的新技术。它能非常有效地根除晚期髋关节、膝关节等病痛，极大地提高患者生活质量。髋关节和膝关节假体是人工关节置换术中关键医疗器械，其临床有效性和安全性评价标准多以关节的评分系统对患者进行评分调查。下面我们以膝关节为例，介绍相关的评价标准。

（一）基线指标

1. **人口学特征**　记录每名患者的出生年月、性别、身高、体重、民族。
2. **诊断**　记录患者疾病名称，手术部位。
3. **实验室检查**　术前血常规，肝功，肾功，心电图以及影像学检查。

（二）评价方法

1. **安全性评价标准**

（1）实验室指标：报告实验室指标治疗前正常与治疗后异常的例数及所占比例，并进行组间比较。术前 2 周内进行血、尿常规，肝肾功能，心电图等检验，判定手术的安全性；以及 3 个月、6 个月、12 个月摄双下肢站立位全长 X 线片及膝关节正侧位 X 线片测量评价下肢力线、假体位置及固定情况判定假体的安全性，观察有无假体断裂、有无假体松动剂移位，评价假体有效性。

（2）不良事件：报告不良事件发生例数及所占比例、严重程度，与试验器械相关性并进行组间比较。

（3）评价受试者手术恢复情况，并进行组间比较。

2. **有效性评价标准**　目前国际上常用的膝关节评分标准，包括 Lysholm 评分，美国膝关节协会评分（American knee society knee score，AKS 评分）、美国特种外科医院膝关节评分（hospital for special surgery knee score，HSS 评分）等。

（1）Lysholm 评分：由 Lysholm 和 Gillqui 在 1982 年提出，是评价膝关节韧带损伤的条件特异性评分，它也被广泛地运用于其他各种膝关节疾病，如半月板损伤、软骨退变或软化（表 4-8）。从评分内容上看，跛行、交锁、疼痛、支持、不稳定、肿胀、上楼困难、下蹲受限都是膝关节相关韧带和半月板损伤以及膝软骨疾病所出现的症状。Lysholm 评分简单、明了、直接、全面地评述了患者的局部功能，而且询问方式简便，占用患者时间短，不具有创伤性，易于被患者所接受。Lysholm 评分不仅能评价患者最为重要的日常活动的功能感知，而且对于患者不同强度的运动功能等级也能做出初步评估。它通过数字式的评分和患者活动级别的联系，对于患者功能障碍的程度做出清楚的划分，从而使评估系统中每一个内容参数都能反映治疗过程。

表 4-8　Lysholm 膝关节评分

Lysholm 膝关节评分						
姓名	性别		年龄		职业	
联系方式	体形		体重		身高	
主诉	相关检查		诊断		其他疾病	
项目	标准	评分	第一次	第二次	第三次	
跛行	无	5				
	轻或周期性	3				
	重或持续性	0				
支撑	不需要	5				
	手杖或拐杖	2				
	不能负重	0				
交锁	无交锁或别卡感	15				
	别卡感但无交锁	10				
	偶有交锁	6				
	经常交锁	2				
	体检时交锁	0				
不稳定	无打软腿	25				
	运动或重劳动时偶现	20				
	运动或重疲劳时出现（或不能参加）	15				
	日常活动偶见	10				
	日常活动常见	5				
	步步皆现	0				
疼痛	无	25				
	重劳动偶有轻痛	20				
	重劳动明显痛	15				
	步行超过 2km 或走后明显痛	10				
	步行不足 2km 或走后明显痛	5				
	持续	0				
肿胀	无	10				
	重劳动后	6				
	正常活动后	2				
	持续	0				

续表

Lysholm 膝关节评分					
姓名	性别		年龄		职业
联系方式	体形		体重		身高
主诉	相关检查		诊断		其他疾病
项目	标准	评分	第一次	第二次	第三次
爬楼梯	无困难	10			
	略感困难	6			
	艰难	2			
	不能	0			
下蹲	无困难	5			
	略感困难	4			
	不能超过 90°	2			
	不能	0			
总分					

（2）AKS 评分：AKS 评分系统是 1989 年由美国膝关节协会（the American knee society）提出的另一膝关节综合评分标准（表4-9）。从内容上分析，AKS 评分分为膝

表 4-9　AKS 膝关节评分系统

AKS 膝关节评分		
	项目	评分标准
疼痛	你行走时膝关节有多痛	□ 0 分：严重　　　　□ 15 分：中度 □ 30 分：轻度或偶尔　□ 35 分：没有
	你上下楼梯时膝关节有多痛	□ 0 分：严重　　　　□ 5 分：中度 □ 10 分：轻度或偶尔　□ 15 分：没有
稳定性	侧方稳定性	□ 5 分：>10mm　　　□ 10 分：5~10mm □ 15 分：≤5mm
	前后方稳定性	□ 5 分：>10mm　　　□ 10 分：5~10mm □ 15 分：≤5mm
扣分项目	下肢伸直受限	□ 0 分：0°　　　　　□ –2 分：<5° □ –5 分：5°~10°　　□ –10 分：>10°
	屈曲挛缩	□ 0 分：<5°　　　　 □ –3 分：6°~10° □ –5 分：11°~20°　　□ –10 分：>20°
	下肢排列力线不佳	□ 0 分：<5°　　　　 □ –3 分：6°~10° □ >10°：每增加 5° 扣 2 分，本项得分为__分
	你休息时膝关节疼痛程度如何	□ 0 分：没有　　　　□ –5 分：轻度或偶尔 □ –10 分：中度　　　□ –15 分：严重
		合计_____

评分和功能评分两大部分。膝评分又分为疼痛、活动度和稳定性；功能评分包括行走能力和上下楼能力的评价。AKS 评分全面评估了膝关节整体功能和形态，更精确地评价了关节自身条件。自 1989 年提出以来被广泛运用于全膝置换患者术前、术后评分。它还有效地解决了 HSS 评分中年龄相关疾病引起评分下降的问题，在患者长期随访的过程中避免了更大的偏倚。通过 AKS 评分，我们能了解到术后患者长期的恢复情况。有研究表明，患者在术后 10~12 年中，在无并发症的情况下，AKS 评分能非常显著地检测出随着年限的增长人工关节的损耗程度，这无疑为改良人工关节材料和手术方式提供了依据。还有研究表明，连续随访的患者膝关节功能比同年限不连续随访的患者要好，这说明评分在指导患者康复和功能锻炼方面也有一定的作用。因此，AKS 评分在近年已逐渐取代 HSS 评分，成为评估 TKA 最为有效的评分。

（3）HSS 评分：HSS 评分是 1976 年美国特种外科医院（the hospital for special surgery）提出的一个总分为 100 分的评分系统（表 4-10）。与 AKS 评分相比，HSS 评分在近年来使用率逐渐下降，也就是说，逐渐被 AKS 评分所取代。即便如此，它在 TKA 手术前后关节功能的恢复及手术前后的比较仍然具有相当高的正确性，尤其是手术后近期的评分，可以全面评价髌股关节及股胫关节的运动情况。HSS 评分内容中，包括了膝关节置换术后局部情况和机体的整体功能，这样对于老年或身体其他部位病变影响整体功能的患者，评分价值会受到影响。这些患者即使术后膝关节无疼痛，但随着年龄的增长或其他疾病的影响而使身体活动功能受到限制时，评分值会自行下降，从而不能反映手术的实际情况（比如类风湿病患者由于是多关节受累，其术后评分相对较低），所以当对手术治疗的患者远期疗效评估偏倚相对较大。而且，HSS 评分只能比较手术前后患者功能恢复情况，不能对手术存在的风险做出正确评估。正是因为存在这些不足，才使 HSS 评分在近年来逐渐被 AKS 评分所取代。

表 4-10　HSS 膝关节评分

左侧 □　　　右侧 □

症状	评分标准			得分
疼痛（30分）	任何时候均无疼痛（30分）	行走时	行走时无疼痛	15
			行走时轻度疼痛	10
			行走时中度疼痛	5
			行走时严重疼痛	0
		休息时	休息时无疼痛	15
			休息时轻度疼痛	10
			休息时中度疼痛	5
			休息时严重疼痛	0

续表

症状	评分标准				得分
功能（22分）	行走站立无限制（22分）	行走	行走 2500~5000m 和站立半小时以上	10	
			行走 500~2500m 和站立半小时以上	8	
			行走少于 500m	4	
			不能行走	0	
		站立	屋内行走，无须支具	10	
			屋内行走，需要支具	8	
			能上楼梯	4	
			能上楼梯，但需要支具	0	
活动度（18分）	最高			18	
	8°			1	
肌力（10分）	优：完全能对抗阻力			10	
	良：部分对抗阻力			8	
	中：能带动关节活动			4	
	差：不能带动关节活动			0	
屈曲畸形（10分）	无畸形			10	
	<5°			8	
	5°~10°			5	
	>10°			0	
稳定性（10分）	正常			10	
	轻度不稳 0°~5°			8	
	中度不稳 5°~15°			5	
	严重不稳大于 15°			0	
减分项目	单手杖			−1	
	单拐杖			−2	
	双拐杖			−3	
	伸直滞缺 5°			−1	
	伸直滞缺 10°			−2	
	伸直滞缺 15°			−3	
	每 5°外翻			−1×	
	每 5°内翻			−1×	
总分					

五、肿瘤放射治疗科

射线治疗设备是利用高能射线用于对人体组织进行放射治疗的设备。不同的治疗设备，不同的治疗目的，治疗质量评价要素也不尽相同，以下给出一些常用评价要素的定义。

1. 治愈率（recovery rate，curative ratio） 是期内平均每百名治疗病人中，经医生判定为治愈的人数，或者可以说是某种病可治愈的概率。

2. 控制率（control rate） 是期内平均每百名治疗病人中，经医生判定为病情发展减缓或者转轻的人数。

3. 副反应（side effects；adverse reactions） 也称副作用，指应用治疗设备治疗后所出现的治疗目的以外的生理反应。

4. 放射生物学评价 指应用放射类治疗设备治疗后，评估辐射对肿瘤及正常组织的影响。

临床治疗肿瘤以肿瘤大小的变化作为疗效评价的主要指标，这也是世界卫生组织（WHO）通用的评价方法。近年来，这一观念在逐渐改变，改善患者生活质量已成为肿瘤临床治疗的终点目标之一，对患者生活质量评估成为目前临床疗效评价系统的重要组成部分。以下以临床肿瘤放疗的治疗效果评价为例，介绍实际研究中的治疗质量评价要素。

1. 肿瘤大小 肿瘤的临床疗效评价历来都是以肿瘤大小的变化作为评价标准，肺癌的疗效评价也一样，目前一般用 WHO 通用评价方法与 RECIST 评价方法。两者按照治疗效果均分为完全缓解（CR）、部分缓解（PR）、病灶稳定（SD）和疾病进展（PD）。

（1）完全缓解（CR）：指所有已知病灶消失并保持最少 4 周。

（2）部分缓解（PR）：WHO 标准指肿瘤双径乘积之和减少 50% 的疗效评价并保持 4 周以上；RECIST 标准指肿瘤最大单径之和减少 30%，并保持 4 周以上。

（3）疾病进展（PD）：WHO 标准定义为双径乘积之和增加 25% 或出现新病灶，RECIST 标准指最大单径之和（LDs）增加 20% 或出现新病灶。

（4）病灶稳定（SD）：介于 PR 与 PD 之间。

2. 生存期和生活质量 延长生存期和改善生活质量应该是肿瘤患者就医的主要目的，也是医务人员研究的主要方向。研究者们将生存期、生存质量作为评价临床肺癌疗效的参考指标，做了大量的工作。

（1）生存期：生存期主要作为肿瘤远（中）期疗效观察及预后估计的指标，为一种非直接观察指标，是恶性肿瘤治疗的最终目的之一。生存期的评价包括生存率、平均生存期、中位生存期等方面。它们都有各自不同但却相关的评价意义。不少文献以其作为疗效评价的一个方面。

（2）生活质量（又称生存质量）：目前在国际上，对患者生活质量评估已成为临床疗效评价系统的重要组成部分。临床专家提出："当治愈仍不可确定时，应该开始治疗患者而不仅仅是肿瘤。"欧洲生活质量评估协调小组、美国食品及药物管理局健康相关生活质量工作组、国际药物经济与疗效研究协会、国际生活质量研究协会共同组成的筹委会提出，临床疗效评估应包括以下 4 个方面内容：临床人员报告成果，生理报告成果，照顾者报告成果和患者报告成果。其中生活质量属于患者报告成果的重要内容。国内外常用于肺癌的生存质量测定量表主要有以下几种：

1）行为状态量表（Karnofsky performance status，KPS）：KPS 是 Karnofsky 于 1948 年开发的最早应用生活自理能力及活动情况来评估肺癌患者预后和选择治疗方法的量表。其每个项目分为 10 个等级，评分范围为 0~100 分，由医务人员根据病情变化对病人进行评估。因其不包括病人的主观感受，又缺少心理状态及社会状态方面的内容，故严格来讲，只能算是生存质量的一部分。国内大部分的研究仍使用此表作为生存质量评价的指标。一般治疗后评分增高大于等于 10 分者为升高，减少大于等于 10 分者为降低，增高或减少不足 10 分者为稳定。

2）简明健康状况调查表（medical outcomes study short form 36，MOS SF-36）：由美国医学结果研究组（medical outcome study，MOS）研制的简明健康状况调查表。它包括 11 项共 36 个问题，分为生理功能（PF）、躯体角色（RP）、身体疼痛（BP）、总体健康（GH）、活力（VT）、社会功能（SF）、情感角色（RE）和心理健康（MH）8 个方面。它是一个普适性量表，但也有学者将其应用于肺癌领域，以观察不同治疗方案对病人生存质量的影响。

3）癌症病人生活功能指标量表（functional living index-cancer，FLIC）：1984 年 Schipper 等建立的 FLIC 量表包括了 22 个条目，每个条目的回答均在一条 1~7 的线段上划记。此量表可比较全面地描述病人的活动能力、角色执行能力、社交能力、症状、情绪及主观感受等。

4）癌症康复评价系统（cancer rehabilitation evaluation system，CARES）：该表由 Schag 于 1990 年制定，量表包括 139 个项目。用于全面评价癌症病人生命质量。包含躯体、心理、医患关系、婚姻和性功能 5 个方面，可用于全面评价癌症患者的生存质量。

5）肺癌症状量表（lung cancer symptom scale，LCSS）：LCSS 是 Gralla 等人在 20 世纪 80 年代始研制的。该量表是针对肺癌病人的特异性量表，测评了与肺癌相关的 6 个主要症状及其对全身症状、功能活力和总生存质量的影响。此量表分为病人填写和医师填写两部分，病人部分由 9 个条目组成，每个条目的回答均在一条 10mm 的线段上划记。医师部分主要就患者症状的数量和严重程度上进行评价，采用 5 等级法做答。此表主要侧重于身体和功能方面的评价，心理和社会状况方面评价较少。适用于对患者预后的预测，新药、新治疗方案疗效的评价和筛选。

6）肺癌日记卡（daily diary card，DDC）：最初由英国医学研究会（Medical Research Council，MRC）设计，1990 年 Geddes 在 MRC 的基础上又设计了一种日记卡。新量表包括了恶心呕吐、食欲、睡眠、情绪、疼痛、疾病感、活动能力和健康状况 8 个方面，每个方面分为很好、一般、差和很差 4 个等级。患者根据自身症状和一般情况每日填写，因此其依从性较差，资料很难收集完整。多用于评价小细胞肺癌患者化疗毒副作用对生存质量的影响，选择最佳的治疗方案。

7）癌症治疗功能评价——肺癌量表（functional assessment for cancel therapy lung，FACT-L）：FACT-L 量表是由美国芝加哥医学中心的 Celia 等研制的癌症治疗功能评价系统中的肺癌特异性量表，该量表是由一个测量癌症病人共性部分的一般量表和一个与肺癌相关的特异性症状模块组成。前部分包括了 34 个问题，从身体状况、社会／家庭状况、医患关系、情绪状况和功能状况 5 个方面对生存质量进行评价，每一方面最后均有一个总的评价项目，是患者就此部分对生存质量影响程度的总的评分。后一部分包括 10 个由肺癌引起的症状。全表采用自评的方式填写。此表在临床的使用也相当广泛，用于临床 Ⅱ、Ⅲ 期试验，可全面评估肺癌患者的生存质量，例如广州中医药大学附属二肿瘤科所承担的科技部"十五"重点攻关项目就采用 FACT-L 量表。

8）东部协作组体能状态计分量表（eastern cooperative oncology group，ECOG）：ECOG 是《疼痛评估医生问卷》（cancer pain severity and treatment survey physician pain assessment，PPA）中反映病人综合生活、工作能力的量表，依病人功能状态的好与差，将量表分 0 至 Ⅳ 级，0 级表示"完全活动自如，能做生病前的所有事情，不受限制"，Ⅳ 级表示"完全不能活动，生活完全不能自理，完全卧床"。临床症状改善与积分以治疗前后主要症状的变化作为临床疗效评价的一项指标。

3. 临床症状改善　例如：以咳嗽、咯血、胸痛、气急、发热作为评价疗效的一个方面。

4. 生化免疫指标

（1）神经内分泌免疫指标：T 细胞亚群和 NK 细胞百分率的变化，可作为疗效评价和预后判断的一个有效指标。

（2）肿瘤指标：①癌胚抗原（carcino-embryonic antigen，CEA）：国外学者研究发现 CEA 在肺腺癌患者化疗有效病例浓度明显下降，故于化疗前后检测血清 CEA 水平可以有助疗效评价；②神经元特异性烯醇化酶（neuron-specific enolase，NSE）：NSE 是肺癌化疗效果观察和随访的有效指标，对化疗产生反应后此酶水平会下降，病情完全缓解后其可达正常水平；③肿瘤相关物质（tumor supplied group of factors，TSGF）：TSGF 是恶性肿瘤的共有物质，且能随病情变化出现明显的升高或降低，这一生物学特性是以往其他肿瘤标志物所不具备（其他肿瘤标志物均随病程发展而增高，但早期数值不高而且变化不够灵敏），故可作为肿瘤的疗效观察和早期检测的指标。

六、药物与外科相互辅助

药品和器械联用是在一个治疗中同时发挥药品和器械的双重作用。由于使用的评价办法之间缺乏一致性，给研究和开发带来了独特的挑战。在一些情况下，美国食品药品管理局和欧洲药品管理局不能达成一致，进而使得他们对相同产品的分类有差异，带来了额外的问题。

以下内容将重点介绍药械联用研究独特的方面。药品和器械都会经历早期的开发研究，这些研究和其各自领域的其他产品的研究相同。在药品和器械各自独立的上市前研发的某一时点，它们的组合被构思，并随之开始了对它们的共同研发。一个典型的例子是植入式胰岛素泵（人工胰岛素泵）的研发。器械制造商熟悉泵的相关技术，但是从药品或者胰岛素的角度，需要一个特定的规划，它既要非常有效（以减少使用量）又要安全，以防它泄露到体腔中。

药械联用的临床使用效果评价不能简单看作一种药品或者一种器械的使用效果评价，药品和器械的评价规则是不同的。联用要被批准可基于以下两个选择之一：如果药械联用被认为以药品为主，就要使器械评价要求适应药品的评价要求；如果药械联用被认为以器械为主，就要使药品评价要求适应器械的评价要求。

以下内容将讨论基于上述两种选择下各自的评价方法。

1. **药品主导研究案例：骨形成蛋白** 在药品主导型药械联用的例子中，器械一般作为药品的传输系统使用。受美国对干细胞研究监管办法改变的激发，植入型药物传输器械成为一个快速发展的研究领域。由于器械改变了机体发挥功能的方式，增加了初始效果评估的难度，导致了随访需求的下降。一个很有趣的例子是生长因子——重组人骨形成蛋白，因为它被欧洲药品管理局分类为药品，被美国食品药品管理局分类为器械。骨形成蛋白被安放在作为其支架的器械上，它可以促进骨生长以替代或促进支架的功能，并作为自体移植的替代物而发挥作用。

器械评价的目的是证明器械本身不会和机体组织相互作用，药物研究的目的是表明药物能安全地带来益处的能力。以骨形成蛋白为例，它首先针对欧洲市场研发，因而经历了传统的药品研发过程。前瞻性随机研究被应用于在欧洲和美国经受过骨科手术的患者。对临床指标如 BMP 抗体的形成、脊椎前移的程度以及增长的影像学证据进行了监测。然后通过测量药品和器械共同作用的效果来测试联用的效果，并使用了骨形成的等级、发挥功能的能力（通过日常生活活动或行走来测量）以及社会能动性等级（如工作状态）等指标。对于骨形成等级的测定，应确保放射科医生不知道患者所属的研究组别。

医疗器械研发过程受药品研发经典的安全、有效、高质三原则的指导。基于此指导原则，需要早期识别目标器官、遗传毒性、致癌性、生殖毒性以及效力和可逆性。重要的药品研究是为了探究药物的相互作用、剂量反应和药物动力学，而这些通常是有限制的。像其他的器械研究一样，病例研究是可以接受的，但是在我们的这个例子中病例研究是不充分的。因为植入型器械很难做到随机化，因此病例研究主要作为必要的实验方式用在第三阶段，用于扩大对联用的监测范围。

2. **器械主导研究案例：药物洗脱支架** 如果联用被分类为一种器械，使用效果评价首先要证明器械可以达到其宣称的效果，同时是安全的，并不一定要证明它是医学上有效的。但是需有临床研究证明增加的药物不会对器械产生不良影响。最有名的一个例子就是药物洗脱支架，这里我们重点关注药物对支架功效的改善作用。这个研究设计相当于裸金属支架研究，并可以把它和裸金属支架研究以及诸如冠状动脉旁路移植术等手术替代方式相比较。因为在此联用中占主导的是支架。药物洗脱支架评价的重点是支架的功效，包括灵活性、耐用性和易于植入性。药物洗脱支架的重大研发主要在金属和网眼的设计方面。药物评价通常遵循着传统的药物研发路径。硬性终点如死亡和继发急性心肌梗死的减少未能被证实。评价借助了一些中间研究端点来反映终点，如支架并置的测量点和内皮功能异常的测定等。

在药物效果评价早期，通过动物实验观察药物的生物效能，基于非器械环境研究其对组织的作用机制。负载在支架上的药物绝大多数是免疫抑制剂，如西罗莫司和紫杉醇衍生物，它可以降低在新植入的支架上发生血栓的风险。对于器械的评价，较少使用大型的双盲随机对照试验，而更加强调样本量相对较小的前期非盲的随机研究以及大样本的后期监测。

随着药械联用将越来越被强调，其复杂性也将增加，围绕药品或者器械的效果评价方法设计将会变得更加困难。它可能会导致治疗上片面强调某一方，对药物洗脱支架的长期随访即证明了这一点。药物洗脱支架的评价是基于器械的过程，因为药物仅能维持几个月，继而就假定药物的作用相对不重要。一些载负聚合物的药物洗脱支架同裸金属支架相比增加了闭塞率。对任何治疗的长期随访都会有新的发现，尤其是当部分治疗因未能按照预先设定的路线评价，而不得不对其单独评估时。评价方法会逐步演变，药械的研发也会相应的发生变化。针对药械联合治疗的准入规定可能会导致评价设计的改变。

（赵国光）

思考题

1. 医疗器械临床评价的概念是什么？
2. 临床评价、临床数据、临床证据的关系是什么？
3. 诊断器械的通用临床评价指标有哪些？

第五章

可靠性评价

医疗器械是一种直接关系到患者生命安全和身体健康的特殊产品。在其长达几年的寿命期间，我们希望它都能保持正常的性能，不出故障，不带病运行，我们把它称为"可靠的"。本章从临床使用角度讲述了可靠性的概念、分析方法、评价指标等内容。本章从临床使用角度出发，讲述了医疗器械的可靠性相关概念、故障规律、常用寿命分布，系统可靠性的概念与分析方法，软件可靠性的特点与模型，人对可靠性的影响方式与解决途径等，对系统的可靠性分析进行了较详细的阐述，主要介绍了两种分析方法，为临床工程方向的学生和临床医学工程从业者提供了参考。

第一节 医疗器械与可靠性

一、可靠性是医疗器械的重要属性

医疗器械是一种直接关系到患者生命安全和身体健康的特殊产品，随着使用时间的增加，产品性能可以有所降低，但必须能够可靠地工作。性能指标先进但可靠性不高的产品是没有使用价值的，甚至是潜在的危险。面对国内医疗器械行业发展水平与公众不断提高的健康需求的矛盾，2000年国务院颁布《医疗器械监督管理条例》，明确政府监督管理的核心是保障医疗器械产品的安全、有效。对于医疗器械来说，安全性和有效性是最基本的要求，而医疗器械可靠性是实现这一要求的重要前提和保障。从根本上说，要实现医疗器械可靠性这一重要前提，需要通过一系列系统的工作，将可靠性分析与评价正确地运用到产品全寿命周期中去，从而为保障医疗器械的安全、有效提供技术支撑和前提保障。

我们从以下几个方面深入理解医疗器械的可靠性。

1. **执行预期功能的能力** 我们使用医疗器械时，总是期望它能够实现预期的功能。预期的功能常常由产品制造商以产品规格、性能参数和功能列表的形式给出。例如，一台除颤仪的功能告诉用户，只要遵照说明书操作，并在所述的规范内使用，该除颤仪就能释放出规定的能量用于心脏急救。如果出于某种原因，该除颤仪接通时无法释放出能量，那它就被认为是不具有执行预期功能的能力，或被认为已故障而不能执行预期的功能。在某些情况下，产品某些功能也许还在工作，但工作效果很差以至于被考虑为"不可靠"。例如除颤仪还能释放能量，但由于某种原因，应释放360J，实际只释放出200J，影响了诊疗效果。这种情况我们也说它不具备执行预期功能的能力。

2. **性能、质量及可靠性** 性能常与医疗器械的功能相关，例如，一台心电图机的功能是检测人体的心电，但是如何能做到检测不失真且采集信号如何实时准确就涉及一些性能指标，如输入阻抗、标准灵敏度、共模抑制比、采样速率等，所以，可靠性是系统性能的一种相对度量手段。在某些情况下，产品的性能与其可靠性相互制约。如对于手术用医疗器械，它的性能可以不是最好，但是可靠性是最重要的因素，有时需要牺牲一些性能来达到所需要的可靠性。产品性能的改进常常需要使用新的技术并增加产品的复杂性，而这可能会使原有的可靠性水平有所降低。

质量与产品的工艺水平有关。例如，心电图机的质量指标包括产品外观、基本配置及其具备特定性能参数的能力。质量缺陷会导致产品提前出现故障。产品的质量可以影响其可靠性，如产品材料的强度由于一些制造缺陷而降低，那么产品的可靠性也可能会降低。另一方面，一个高质量的产品也未必一定可靠，即使它完全符合工业规范。例如，由于环境条件不达标，或人为操作不规范等问题，在这种不达标和不规范的负荷条件下长时间使用，产品也会出现可靠性问题。

3. **寿命周期条件**　可靠性与产品在寿命周期内的指定时间内执行预期功能的能力有关。仍以心电图为例，我们希望它在购置后的寿命周期内，如五年或八年都能正常使用，不出现或尽可能少地出现故障，能够在寿命后期依然保持原有的性能指标。这常常依赖于它的性能和质量，也依赖长时间运行过程的环境、使用条件与技术管理。

医疗器械的可靠性依赖于施加在其上的条件，如环境和使用负荷。这些条件贯穿于医疗器械的寿命周期，包括在制造中、运输中、储存中及运行使用中。如果条件足够严酷，就有可能引起器械故障，例如电源电压高于运行条件，系统会因自动保护而停止运行。在某些情况下，这些使用负荷只是削弱产品的性能，例如，螺钉松动、开始有裂缝、机械活动受限等。然而，随着随后的使用负荷继续加重，可能会导致产品不能再执行预期的功能，例如病床由于螺丝松动而床体散架，裂缝导致内镜漏水使成像系统瘫痪，机械运动受限引起部件卡死等。在医疗器械设计时，设计师常常基于一些外部试验结果假设使用率和寿命周期条件。因此，如果假设条件和实际使用情况相同，该器械将可以持续使用到设计寿命。然而，这种情况很少发生。实际情况中的使用条件和环境条件存在巨大差异。我们更应该关注实际情况下医疗器械的产品退化和剩余寿命的评估。

医疗器械可靠性与其使用过程中的技术管理也非常关键。对于一些易损件，要依据制造商设计时的建议定期更换，不然就发展成故障。还应定期进行质量检测，将一些潜在的故障通过检测发现并进行修复，可以提高器械的可靠性。此外，当设备发生故障时，不管采用原厂维修、第三方维修还是自主维修，要保证维修能力的一致性，维持器械原有的性能和可靠性。

4. **故障与可靠性**　医疗器械作为一种产品，在使用过程中总会存在故障的风险。故障是可靠性理论中一个重要概念。故障率越高，可靠性越差。从理论上讲，如果我们能够清楚地了解产品故障过程的物理和化学特征，那么就可以准确预测部件内部的许多故障。然而，在实践中由于掌握的部件物理状态数据有限，对造成部件故障的物理、化学等过程了解不够深入等，都将导致故障的随机发生。在应用过程中，掌握故障规律、进行故障预测更为重要。例如某医院有200台同类型的心电监护仪，可以通过统计它们的故障次数、故障部位、故障类型、备件更换等来进行故障规律的分析。在进行大量试验时，可以通过建立模型、统计分析、评估等，预测出某台设备或某系统的故障规律。

二、医疗器械各阶段的可靠性

医疗器械的可靠性是设计、生产、管理出来的。总的来讲，可靠性分为两种：一是固有可靠性，是医疗器械在设计、制造过程中赋予的，一旦生产出来以后是固定的；二是使用可靠性，是设备在实际使用中呈现出来的可靠性，是在固有可靠性的基础上，受使用过程的因素，如安装、环境、使用（操作）水平、保养与维修等的综合影响。

从医疗器械全寿命周期的各个阶段来看，可靠性在设计阶段、研发阶段、生产阶段、使用阶段有不同的体现形式。前两个阶段主要是研究器械的固有可靠性，可以为应用过程技术评价提供依据。应用阶段的可靠性是前期各阶段的评价成果在临床实际环境的体现，其评价结果既可以保证器械诊疗质量和性能水平，又可以反馈到设计阶段、生产阶段，帮助生产企业提高设计与制造能力。

（一）医疗器械设计阶段

医疗器械生产企业的设计师根据医疗活动的需求，明确医疗器械可靠性的要求。同时设计师在研究医疗器械可靠性要求时，要充分考虑到现有医疗器械的可靠性状态、现有技术水平、费用、功能、使用环境等各种因素。这一阶段医疗器械可靠性设计的主要内容包括：

1. 定义产品需求　这些需求由产品寿命周期内的应用条件和产品性能预期值等因素决定，定义产品需求和约束应综合考虑客户的需求和制造商的能力。

2. 确定产品寿命周期条件　通过评估相关的制造、装配、储存、装卸、运输、使用和维护条件来定义产品寿命周期内的条件。

3. 供应商可靠性能力评估　确保供应链的参与者有能力生产所需的零件（材料）并提供所需的服务，以满足最终的可靠性目标。

4. 元器件/零部件/原材料选择　选择有足够的质量并在应用中能达到预期的性能和可靠性的元器件/零部件/原材料。

5. 识别潜在的故障模式、失效位置和相应的失效机制　设计过程能力可由失效物理、分析和寿命周期剖面获得。

（二）医疗器械研发阶段

在基础研究和探索新技术应用的基础上形成各种可供选择的方案，提出有效措施，设计和建造样品并对样品进行严格的试验与鉴定。鉴定产品以检验预期的寿命周期条件下产品的可靠性。产品鉴定应围绕着确保设计值和制造规格是否满足或超过可靠性目标的所有活动。

这一阶段的可靠性鉴定可通过一系列的可靠性试验，如：环境应力筛选试验、可靠性研制试验、可靠性增长试验、可靠性鉴定试验、可靠性验收试验、寿命试验等，用以暴露试制产品各方面的缺陷，评价产品可靠性是否达到预定指标，最终使出厂产品拥有尽可能高的固有可靠性。

（三）医疗器械生产阶段

所有的制造和装配过程必须能够生产出满足设计要求的的产品。材料属性和制造工艺的变异将影响产品的可靠性。因此该阶段的可靠性保障包括进行产品特征的识别、测量和监控；在生产过程中进行可靠性控制，以保证产品的可靠性达到设计要求；要建立起有效、可行的检验制度和检验方法，对存在一定风险，需要采取控制措施的二类、三类医疗器械要建立起规范、有效的跟踪制度；生产企业需要制订相应的实施计划，如器械整体结构、质量控制计划、可靠性验证试验计划、人员培训计划及可靠性数据管理计划等，并要有检查计划实施情况的手段。

（四）医疗器械使用阶段

医疗器械的使用阶段包括运输、安装、技术培训、按规定用途使用、定期检测、维护保养、维修等所有活动。此阶段关于可靠性的基本任务是保持医疗器械的可靠性，提高医疗器械的安全性。该阶段的可靠性保障包括监督保障医疗设备在规定环境和规定条件下运行；故障数据、维护数据的收集；使用中可靠性分析与评价；维护策略的修正与改善。

临床工程部门是医院医疗设备技术管理的执行单元，工程技术人员是技术管理的执行者。本阶段医疗器械的可靠性及其评价主要是聚焦在使用阶段的使用可靠性，即关注实际使用环境中的医疗器械，使医疗器械在产品承诺的使用期限内，发挥预期功效，保持高可靠度和高安全性，减少故障的发生，为实现医疗器械的安全、有效的总体目标打下理论和技术基础。

三、可靠性评价的作用

1. **保障诊疗水平**　医疗器械在临床使用过程中可靠性高，故障率小，能够发挥其应有的功能、性能与临床效果，将为医学技术提供重要保障。诊疗技术、药品、医疗器械是现代三大医学技术。与药品不同，医疗器械的使用寿命长，器械与操作者交互作用大，使用环境影响因素大，所以医疗器械在使用中的技术管理非常重要。例如一台输出不准确的除颤仪，在应用中肯定会影响治疗效果。做好医疗器械的可靠性分析与评价，以此对器械的维护策略进行修正与改善，对医疗器械发挥其正常水平有着重要作用，也对保障诊疗水平有着重要意义。

2. **减少医疗安全风险**　医疗器械在使用过程中经常会出现故障。如果器械的可靠性低，故障频发，或关键故障不可预测，会给诊疗过程带来很大风险。例如一台手术室的C型臂X光机，如果在术中突然发生故障，患者的手术就存在很大风险。进行可靠性评价，可以对故障进行预测；对关键部件进行可靠性分析，可以定期更换易损件，或制订合理周期进行质量检测以发现潜在故障，使故障可预测或少发作，可大大减少医疗安全风险。

3. **减少维护费用**　世界卫生组织资料显示，一台医疗器械的维护成本要比器械本身的初始成本高出几倍。在使用阶段，器械的可靠性与故障、维护有着非常紧密的联系。可靠性高，故障率就低，维护成本，包括人力、培训、备件、工具、设施、材料等成本都会大幅下降。因此，进行可靠性分析与评价，可以间接地减少维护费用，节约资源。

4. 为器械准入评估提供依据　在器械准入评估中，可靠性与设备性能、功能、有效性、安全性一样，都是评价器械的重要指标。尤其是对于安全性要求高的医疗部门，如手术室、大型设备、制氧机等，可靠性是使用者考量的首要因素。例如，同样是呼吸机，不同厂家、不同型号的产品可靠性差异很大。因此，做好器械的可靠性分析与评价，也能给医院管理者提供技术依据，为器械的准入提供技术依据。

5. 为制造商提供依据　如前所述，医疗器械在设计、研发、生产阶段的重心是产品的固有可靠性，在前期设计阶段，设计师需要假设后期遇到的实际情况来考虑可靠性，实验鉴定阶段是在模拟使用环境来检验可靠性。在实际使用阶段得到的是真实环境的可靠性数据，这些数据和分析结果可以提供给制造商，帮助他们寻找差异，修正设计，改良模型，为改善器械的固有可靠性提供依据。

第二节　可靠性基础

一、可靠性相关概念

（一）可靠性

可靠性是指产品在规定的条件下和规定的时间内完成规定功能的能力。

在这里产品是指作为单独研究和分别试验对象的任何元件、器件、零部件、组件、设备和系统等。在可靠性定义中，以下"三个规定"的概念是很重要的。

1. 规定的条件　是指产品使用条件、维护条件、环境条件和操作技术。通常在产品说明书中说明。这是产品完成规定功能的约束条件，这些条件都会对产品的可靠性产生影响，在不同的条件下，同一产品的可靠性也是不一样的。

2. 规定的时间　也称任务时间，是指产品的工作期限。规定时间可用时间单位"时、分、秒"计算，也可用周期、次数、里程等表示，如继电器等用触点开关的次数来表示。这是可靠性定义中的核心。因为离开时间可靠性就无从谈起，而规定的时间的长短又随产品的不同和使用目的的不同而有所差异。

3. 规定的功能　规定的功能通常用产品的各种性能指标来表示。产品规定的功能是制造设备或系统的目的。当不能完成功能时就称为故障。可靠性是保证完成规定功能的质量特性，定义产品的可靠性，必须要定义和规定其功能。生产出来的产品本身是具有完成规定的功能的能力的，但如果出现了故障，就不能完成规定的功能了；可靠性就是产品在不发生故障的情况下完成规定的功能。但应强调，一是规定的功能是指产品技术文件中规定的功能；二是功能是指产品本身具有的全部功能，而不是部分功能，应注意功能的多样性；三是规定的功能还应包括完成功能或故障的判断准则。

（二）故障

可靠性与故障是对立的，产品不可靠就是出了故障。只要掌握了产品故障规律，也就掌握了产品可靠性的规律。因此，研究可靠性与研究故障是密不可分的。

故障（failure，fault）是产品或产品的一部分不能或将不能完成预定功能的事件或状态。上述故障定义是广义的，在有的场合中产品不能执行规定功能的状态（不含预防性维修及缺乏外部资源等情况）称为故障（fault），而把产品终止完成规定功能能力的事件称为失效（failure）。在工程实践特别是产品使用中一般并不严格区分故障和失效，多数场合用故障，对一些不可修复的产品常称失效。

二、可靠性特征量

可靠性的特征量主要是：可靠度、失效概率、失效率、失效概率密度和寿命等。

（一）可靠度 $R(t)$

1. 可靠度 $R(t)$　是指产品在规定的条件下和规定的时间内，完成规定功能的概率。它是时间的函数，记作 $R(t)$，是可靠度函数的简称。

设 T 为产品寿命的随机变量，则可靠度函数为：

$$R(t)=P(T>t) \tag{5-1}$$

式（5-1）表示产品的寿命 T 超过规定时间 t 的概率，即产品在规定时间 t 内完成规定功能的概率。

根据可靠度的定义可以得出 $R(0)=1.0$，$R(\infty)=0$。即开始使用时，所有产品都是好的；只要时间充分大，全部产品都会失效。

可靠度与时间的关系曲线如图5-1所示。

2. 可靠度的估计值 $\hat{R}(t)$

（1）对于不可修复的产品，可靠度估计值是指在规定的时间区间（0，t）内，能完成规定功能的产品数 $n_s(t)$ 与在该时间区间开始投入工作的产品数 n 之比。

图 5-1　可靠度分布函数

（2）对于可修复的产品，可靠度估计值是指一个或多个产品的无故障工作时间达到或超过规定时间 t 的次数 $n_s(t)$ 与观测时间内无故障工作总次数 n 之比。

因此，不论对可修复产品还是不可修复产品，可靠度估计值的计算公式相同，即：

$$\hat{R}(t)=n_s(t)/n \tag{5-2}$$

对不可修复产品，将在规定时间区间（0，t）内失效的产品数记为 $n_f(t)$；对可

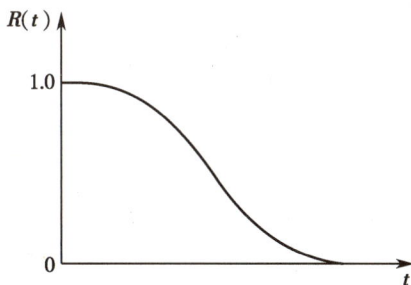

修复产品，将无故障工作时间不超过规定时间 t 的次数记为 $n_f(t)$，所以 $n_f(t)$ 也是 $(0,t)$ 时间区间的故障次数。故有关系式：

$$n_s(t)=n-n_f(t) \tag{5-3}$$

按规定，在计算无故障工作时间总次数时，每个产品的最后一次无故障工作时间若不超过规定时间则不予计入。

（二）累积故障概率 $F(t)$

1. 累积故障概率的定义　累积故障概率是指产品在规定条件和规定时间内发生故障（丧失规定的功能）的概率。也可说产品在规定条件和规定时间内完不成规定功能的概率，故也称为不可靠度。它同样是时间的函数，记作 $F(t)$。有时也称为累积故障分布函数（简称故障分布函数）。其表示式为：

$$F(t)=P(T\leq t)=1-P(T>t)=1-R(t) \tag{5-4}$$

累积故障分布函数 $F(t)$ 与时间关系曲线，如图 5-2 所示。

从上述定义和图 5-2 可以得出：$F(0)=1.0$，$F(\infty)=0$。

由此可见：$R(t)$ 和 $F(t)$ 互为对立事件。

2. 累积故障概率的估计值 $\hat{F}(t)$　假设 $t=0$ 时有 n 个产品开始工作，到 t 时刻有 $n_f(t)$ 个失效的产品，则

$$\hat{F}(t)=1-\hat{R}(t)=n_f(t)/n \tag{5-5}$$

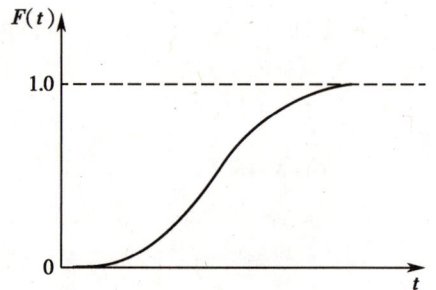

图 5-2　累积故障分布函数

（三）故障概率密度 $f(t)$

1. 故障概率密度　是指累积失效概率对时间的变化率，记作 $f(t)$。它表示产品寿命落在包含 t 的单位时间内的概率，即产品在单位时间内故障的概率。

其表示式为：

$$f(t)=\frac{dF(t)}{dt}=F'(t) \tag{5-6}$$

即

$$f(t)=\int_0^t f(t)dt \tag{5-7}$$

2. 失效概率密度的估计值 $\hat{f}(t)$

$$\hat{f}(t)=\frac{F(t+\Delta t)-F(t)}{\Delta t}=\left\{\frac{n_f(t+\Delta t)}{n}-\frac{n_f(t)}{n}\right\}/\Delta t=\frac{1}{n}\times\frac{\Delta n_f(t)}{\Delta t} \tag{5-8}$$

式中，$\Delta n_f(t)$ 为在 $(t,t+\Delta t)$ 时间间隔内故障的产品数。

3. $f(t)$、$F(t)$、$R(t)$ 的关系　当产品的故障概率密度 $f(t)$ 已确定时，由式（5-4）、式（5-7）可知：

可得概率密度函数$f(t)$、累积故障函数$F(t)$、可靠度函数$R(t)$的关系，如图5-3所示。

三、常用故障分布

产品故障分布是指其故障概率密度函数或累积故障概率函数，它与可靠性特征量有关密切的关系。研究产品故障分布函数的目的，是为了根据产品故障分布求出产品可靠度、故障率等可靠

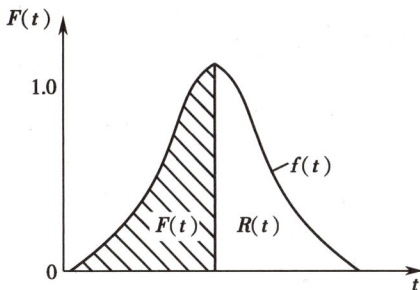

图 5-3　$f(t)$、$F(t)$、$R(t)$的关系

性特征量。即使不知道产品具体的分布函数，如果已知某产品故障分布的类型，就可以通过参数估计求得产品可靠性特征量。因此，研究产品的故障分布是可靠性的一个十分重要的问题。常见的医疗器械故障分布有指数分布、正态分布、威布尔分布等。这些常用的概率分布图形及函数式见表5-1。

表 5-1　常用的概率分布（连续型）

分布	故障密度函数	累积故障分布函数	故障率函数
指数分布	$f(t)=\lambda e^{-\lambda t}=\dfrac{1}{\theta}e^{\frac{1}{\theta}}$	$F(t)=1-e^{-\lambda t}=1-e^{-\frac{t}{\theta}}$	$\lambda(t)=\lambda=\dfrac{1}{\theta}$
正态分布	$f(t)=\dfrac{1}{a\sqrt{2\pi}}e^{-\frac{1}{2}\left(\frac{t-\mu}{\sigma}\right)^2}$	$F(t)=1-\Phi\left(\dfrac{t-\mu}{\sigma}\right)$	$\lambda(t)=\dfrac{f(t)}{1-F(t)}$
威布尔分布	$f(t)=\dfrac{m}{\eta}\left(\dfrac{t-\gamma}{\eta}\right)^{m-1}e^{-\left(\frac{t-\gamma}{\eta}\right)^m}$ $f(t)=\dfrac{m}{\eta}\left(\dfrac{t-\gamma}{\eta}\right)^{m-1}e^{-\left(\frac{t-\gamma}{\eta}\right)^m}$	$f(t)=1-e^{-\left(\frac{t-\mu}{\eta}\right)^m}$	$\lambda(t)=\dfrac{m}{\eta}\left(\dfrac{t-\gamma}{\eta}\right)^{m-1}$

指数分布是一种最基本、最常用的分布，也是最重要的一种分布。指数分布不但在电子元器件偶然故障期普遍使用，而且在复杂系统和整机故障时间方面以及机械结构的可靠性方面也得到广泛地使用。

正态分布在数理统计学中是一个最基本的分布，在可靠性技术中也经常用到它，如材料强度、磨损寿命、疲劳失效、同一批晶体管放大倍数的波动或寿命波动等都可看作或近似看作正态分布。在电子元器件可靠性的计算中，正态分布主要应用于元件耗损和工作时间延长而引起的故障分布，用来预测或估计可靠度有足够的精确性。由概率论可知，只要某个随机变量是由大量相互独立、微小的随机因素的总和所构成，而且每一个随机因素对总和的影响都很均匀、都很微小，那么，就可认定这个随机变量近似地服从正态分布。

威布尔分布在可靠性理论中是适用范围较广的一种分布。它能全面地描述"浴盆故障率曲线"的各个阶段。当威布尔分布中的参数不同时，它可以蜕化为指数分布、正态分布等。大量实践说明，凡是因为某一局部故障或故障所引起的全局功能停止运行的元件、器件、设备、系统等的寿命服从威布尔分布；特别在研究金属材料的疲劳寿命，如疲劳故障、轴承故障都服从威布尔分布。

四、故障的规律

传统的维修做法一般都是对设备进行定期的维修，而且认为维修间隔越短，效果越好。这种认识都是从对简单机械装置故障的维修上总结而来的。"浴盆曲线"型的故障率是这种维修观念的理论基础，如图5-4中的A所示。这类设备在使用初期故障率较高，使用一段时间后，进入故障率较平稳的正常使用期，再经过长时间的使用，设备开始进入老化期，故障率又逐渐升高。

随着设备的日趋复杂化，传统的定期维修方法暴露了其缺陷，不仅维修费用高，而且对一些设备来说，无论如何缩短维修间隔期，设备的故障率仍不能得到有效的控制。鉴于此，通过收集大量数据进行分析，人们又总结出了另外5种形式的故障曲线，如图5-4中的 B ~ F 所示。随着时间推移，符合 D、E 或 F 类型故障规律的设备越来越多，因此定期维修已不能完全满足当今的现代化设备对维修的要求。

五、系统可靠性

（一）概念

产品是指作单独研究和分别试验对象的任何元件、器件、设备或系统，可以表示产品的总体、样品等。产品一般可以分为零件、部件、组合件、单机、机组、装置、分系统、系统八个等级。一个产品通常是由各个分系统及元器件、零部件和软件组成的，

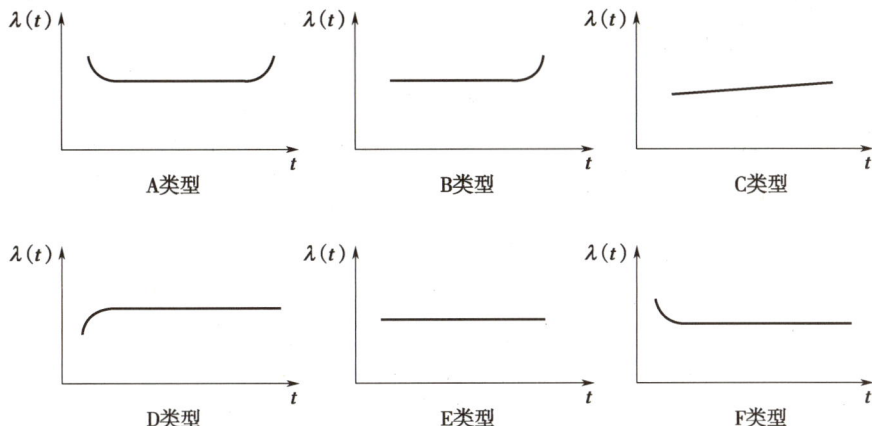

图 5-4 六种故障率曲线

完成一定功能的综合体或系统。更完整地说，系统组成还应包括使用设备的人。显然，系统各个组成元素（单元）的可靠性对整体、对系统的可靠性是有影响的。因此，在讨论可靠性时，要从系统的角度研究各组成部分与系统的关系，建立系统可靠性与各个组成元素（单元）可靠性的关系。也就是说，找出各种类型系统可靠性与单元可靠性的关系，用不同形式表现出来，即建立系统可靠性的模型，以便进行可靠性设计和评价。

系统可靠性模型是指为设计或评价产品的可靠性所建立的系统可靠性框图和数学模型。可靠性框图是表示系统与各单元功能状态之间的逻辑关系的图形。它是针对复杂产品的一个或一个以上的功能模式，用方框表示系统各组成部分的故障或它们的组合与系统故障的逻辑图。一般情况下，可靠性框图由方框和连线组成，方框代表系统的组成单元，连线表示各单元之间的功能逻辑关系。所有连接方框的线没有可靠性值，不代表与系统有关的导线和连接器。若必要，导线和连接器可单独放入一个方框作为另一个单元或功能的一部分。用框图表示单元故障与整个系统故障的关系，但这种表示是定性的。可靠性数学模型表达系统与组成单元的可靠性函数或参数之间的关系。

在以下讨论中假设：

1. 系统和单元仅有"正常"和"故障"两种状态；

2. 各单元的状态均相互独立，即不考虑单元之间的相互影响；

3. 系统的所有输入在规定极限之内，即不考虑由于输入错误而引起系统故障的情况。

（二）系统可靠性框图与模型的建立

1. 系统可靠性框图建立原则　用简明扼要的直观方法表示出产品每次使用能成功完成任务时所有元件之间的相互依赖关系。

可靠性框图的组成：

（1）方框：每个方框只代表一个单元或功能的可靠性值，且各单元或功能的可靠性相互独立。

（2）连线：方框的连线没有可靠性值（绝对可靠性值当1处理）。

2. 系统可靠性模型的建立程序

（1）规定产品定义；

（2）确定产品可靠性框图；

（3）确定计算产品可靠性的概率表达式（可靠性数学模型）。

规定产品定义有以下五个步骤：第一步是确定产品目的、用途或任务。第二步是规定产品及其分系统的性能参数及容许界限。第三步是确定产品的结构界限和功能接口。结构界限是指如最大尺寸、最大重量、安全规定，人的因素限制，材料允许能力以及其他。功能接口是指只要考虑的产品包括在另一产品，产品的相互关系就必须协调一致（兼容性）。例如人-机关系，与控制中心、功率源、数据要求的关系等。第四步是确定构成任务失效的条件。失效是指产品不能在规定的条件下完成规定的任务。应该确定和列出构成任务失效的条件。第五步是确定寿命周期模型。寿命周期模型是指全面描述从产品接收到报废期间的所有事件和环境。

（三）串联系统的可靠性模型

1. 串联系统定义和特点　串联系统是指由n个单元A_1、A_2、……、A_n组成，只有当每个单元都正常工作时，系统才能正常工作；或其中任一个单元故障时，整个系统也无法完成规定的功能，称这样的系统为串联系统。

串联系统特点是：串联系统在工程上是最简单也是最常用的，串联系统可靠性小于或至多等于各串联单元可靠性的最小值，用数学方法表示，如下公式所示。

$$R_S \leq \min\{R_i\} \qquad 0 < R_i < 1 \tag{5-9}$$

式中，R_S是指串联系统可靠性（可靠度），$\min\{R_i\}$是指可靠性最小的某一单元。

2. 串联系统可靠性框图（图5-5）

图中R_1、R_2、……、R_n分别表示n个单元的可靠性。

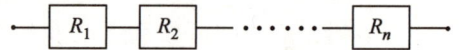

图 5-5　串联系统的可靠性框图

3. 串联系统数学模型　设在串联系统中，各单元相互独立，其系统可靠性为：

$$R_S(t) = \prod_{i=1}^{n} R_i(t) \tag{5-10}$$

式中，$R_S(t)$是系统在t时正常工作的概率，即系统在t时刻的可靠性；$R_i(t)$是第i个单元在t时正常工作的概率，即单元A_i在t时刻的可靠性。

若各单元的寿命分布为指数分布时的系统可靠性，可由式（5-11）表示：

若单元可靠性为：$R_i(t) = e^{-\lambda_i t}$，则串联系统可靠性为：

$$R_S(t) = \prod_{i=1}^{n} e^{-\lambda_i t} = e^{-\sum_{i=1}^{n} \lambda_i t} = e^{-\lambda_s t} \tag{5-11}$$

其中系统故障率为：$\lambda_s = \sum\limits_{i=1}^{n} \lambda_i$，即系统故障率等于各单元故障率之和。

由上可见：系统中各单元寿命分布都为指数分布时，则系统的寿命分布也为指数分布。

4. 提高串联系统可靠性的措施　为提高串联系统的可靠性，应从以下几方面考虑：

（1）提高各单元的可靠性，即降低各单元的故障率；

（2）尽量减少串联单元数目；

（3）等效地缩短任务时间；

（4）通过维护保养等手段提高各单元的可靠性。

（四）并联系统的可靠性模型

1. 并联系统定义和特点　串联系统是指由n个单元A_1、A_2、……、A_n组成，如只要有一个单元正常工作时，系统就能正常工作；或者只有当全部单元都故障时，整个系统才无法完成规定的功能，称这样的系统为并联系统。

串联系统特点是：并联系统是一种用低可靠性单元形成的较高可靠性的系统（即一种冗余系统），并联系统可靠性大于或至少等于各并联单元可靠性的最大值，用数学方法表示，如下公式所示。

$$R_S \geqslant \max\{R_i\} \qquad 0 < R_i < 1 \qquad （5\text{-}12）$$

式中，R_S是指并联系统可靠性（可靠度），$\max\{R_i\}$是指可靠性最大的某一单元。

2. 串联系统可靠性框图（如图5-6所示）

图中R_1、R_2、……、R_n分别n个单元的可靠性。

3. 并联系统数学模型　设在并联系统中，各单元相互独立，其系统累积失效概率为：

$$F_S(t) = \prod_{i=1}^{n} F_i(t) \qquad （5\text{-}13）$$

则系统可靠性为：

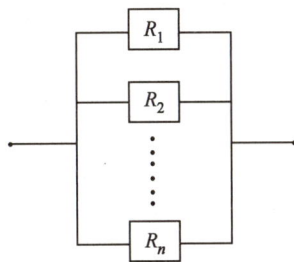

图 5-6　并联系统的可靠性框图

$$R_S(t) = 1 - F_S(t) = 1 - \prod_{i=1}^{n} F_i(t) = 1 - \prod_{i=1}^{n}\left[1 - R_i(t)\right] \qquad （5\text{-}14）$$

若各单元的寿命分布为指数分布时的系统可靠性可由式（5-14）表示。

若单元可靠性为：$R_i(t) = e^{-\lambda_i t}$，则并联系统可靠性为：

$$R_S(t) = 1 - \prod_{i=1}^{n}\left[1 - e^{-\lambda_i t}\right] \qquad （5\text{-}15）$$

可见各单元的寿命分布都是指数分布组成的并联系统的寿命分布已不是指数分布了。

4. 提高并联系统可靠性的措施　为提高串联系统的可靠性，应从以下几方面考虑：

（1）提高各单元的可靠性，即降低各单元的故障率；

（2）增加并联单元的数目，但耗费将大大增加；

（3）等效地缩短任务时间；

（4）通过维护保养等手段提高各单元的可靠性。

（五）混联系统的可靠性框图

混联系统有串并联系统（附加单元系统）、并串联系统（附加通路系统）和复杂的混联系统的可靠性模型。

1. 串并联系统（附加单元系统）　一个串并联系统串联了n个组成单元，而每个组成单元都由m个基本单元并联而成，该串并联系统的可靠性框图如图5-7所示。

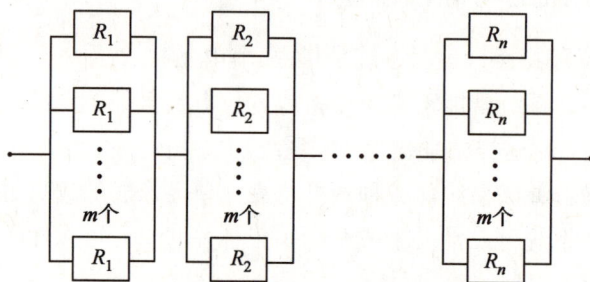

图 5-7　串并联系统的可靠性框图

设每个单元A_i的可靠度为$R_i(t)$，则此系统的可靠度$R_{S1}(t)$为：

$$R_{S1}(t) = \prod_{i=1}^{n}\left\{1-\left[1-R_i(t)\right]^m\right\}$$

（5-16）

2. 并串联系统（附加通路系统）　一个并串联系统并联了m个组成单元，而每个组成单元都由n个基本单元串联而成，该并串联系统的可靠性框图如图5-8所示。

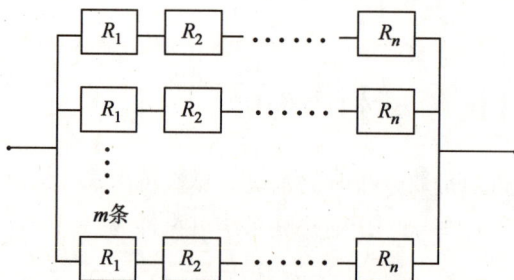

图 5-8　并串联系统的可靠性框图

设每个单元A_i的可靠度为$R_i(t)$，则此系统的可靠度$R_{S2}(t)$为：

$$R_{S2}(t) = 1-\left[1-\prod_{i=1}^{n}R_i(t)\right]^m$$

（5-17）

对于更为复杂的混联系统，可以利用等效可靠性框图来进行系统可靠度的计算。

六、软件可靠性

软件的可靠性是用以衡量一个软件（指计算机程序）和数据好坏很重要的一个评价指标。软件的可靠性与硬件的可靠性有许多相似之处，更有许多差异。这种差异是由于软、硬件故障机制的差异造成的，因而使软件可靠性在术语内涵、指标选择、设计分析手段以及提高软件可靠性的方法与途径等方面具有其自身的特点。然而，软件可靠性作为一个新的研究领域，理论与实践都不尽成熟，还有许多研究与应用的工作有待完成。

1. **基本概念** 对于软件的异常，常用3个术语来描述。

（1）缺陷（fault）：指的是软件的内在缺陷。

（2）错误（error）：指缺陷在一定环境条件下暴露，导致系统运行中出现可感知的不正常、不正确和不按规范执行的状态。

（3）故障（failure）：指由于对错误未作任何纠正而导致系统的输出不满足预定的要求。

缺陷可能导致错误并造成系统的故障，因此，缺陷是一切错误的根源，故存在下面的传递关系：缺陷—错误—故障。

但是发生过故障的软件通常仍然是可用的。只有当软件频繁发生故障，或公认已经"陈旧"时，软件才被废弃，这一版本软件的寿命也就终结。

有缺陷的软件只有在特定条件下才能导致出错，而在一般情况下是能够正常工作的。软件缺陷一般有以下特征：

（1）软件缺陷的固有性：软件一旦有缺陷，它将潜伏在软件中，直到它被发现和改正。反之，在一定的环境下，软件一旦运行是正确的，它将继续保持这种正确性，除非使用环境发生了变化。它不像硬件，随时间推移会因使用而不断"耗损"，或产生新的缺陷。因此，软件缺陷是"牢靠地""无耗损地"潜伏于软件之中。

（2）缺陷对环境的敏感性：软件各部分之间有着密切的联系，其运行过程实际上是各部分间的逻辑组合过程，不同的逻辑组合得到不同的程序路径，而每一次软件运行或完成某功能总是选择某一条程序路径。选什么样的程序路径是由软件自身确定的输入环境决定，不同的输入环境，软件的运行路径可能不同。如果软件在某些程序路径上含有缺陷，那么在执行这些程序路径时就有可能发生错误。对在一定输入环境下工作出错的软件，当退出该环境后，对于其他环境，此软件又可能正常工作。但当再次进入该环境时，软件又会出错。这说明软件缺陷对环境是敏感的。

（3）软件错误的传染性：任一软件缺陷，在其运行和处理过程会产生连带效应。例如，由于某一处错误处理，使某个处理变量 C 的值与要求不合，当变量 C 继续参加运行时会引起处理过程中的其他错误。故这类错误是具有"传染性"的。如果错误不被纠正，也许这种错误就一直存在以至继续"传染"，直到引起软件故障。

软件可靠性是"软件在规定的条件下、规定的时间周期内执行所要求功能的能力"。软件可靠性同样用可靠度来衡量，而软件的可靠度是"软件在规定的条件下、规定的时间周期内不能执行所要求各种的概率"。该概率是系统输入与系统使用的函数，也是软件中存在缺陷被触发的函数。系统输入将确定是否会遇到已存在的缺陷（如果有缺陷存在的话）。

软件可靠性的定义虽与硬件可靠性定义貌似类同，但定义中的各要素的含义是不同的。环境条件是指软件的使用（运行）环境，它涉及软件运行所需要的一切支持系统及有关的因素。规定的时间t被定义为软件系统一旦投入运行后的计算机挂起（开机但空闲）和工作的累积时间。显然，在使用期间中还有计算机的停机时间，它不包括在运行时间t内。规定功能是指从软件要求上或规格说明书和设计说明书上规定的软件全部功能。

2. 常用参数　软件故障与硬件不同，软件故障被纠正后不再重复出现，其可靠性是增长的。特定的故障出现是非重复性事件，不能用频率理论来说明。基于上述分析，可知在一个较长的时间区间内，故障率$\lambda(t)$肯定不是常值。但是通过对软件工厂工作质量（包括质保体系质量）的掌握程度，根据软件开发（测试）过程的质量可靠性分析，可以建立起对软件质量可靠性的"信念"，用概率方法对其进行评估。

常用的软件可靠性参数包括：

（1）系统平均不工作间隔时间（MTBD）：设T_V为软件正常工作总时间，d为系统由于软件故障而停止工作的次数，则定义

$$MTBD=\frac{T_V}{d+1}\qquad(5\text{-}18)$$

（2）系统不工作次数（一定时期内）：由于软件故障停止工作，必须由操作者介入再启动才能继续工作的次数。

（3）可用度（A）：设T_V为软件正常工作总时间，T_D为由于软件故障使系统不工作的时间，则定义

$$A=\frac{T_V}{T_V+T_D}\qquad(5\text{-}19)$$

也可表达为：

$$A=\frac{T_{BD}}{T_{BD}+T_{DT}}\qquad(5\text{-}20)$$

一般情况下，计算机系统要求$A\geqslant99.8\%$，特殊行业计算机系统要求$A\geqslant99.9\%$。

（4）初期故障率：一般以软件交付使用方后的3个月内为初期故障期。初期故障率以每100小时的故障数为单位，用它来评价交付使用的软件的质量并预测软件可靠性何时基本稳定。

（5）偶然故障率：一般以软件交付给使用方后的4个月后为偶然故障期。偶然故障率一般以每千小时的故障数为单位，它反映了软件处于稳定状态的质量。

（6）使用方误用率：使用方不按照软件规范及说明等文件来使用而造成的错误叫"使用方误用"。在总使用次数中，使用方误用次数占的百分率叫"使用方误用率"。造成使用方误用的原因之一是使用方对说明理解不深，操作不熟练，但也可能是说明没有讲得非常清楚而引起误解等。

3. 软件可靠性模型　虽然软件可靠性与硬件可靠性有相似之处，都是用出故障的概率来表示的，但由于两者间故障机制不同，因此可靠性模型也不一样。软件可靠性模型有很多种，下面介绍常用的3类：

（1）从硬件可靠性理论导出的模型；

（2）根据程序内部特性得到的模型；

（3）用已知错误植入软件，经过测试、分析比较建立的可靠性模型。

第一种可靠性模型所做的假设是：

（1）在两次错误出现之间的调试时间随错误出现率呈现指数分布，而错误出现率和剩余错误数成正比；

（2）每个错误一经发现，立即排除，并使错误总数减1；

（3）产生错误的速率是个常数。

对软件来说，上面假设的合理性可能还有问题，例如，纠正一个错误的同时可能不小心而引入另一些错误，这样第（2）个假设将不成立。

第二种可靠性模型计算存在于软件中的错误的预期数目根据软件复杂性度量函数导出的定量关系，这种模型建立了程序面向代码的（如操作符的数目）与程序中错误的初始估计数字之间的关系。

奈伯（Naib）在一项利用霍尔斯特德（Halstead）方法对软件出错率估算的研究中发现，环境因素对软件出错率的影响最大，并找出了3个起决定作用的随机变量，即

（1）使用过该软件的总用户数X；

（2）当前用户人数Y；

（3）当前用户中有过出错历史的用户数Z。

X、Y、Z为随机变量。这样软件出错率可表示为

$$\left(\frac{V}{D^2}\right)X+DY+B_3Z \tag{5-21}$$

其中：$V=\left(\eta_1 \log_2 \eta_1+\eta_2 \log_2 \eta_2\right) \log_2 \eta_2\left(\eta_1+\eta_2\right)$，$D=\dfrac{\eta_1 N_2}{2\eta_2}$

式中，η_1为操作符个数；η_2为操作对象个数；N_2为操作对象使用次数；B_3为模块个数。

经实验，奈伯发现，该式的结果与实验值相关系数达0.92。

第三种可靠性模型是由D.Mills首先提出的。这种方法一开始用来估算野外生活的动物数或一个池塘内鱼的尾数。

植入模型就是在软件中"植入"已知的错误，并计算发现的植入错误数与发现的

实际错误数之比而开发出的模型。随机将一些已知的带标记的错误植入程序。设程序中尚未发现的残留错误总数为N，植入的错误总数为N_t。在历经一段时间的测试之后，总共发现有程序的残留错误n个和带标记的植入错误n_t个。假定植入错误和程序中的残留错误都可以同等难易地被测试到，就可用下式求出程序中尚未发现的残留错误总数N。但这种模型依赖于测试技术。例如，如何判定哪些错误是程序的残留错误，哪些是植入带标记的错误，不是件容易的事，而且植入带标记的错误有可能导致新的错误。

$$N=\frac{n}{n_t}N_t \tag{5-22}$$

还有其他一些软件可靠性模型，如外延式。绘制单位时间内已检测到错误数目的关系曲线，然后用最小二乘法将曲线外延，以此来估计程序中尚残留的错误数目。

4. 提高软件可靠性的途径　提高软件可靠性的根本途径是开展软件工程，减少软件缺陷，还应当做到以下方面。

（1）严格的配置管理：软件的配置管理能标识和确定系统中的配置项，在系统整个寿命期内控制这些项目的投放与变动，并记录报告配置和更动要求，验证配置项的完备性和正确性。它能够完成软件的配置标识、配置控制、配置记录和配置审核四项任务。严格的配置管理是保证软件可靠性的重要措施之一。

（2）软件（模块）的标准化：对硬件产品来说，一般地说标准化程度越高，其质量与可靠性也越高。软件也一样，软件标准件应由国家或部委来组织生产。这样，软件的质量与可靠性将会有明显的提高。

（3）软件可靠性设计准则：实践证明，总结国内外，特别是本部门、单位的成功或失败的经验教训，制订并贯彻产品可靠性设计准则是提高产品可靠性的根本手段。对硬件产品如此，软件也相同。硬件可靠性设计的很多思路与方法可用在软件之中。

（4）软件的设计评审：应像硬件一样建立严格的设计评审制度，使之成为把好软件质量关的重要手段。为了防止软件可靠性设计评审走过场，制订"软件可靠性与可维护性的设计评审检查单"是必要的，要按检查单逐项评审，审查软件是否严格按可靠性设计准则设计。

七、人对系统可靠性的影响

医疗器械的使用都是由人来完成的，因此，人与医疗器械的可靠性关系非常密切。研究表明，系统故障中很大一部分（占故障总数的10%~15%）是由于人为差错而产生的。而随着系统的精度提高和复杂程度的增加，人对系统可靠性的影响将越来越大，并且由于人的差错使系统发生故障造成的损失将不可估量。

如果在产品设计和研制阶段就考虑到人对产品可靠性的影响，并对其进行分析，在设计中给予适当考虑，则可以减少人的影响因素，增加系统的可靠性。在系统设计阶段遵循有关人为因素的原则。能够明显地降低人对系统可靠性的影响。另外，挑选合适的操作人员与培训，也有助于改善人对系统可靠性的影响。

（一）基本概念

研究人对系统可靠性的影响问题，实质上主要是研究人的可靠性问题。与此有关的基本概念有：

1. 人的可靠性　在系统运行中的任一阶段，在规定的最少时间限度内（如果规定有时间要求），由人成功地完成工作或任务的概率。

2. 人为差错　人未能实现规定任务（或者实现了禁止的动作），可能导致中断计划运作或引起财产和设备的损坏。

3. 人的动作可靠性　一个人在规定条件下能完成全部规定的人的功能的概率。

（二）人为差错

人的作用的重要程度对不同的系统可能不同，对同一系统的不同阶段也可能不同。这种作用会由于人为差错而受到损害，系统总的可靠度会由于人不正确地完成他们应完成的正常任务而受到影响。人的可靠性问题实际上就是人为差错问题。这种差错可能发生在装备操作、维修、搬运、处理等不同场合。

1. 人为差错的原因　发生人为差错有各种不同的原因，一般有：工作区域光线不足；有关人员，如操作人员、维修人员和生产人员缺乏必要的训练和技能；不良的装备设计；工作区域温度太高，噪声太大；不适当的工作总体安排；太拥挤的工作空间；工作动力不足；不适当的工具；写得拙劣的维修和操作手册；管理不善；任务复杂；缺少口头交流；等等。

2. 人为差错的后果　人为差错的后果对不同设备或同一设备不同任务可能是不同的。后果的范围可以从轻微到严重（例如，从耽误设备的运行到毁坏设备）。人为差错对设备使用造成的后果可以分为以下三类：①设备毁坏或不能正常使用；②设备的使用有严重的延迟，但不妨碍装备的使用；③设备使用的延迟不严重。

3. 人为差错的发生　人为差错以各种不同的方式发生，一般有以下几种：对某一困难问题作出不正确的决策；没有实现某一必要的功能；进行了一项不应进行的活动；对某一意外事故的响应迟钝和笨拙；没有觉察到某一危险情况。

4. 人为差错的分类　人为差错可以细分为各种不同的类别：操作错误、装配错误、检验错误、安装错误和维修错误等。

（1）操作错误：操作错误是由操作人员造成的，几乎所有的操作错误都是在使用现场的环境中发生的。下列的几种情况导致了操作错误的发生：缺少合适的工艺规程，任务复杂和超载状态；人员的挑选和培训不良；操作人员粗心大意和缺少兴趣；违反正常的操作规程；等等。

（2）装配错误：这类错误是由于人引起的并发生在设备生产制造时，它们是工艺不良的结果。在很多情况下，装配错误是在产品发生故障后，在使用现场的环境下被发现的。如，使用不正确的零件（元件）；遗漏了零件；装配与蓝图不一致；不正确的焊接；零件用导线反接；等等。产生这些错误的原因为：照明不足；噪声太大；设计不当的工作安排；信息交流不畅和工作温度过高；缺少监督和培训；蓝图质量拙劣；等等。

（3）检验错误：检验的目的是发现缺陷，检验错误的发生是因为监测不是100%精确，由于检验错误，在公差范围内的零件可能被拒绝，或超差的零件可能被接受等。

（4）安装错误：这类错误发生在设备的安装阶段，属于短期错误。安装错误的主要原因之一是，人们没有按照说明书或蓝图来安装装备。

（5）维修错误：这类错误发生在对有问题的装备修理不正确的现场。如，对设备的调试不正确；在设备的某些部位连接错误；等等。一般随着设备的老化，发生维修错误的可能性就会增加，这是由于设备的耗损而使设备维修频率增大的结果。

5. 心理压力　压力是影响人的动作及其可靠性的一个重要方面。显然，一个承受着过重压力的人会有较大的可能造成人为差错。研究表明，压力并不完全是消极的影响，事实上，适度的压力是有益的，它能使人的效率提高到最佳状态。一方面，压力过轻时人会觉得没有挑战和变得迟钝，因而人的表现不会处于巅峰状态。另一方面，当承受的压力过重时，将引起人的工作效率急剧地下降。下降的原因是多方面的，如忧虑、恐惧或其他心理上的压力等。适度的压力应该定在足够使人保持警觉的压力水平上。当操作人员在很高的压力下执行任务时，发生人为差错的概率通常要比其在适度的压力下工作时高。

（三）减少人为差错，提高系统可靠性

为了减少人为差错，提高系统可靠性，应注意以下几点：

1. 设计时，应按照操作人员所处的位置、姿势与使用工具的状态，并根据人体的量度，提供适当的操作空间，使操作人员有比较合理的操作姿态，尽量避免以跪、卧、蹲、趴等容易疲劳或致伤的姿势进行操作。

2. 噪声不允许超过国家标准的要求，如难以避免，对操作人员应有保护措施。

3. 对产品的操作部位应提供自然或人工的适度照明条件。

4. 应采取适当措施，减少装备的振动，避免操作人员在超过标准的振动条件下工作。

5. 设计时，应考虑操作人员在举起、推拉、提起及转动物体等操作中人的体力限度。

6. 设计时应考虑使操作人员的工作负荷和难度适当，以保证操作人员的持续工作能力、维修质量和效率。

第三节 可靠性分析与评价

一、故障模式、影响与危害性分析

（一）概述

可靠性分析的目的不仅仅是评价系统及其组成单元的可靠性水平，更重要的是找出提高其可靠性的途径、措施。因此，必须对系统及其组成单元的故障进行详细的分析。故障分析成为可靠性分析的一项重要内容。所谓故障分析主要是对发生或可能发故障的系统及其组成单元进行分析，鉴别其故障模式、故障原因，估计该故障模式对系统可能发生何种影响，以便采取措施，提高系统的可靠性。研究产品故障（失效）的方法，当前世界上主要使用两种方法：

1. **故障模式和影响分析（FMEA）与故障模式、影响及危害性分析（FMECA）**

2. **故障树分析（FTA）** 故障树分析方法后面会介绍到。

故障模式影响分析（failure mode effect anaiysis，FMEA），就是在产品设计过程中，通过对产品各组成单元潜在的各种故障模式及其对产品功能的影响进行分析，并把每一个故障按其严酷程度予以分类，提出可以采取的预防、改进措施，以提高产品可靠性的一种设计分析方法。而故障模式、影响及危害性分析（failure effect and criticality analysis，FMECA）是在FMEA的基础上再增加一层任务，即判断每种故障模式影响的危害程度有多大，使分析量化。因此，FMECA可以看作FMEA的一种扩展与深化。

以往，人们依靠自己的经验和知识来判断元器件、零部件故障对系统所产生的影响，这种判断依赖于人的知识水平和工作经验，一般只有等到产品使用后，收集到故障信息，才进行设计改善。这样做，反馈周期过长，不仅在经济上造成损失，而且还可能造成更为严重的人身伤亡。因此，人们力求在设计阶段就进行可能的故障模式及其影响的分析，一旦发现某种设计方案有时能造成不能允许的后果，便立即进行研究，作出相应的设计上的改善。

由于FMEA主要是一种定性分析方法，易于掌握，很有实用价值，受到工程部门的普遍重视。它比依赖于基础数据的定量分析方法更接近于工程实际情况，是因为它无须为了量化处理的需要而将实际问题过分简化。FMEA在许多重要的领域被明确规定为设计人员必须掌握的技术，FMEA有关资料被规定为不可缺少的设计文件。FMEA是找出设计潜在缺陷的手段。实施FMEA是设计者和承制者必须完成的任务。

（二）目的与作用

进行FME（C）A的目的在于查明一切潜在的故障模式（可能存在的隐患），而重点在于查明一切灾难性、（致命性）严重的故障模式，以便通过修改设计或采用其他补救措施尽早予以消除或减轻其后果的危害性。最终目的是改进设计，提高系统的可靠性以及维修性，其具体作用可能包括以下方面：

1. 能帮助设计者和决策者从各种方案中选择满足可靠性要求的最佳方案；

2. 保证所有元器件的各种故障模式及影响都经过周密考虑，找出对系统故障有重大影响的元器件和故障模式，并分析其影响程度；

3. 有助于在设计评审中对有关措施（如冗余措施）、检测设备等作出客观的评价；

4. 能为进一步定量分析提供基础；

5. 能为进一步更改产品设计提供资料；

6. FMEA还可为维修性设计、设备备件及其他维修保障决策提供基础。

（三）FMEA 的方法与程序

1. 术语和定义

（1）故障模式（failure mode）：即故障的表现形式。

（2）故障影响（failure effect）：或称故障后果，是故障模式对产品的使用、功能或状态所导致的结果。故障影响一般分为三级：局部的、高一层次的和最终的。

（3）危害度（critiodity）：是对故障模式的后果及其出现频率的综合度量。

（4）约定层次：根据分析的需要，可按产品的相对复杂程度或功能关系来划分产品的层次，称为约定层次。要进行FMEA总的、完整的产品所在的层次，称为最初约定层次。

2. 分析方法

FMEA有两种基本方法：硬件法和功能法。工作中采用哪一种方法进行分析，取决于设计的复杂程度和可利用信息的多少。对复杂系统进行分析时，可以综合采用硬件法和功能法。

（1）硬件法：这种方法根据产品的功能对每个故障模式进行评价，用表格列出各个产品，对其可能发生的故障模式及其影响进行分析。各产品的故障影响与分系统及系统功能有关。当产品可按设计图纸及其他工程设计资料明确确定时，一般采用硬件法。这种分析方法适用于从零件级开始分析再扩展到系统级，即自下而上进行分析。然而也可以从任一层次开始向上或向下进行分析。采用这种方法进行FMEA是较为严格的。

（2）功能法：这种方法认为每个产品可以完成若干功能，而功能可以按输出分类。使用这种方法时，将输出一一列出，并对它们的故障模式进行分析。当产品构成不能明确确定时，或当产品的复杂程度要求从初始约定层次开始向下分析，即自上而下分析时，一般采用功能法。然而也可以在产品的任一层次开始向任一方向进行。这种方法比硬件法简单，但可能忽略某些模式。

以下介绍的FMEA，采用的是硬件法。

3. FMEA工作程序　FMEA工作程序分为定义系统及分析与填写表格两大步。

（1）定义系统：定义系统包括系统在每项任务、每一任务阶段以及各种工作方式下的功能描述。对系统进行功能描述时，应包括对主要和次要任务项的说明，并针对每一任务阶段和工作方式，预期的任务持续时间和产品使用情况，每一产品的功能和输出以及故障判据和环境条件等，对系统和部件加以说明。

1）任务功能和工作方式：包括按照功能对每项任务的说明，确定应完成的工作及其相应的功能模式；应说明被分析系统各约定层次的任务功能和工作方式；当完成某一特定功能不止一种方式时，应明确替换的工作方式。还应规定需要使用不同设备（或设备组合）的多种功能，并应以功能-输出清单（或说明）的形式列出每一约定层次产品的功能和输出。

2）环境剖面：应规定系统的环境剖面，用以描述每一任务和任务阶段所预期的环境条件。如果系统不仅在一种环境条件下工作，还应对每种不同的环境剖面加以规定。应采用不同的环境阶段来确定应力-时间关系及故障检测方法和补偿措施的可行性。

3）任务时间：为了确定任务时间，应对系统的功能-时间要求作定量说明，并对在任务不同阶段中以不同工作方式工作的产品和只有在要求时才执行功能的产品明确功能-时间要求。

4）框图：为了描述系统各功能单元的工作情况、相互影响及相互依赖关系，以便可以逐层分析故障模式产生的影响，需要建立框图。这些框图应标明产品的所有输入及输出，每一方框应有统一的标号，以反映系统功能分级顺序。框图包括功能框图及可靠性框图。绘制框图可以与定义系统同时进行，也可以在定义系统完成之后进行。对于替换的工作方式，一般需要一个以上的框图表示。

功能框图表示系统及系统各功能单元的工作情况、相互关系以及系统和每个约定层次的功能逻辑顺序。可靠性框图把系统分割成具有独立功能的分系统之后，就可以利用可靠性框图来研究系统可靠性与各分系统可靠性之间的关系。

（2）分析与填写表格：FMEA常采用填写表格进行，一种典型的FMEA表格如表5-2所示。它给出了FMEA的基本内容，可根据分析的需要对其进行增补。

表 5-2　故障模式及影响分析表

设备				设备编号	制表		日期	
子系统				子系统编号	审核		页数	
						故障影响		
编码	功能标志	功能	故障模式	故障检测补偿严酷度原因、方法、措施、类别	局部影响	对上一层的影响		最终影响

4. 严酷度等级划分 严酷度是对故障模式产品使用的严重程度的评价。失效严酷度定性地分为四级，如表5-3所示为某产品FMEA严酷度分级的一种形式。

表5-3 针对最终影响的严酷度分级示例

等级	严酷度水平	故障模式对人员或环境的影响
Ⅳ	灾难性的	可能潜在地导致系统基本功能丧失，致使系统和环境严重毁坏或人员伤害
Ⅲ	严重的	可能潜在地导致系统基本功能丧失，致使系统和环境有相当大的损坏，但不严重威胁寿命安全或人身损害
Ⅱ	临界的	可能潜在地使系统的性能、功能退化，但对系统没有明显的损伤，对人身没有明显的威胁或伤害
Ⅰ	轻微的	可能潜在地使系统功能稍有退化，但对系统不会有损伤，不构成人身威胁或伤害

（四）CA 的方法与程序

1. 分析方法 确定危害性是对故障模式影响程度进行定性度量的补充。进行危害性分析的目的是确定每一种失效影响的相对大小，为决策提供帮助。危害性的度量方法有定性分析和定量分析两种。定性分析按发生概率定级，定量分析应计算风险（R）和风险优先数（RPN）与计算故障模式失效率、发生概率和危害度。它们的最后分析结果均以矩阵表示，以便确定减轻或消除特定失效影响采取措施的优先顺序。

（1）定性分析：缺乏失效率数据时用定性分析。这时需要评定发生概率，以此危害度分为以下五级。

1级（或 E 级）几乎不可能，发生概率：$0 \leqslant P_i < 0.001$；

2级（或 D 级）可能性很小，发生概率：$0.001 \leqslant P_i < 0.01$；

3级（或 C 级）偶尔发生，发生概率：$0.01 \leqslant P_i < 0.1$；

4级（或 B 级）很有可能发生，发生概率：$0.1 \leqslant P_i < 0.2$；

5级（或 A 级）经常发生，发生概率：$P_i \geqslant 0.2$。

（2）定量分析

1）风险（R）和风险优先数（RPN）：定量确定危害性的一种方法是采用风险优先数（RPN）。这里，风险是主观上对故障影响严酷度的估计，以及这种影响在分析的预设时间段内发生的概率估计。

在故障模式、影响及危害性分析（FMECA）中代表潜在风险R的通用关系式为：

$$R = S \times P \tag{5-23}$$

式中，S 为严酷度，无量纲数，表示一种失效对系统或用户的影响严重程度有多大；P 为故障发生概率，也是无量纲。当 $P<0.2$ 时，可用定量 FMEA 方法中的危害度 C 替代。

2）风险优先数 RPN：一些 FMEA 或 FMECA 应用还对系统级的故障可探测度等级进行了区分。在这些应用中，增加一个可测度 D 参数（无量纲）来构成风险优先数 RPN，其计算式为

$$RPN = S \times O \times D \qquad\qquad (5\text{-}24)$$

式中，S 为严酷度，无量纲数，表示一种失效对系统或用户的影响严重程度有多大；O 为一种故障模式在预先确定或规定的时间段内发生的频度，采用等级值来表示比用真实的发生概率值表示更合适；D 为可探测度，即在系统或用户受影响前识别和消除失效的估计概率。D 值的排序原则通常与严酷度或发生概率的排序相反。D 值越高，可测度越小。较低的可测度将导致较高的 RPN，处理故障模式的优先级较高。

风险优先数 RPN 的作用是：用于确定减缓和消除故障模式的优先顺序。除了依据 RPN 的大小外，还需考虑故障模式严酷度的因素，若 RPN 相同，严酷度高者优先。

把故障模式按照它们的风险优先数 RPN 值进行排序，RPN 值越高，优先级越高。在一些应用中，失效影响的 RPN 超过规定阈值是不可接受的；而在另一些应用中，严酷度越高就越重要，而不考虑 RPN 值。

不同类型的FNECA对 S、O、D 定义了不同的取值范围。

2. 危害性矩阵　危害性矩阵是为了把故障模式的危害度与其他故障模式作比较。矩阵是将产品项目或故障模式的标号按严酷度级别与故障模式的发生概率或危害度等级进行排列，所得到矩阵表明各产品项目故障模式的危害度分布情况，而成为确定补救措施的工具。危害性矩阵是 FMECA 中的一部分。如图 5-9 所示，严酷度等级随着 x 轴方向递增顺序增大，数值Ⅳ表示严酷度最大（人员寿命损失、损害/或任务、运行失败、受损）。y 轴表示发生的可能性，也是按递增顺序排列的，如果最高发生概率不超过 0.2，发生概率与危害度大致相等。

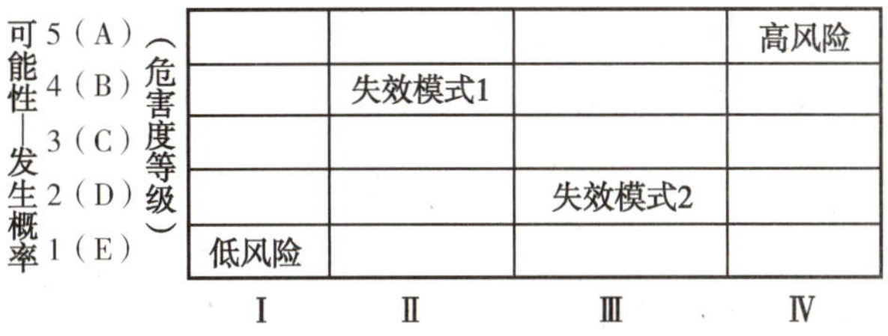

图 5-9　危害性矩阵图

3. 危害性分析的作用　危害性分析主要用于维修和后勤保障方面的分析。若某种故障模式发生概率很高（或故障模式危害度C数字大），则有必要采取措施降低对维修和后勤的要求。

二、故障树分析

（一）概述

故障树分析法（fault tree analysis，FTA）就是在系统设计过程中，通过对可能造成系统故障的各种因素（包括硬件、软件、环境、人为因素等）进行分析，画出逻辑框图（即故障树），从而确定系统故障原因的各种可能组合及其发生概率，以计算系统故障概率，以便采取相应的纠正措施，提高系统可靠性的一种设计分析方法。

FTA是1961年由美国贝尔实验室的华生（H.A.Watson）和汉塞尔（D.F.Hansl）首先提出的，并用于导弹的发射系统控制，取得了良好的效果，1965年在波音公司安全年会上发表，引起学术界的重视。此后，许多人对故障树分析的理论与应用进行了研究。目前，FTA是公认的对复杂系统进行安全性、可靠性分析的一种好方法，在航空、航天、核能、化工等领域得到了广泛的应用。

FTA法的步骤，通常因评价对象、分析目的、精细程度等而不同，但一般按如下步骤进行：

1. 故障树的建造；

2. 建立故障树的数学模型；

3. 定性分析；

4. 定量计算。

（二）目的与意义

1. **目的**　FTA的目的是通过FTA过程透彻了解系统故障与各部分故障之间逻辑关系，找出薄弱环节，以便改进系统设计、运行和维修，从而提高系统的可靠性、维修性和安全性。

2. **作用**

（1）全面分析系统故障状态的原因：FTA具有很大的灵活性，即不是局限于对系统可靠性作一般的分析，而是可以分析系统的各种故障状态。不仅可以分析某些元器件、零部件故障对系统的影响，还可以对导致这些部件故障的特殊原因（例如环境的、甚至人为的原因）进行分析，予以统一考虑。

（2）表达系统内在联系，并指出元器件、零部件故障与系统故障之间的逻辑关系，找出系统的薄弱环节。

（3）弄清各种潜在因素对故障发生影响的途径和程度，因而许多问题在分析的过程中就能被发现和解决，从而提高了系统的可靠性。

（4）通过故障树可以定量地计算复杂系统的故障概率及其他可靠性参数，为改善和评估系统可靠性提供定量数据。

（5）故障树建成后，它可以清晰地反映系统故障与单元故障的关系，为检测、隔离及排除故障提供指导。对不曾参与系统设计的管理和维修人员来说，故障树相当于一个形象的管理、维修指南，因此对培训使用系统的人员更有意义。

FTA法在系统寿命周期的任何阶段都可采用。然而，在以下三种时机采用时最为有效：

（1）设计早期阶段：这时用FTA法的目的是判明故障模式，并在设计中进行改进。

（2）详细设计和样机生产后、批生产前的阶段：这时用FTA法的目的是要证明所要制造的系统是否满足可靠性和安全性的要求。

（3）使用阶段：分析、研究和改进故障检测、隔离及修复措施和软硬件时。

（三）故障树的建立

1. 步骤和方法　故障树的建造是FTA法的关键，故障树建造的完善程度将直接影响定性分析和定量计算结果的准确性。复杂系统的建树工作一般十分庞大繁杂，机制交错多变，所以要求建树者必须仔细，并广泛地掌握设计、使用维护等各方面的经验和知识。建树时最好能有各方面的技术人员参与。

建树一般可按以下步骤进行：

（1）广泛收集并分析有关技术资料：包括熟悉设计说明书、原理图、结构图、运行及维修规程等有关资料；辨明人为因素和软件对系统的影响；辨识系统可能采取的各种状态模式以及它们和各单元状态的对应关系，识别这些模式之间的相互转换。

（2）选择顶事件：顶事件是指人们不希望发生的显著影响系统技术性能、经济性、可靠性和安全性的故障事件。一个系统可能不止一个这样的事件。在充分熟悉系统及其资料的基础上，做到既不遗漏又分清主次地将全部重大故障事件一一列举，必要时可应用FMEA，然后再根据分析的目的和故障判据确定出本次分析的顶事件。

（3）建树：一般建树方法可分为两大类，演绎法和计算机辅助建树的合成法或决策表法。演绎法的建树方法为：将已确定的顶事件写在顶部矩形框内，将引起顶事件的全部必要而又充分的直接原因事件（包括硬件故障、软件故障、环境因素、人为因素等）置于相应原因事件符号中，画出第二排，再根据实际系统中它们的逻辑关系，用适当的逻辑门连接事件和这些直接原因事件。如此，遵循建树规则逐级向下发展，直到所有最底一层原因事件都是底事件为止。

这样，就建立了一棵以给定顶事件为"根"，中间事件为"节"，底事件为"叶"的倒置的n级故障树。

（4）故障树的简化：建树前应根据分析目的，明确定义所分析的系统和其他系统（包括人和环境）的接口，同时给定一些必要的合理假设（如对一些设备故障作出偏安全的保守假设，暂不考虑人为故障等），从而由真实系统图得到一个主要逻辑关系等效的简化系统图。

2. 故障树中使用的符号　故障树常用的名词术语和符号见表5-4。

3. 建树时注意事项　故障树要反映出系统故障的内在联系，同时应能使人一目了然，形象地掌握这种联系并按此进行正确的分析。因此，在建树时应注意以下几点：

（1）建树者必须对系统有深刻的了解，故障的定义要正确且明确。

（2）选好顶事件：若顶事件选择不当就有可能无法分析和计算。在确定顶事件时，有些是借鉴其他类似系统发生过的故障事件选出来的。一般则是在初步故障分析基础上找出系统可能发生的所有故障状态，结合FME（C）A进行。然后，从这些故障状态中筛

167

表 5-4　故障树的常用符号

序号	分类	名称	符号	序号	分类	名称	符号
1	底事件	基本事件		10		顺序与门	（顺序条件）
2		未探明事件		11	逻辑门符号	特殊门 表决门	(k/n)
3	事件符号 结果事件	顶事件		12		异或门	不同时发生
4		中间事件		13		禁门	（禁门打开的条件）
5	特殊事件	开关事件		14	转移符号 相同转移	转向符号	（子树代号 字母数字）
6		条件事件		15		转此符号	（子树代号 字母数字）
7	逻辑门符号	与门 AND		16	相似转移	相似转向	（相似的 子树代号） 不同的事件标号，××—××
8		或门 OR				相似转此	（子树代号）
9		非门 NOT					

选出不希望发生的故障状态作为顶事件。

（3）合理确定系统的边界以建立逻辑关系等效的简化故障树。

（4）从上向下逐级建树：建树应从上向下逐级进行，在同一逻辑门的全部必要而又充分的直接输入未列出之前，不得进一步发展其中的任一个输入。

（5）建树时不允许门-门直接相连：不允许不经结果事件而将门-门直接相连。每一个门的输出事件都应清楚定义。

（6）用直接事件逐步取代间接事件：为了使故障树向下发展，必须用等价的、比较具体的直接事件逐步取代比较抽象的间接事件，这样在建树时也可能形成不经任何逻辑门的事件-事件串。

（7）正确处理共因事件：共同的故障原因会引起不同的部件故障甚至不同的系统故障。共同原因的若干故障事件称为共因事件。由于共因事件对系统故障发生概率影响很大，建树时必须妥善处理共因事件。若某个故障事件是共因事件，则对故障树不同分支中出现的该事件必须使用同一事件符号，若该共因事件不是底事件，必须使用相同的转移符号简化表示。

（8）对系统中各事件的逻辑关系及条件必须分析清楚，不能有逻辑上的紊乱及条件矛盾。

第四节 可靠性数据的收集与整理

一、可靠性数据的来源及特点

（一）收集可靠性数据的目的

可靠性数据是指在产品寿命周期各阶段的可靠性工作及活动中所产生的能够反映产品可靠性水平及状况的各种数据，可以是数字、图表、符号、文字和曲线等形式，根据本章所涉及的内容，这里所指的可靠性数据为医疗器械产品在工作中的故障或维修信息。收集可靠性数据是为了在产品寿命周期内有效地利用数据，为改进产品的设计、生产提供信息；为管理提供决策依据；为保证产品的可靠性服务。具体说来，其目的如下：

1. 根据可靠性数据提供的信息，改进产品的设计、制造工艺，提高产品的固有可靠度，并为新技术的研究、新产品的研制提供信息。

2. 根据现场使用提供的数据，改进产品的维修性，使产品结构合理，维修方便，提高产品的使用可用度。

3. 根据可靠性数据预测系统的可靠性与维修性，开展系统的可靠性设计和维修性设计。

4. 根据可靠性数据进行产品的可靠性分析及可靠性参数评估。

5. 根据可靠性数据对产品进行可靠性评价，为医疗器械的配置、采购等工作提供参考。

（二）可靠性数据的来源

可靠性数据可以来源于产品寿命周期各阶段的一切可靠性活动，如研制阶段的可靠性试验、可靠性评审报告；生产阶段的可靠性验收试验、制造、装配、检验记录，元器件、原材料的筛选与验收记录，返修记录；使用中的故障数据，维护、维修记录及报废记录等。

可靠性数据可从实验室进行的可靠性试验中得到，也可从产品实际使用现场得到。从实验室得到的数据叫试验数据，从现场得到的数据叫作现场数据。本章所指的可靠性数据是主要从产品实际使用现场得到的现场数据。

（三）可靠性数据的特点

1. **时间性**　可靠性数据多以时间来描述，产品的无故障工作时间反映了它的可靠性。这里的时间概念是广义的，包括周期、次数等，如球管的曝光次数等。

2. **随机性**　产品何时发生故障是随机的，所以描述其故障发生时间的变量是随机变量。

3. **有价性**　从两个方面来看，可靠性数据都是有价的。首先，数据的收集需花费大量的财力和物力，所以它本身的获取就是有价的；其次，经分析和处理后的可靠性数据，对可靠性工作的开展和指导具有很高的价值，其所创造的效益是可观的。

4. **时效性和可追溯性**　可靠性数据的产生和利用与产品寿命周期各阶段有密切的关系，各阶段产生的数据反映了该阶段产品的可靠性水平，所以数据的时效性很强。

随着时间的推移，可靠性数据反映了产品可靠性发展的趋势和过程，如经过改进的产品其可靠性得到了增长，当前的数据与过去的数据有关，所以数据本身还具有可追溯性的特点。

二、现场数据

试验数据和现场数据通常来自不同的寿命阶段。试验数据主要在产品的研制阶段和生产阶段获取，现场数据只能在产品投入使用后得到。这两种数据是评估产品寿命各阶段的可靠性水平的重要依据。由于数据产生的条件不同，它们各有优劣且各具特色，因而所用数据收集、处理分析的方法也不同。

产品实际使用中得到的数据为现场数据。其中记录产品开始工作至故障的时间（故障时间）及开始工作直至统计之时尚未故障的工作时间（无故障工作时间）的数据是用来评估使用可靠性参数的重要数据，应特别注意收集。现场数据是极其珍贵的，它反映了产品在实际使用环境和维护条件下的情况，比实验室的模拟条件更代表了产品的表现。

目前为止的共识是：厂内试验需要做，但无论如何也不可能完全复现真实使用条件；同时，对有些可靠性指标来说，如MTBF，靠厂内试验则费用和花费太多。但由于使用地区、环境条件等的差异，相同的产品其可靠性表现可能不同，所以现场数据波动大，处理时必须按不同情况和处理要求进行分类。以医疗器械产品为例，同样一个型号的PET/CT，对于机房湿度要求是一样的，但在南方维持此条件可能需要除湿机和而北方地区要达到同样的条件则需要加湿机。

　　现场数据中，产品投入使用的时间不同；记录数据时除故障时间外，还有一些产品在统计时仍在完好地工作；以及使用中途会因某种原因产品转移他处等，形成了现场数据随机截尾的特性。这是一种随机截尾试验，即产品进行可靠性试验时，由于种种原因一些产品中途撤离了试验，未做到寿终或试验终止，现场得到的这些数据可用图5-10表示。其中包括了一些产品的故障时间和另一些产品的无故障工作时间，即删除样品的撤离时间。

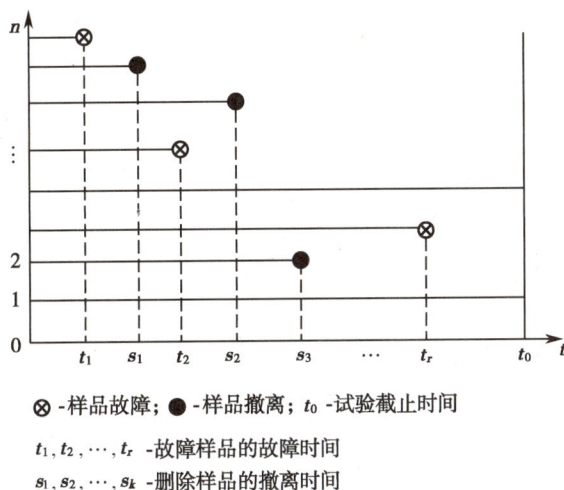

⊗-样品故障；●-样品撤离；t_0-试验截止时间

$t_1, t_2, \cdots, t_r$-故障样品的故障时间

$s_1, s_2, \cdots, s_k$-删除样品的撤离时间

图 5-10　现场试验、随机截尾

　　在现场数据中，对产品实际工作时间的记录是需要注意的，很多产品在使用中无法记录其实际工作时间，只知其工作的日历时间，大多数医疗器械均是如此。对于大型影像设备，一般只记录设备的每日工作时间，但有些部件在设备上并不是一直都在工作。如磁共振的射频系统，只有在扫描时才工作，这就存在一个实际工作时间和记录时间之比值的问题，通常称之为运行比。运行比可等于1，也可小于1。然而，对于某些产品，其故障特性与日历时间密切相关，如非金属产品、橡胶件的老化和腐蚀等，实际工作时间并非主要，对这些产品的记录还应以日历时间为主。

三、可靠性数据的收集要求和程序

（一）数据的需求

　　对可靠性数据的需求，是根据产品寿命周期内不同阶段对可靠性分析的需要决定的。这是数据收集前应做的一项重要工作。如在工程研制阶段初期的试验和电子元器件的检测数据等，反映了产品和元器件的缺陷，及时在设计的早期收集这些数据，进行纠正、改进，其效果是明显的。在研制阶段后期，如样机试验中得到的数据，反映了产品的整机在未来使用环境中的表现，其中暴露的薄弱部分正是系统的薄弱环节。这些数据对于研制部门是非常重要的，它们是故障报告、分析与纠正措施系统FRACAS（failure reporting, analysis and corrective action systems）的重要组成部分。有目的、有针对性地收集这些数据，对产品可靠性增长及达到其设计要求的目标值将起到重要作用。当产品进入使用初期时，对使用中的早期故障应给予重视，根据反馈信息，及时进行改进与纠正，对可靠性的提高可以起到重要作用。

对数据的需求，是指对所要获取数据的目的进行分析的过程，以及数据得到后干什么用，如何使用等。有了需求分析才能确定数据的收集点、收集方式和内容。

（二）数据的质和量

数据本身的质和量对数据分析的结果影响很大。从统计观点看，处理的数据量应尽量大一些，因而在费用允许的条件下，获取更多的数据是数据收集的基本要求。

为保证试验数据质的要求，应特别重视试验大纲的制订。大纲中试验的环境条件、使用条件应与实际尽量接近，这样的试验结果才能反映在未来使用和环境下的状态。另外，为了代表产品的可靠性水平，试验中样品的抽取应遵循随机抽取的原则，对于试验周期和试验时间，一般可按标准事先进行计划和安排。只有试验方案考虑周全，才能保证试验结果的质量。

在数据的收集中，由于试验数据始终受到密切的监视，因而其数据的质是较高的。使用过程则不然。随着产品投入使用，其信息量越来越大，源源不断的数据反映了产品现场的使用可靠性，然而由于管理等方面的原因，其数据的不确切性很大。因此在对数据满足一定量要求的条件下，对质的要求就应该是至关重要的了。数据收集应满足的基本要求如下。

1. **真实性** 不论是在实验室或使用现场，所记录的数据必须如实代表产品状况，特别是对产品故障的描述，应针对具体产品，切忌张冠李戴。对产品发生故障的时机、原因、故障现象及造成的影响均应有明确的记录。

数据的真实性是其准确性的前提，只有对产品的状况如实记录与描述，才有助于准确判断问题。即使对某次故障在现场可能误判，但当对故障产品经过分解检查后，就能准确地描述这次故障的真实现象。由于技术水平及其他条件的限制，对故障的真实记录不等于是准确记录，还有待于进一步的分析与判断。

2. **连续性** 可靠性数据有可追溯性的特点，随着时间的推移，它反映了产品可靠性的趋势，因此为了保证数据具有可追溯性，要求数据的记录连续。其中最主要的是产品在工作过程中所有事件发生时的时间记录及对所经历过程的描述，如产品开始工作、发生故障、中止工作的时间及对其中发生故障时的状况、返厂修理、经过纠正或报废等情况的描述。

3. **完整性** 为了充分利用数据对产品可靠性进行评估，要求所记录的数据项尽可能完整，即对每一次故障或维修事件的发生，包括故障产品本身的使用状况及该产品的历史及送修、报废等都应尽可能记录清楚，这样才有利于对产品的可靠性进行全面分析，也有利于更好地制订对其的监控及维护措施。

以上对数据的要求，只有在信息管理体系下对数据进行严格的管理，事先确定好数据收集点，有专人负责对数据的记录，有完善的数据收集系统才能做到。因为涉及的数据收集点不止一处，一个产品的经历，只有它所到之处都给予了记录和收集，才有可能保证满足这些要求。另外，要做到这些，对人员素质还有要求，只有那些责任心强、工作认真的人才会去跟踪记录这些数据。可见对数据的质和量的要求，无疑需要完善的信息管理体系来保证。

（三）可靠性数据的收集程序和方法

可靠性数据的收集应有周密的计划。现场数据的收集不可能做到像实验数据收集这样完善，产品一投入使用，所到之处都是数据的发生地，在不可能做到面面俱到的情况下，根据需求分析应选择重点产品和地区作为数据收集点。以下将对数据收集的程序和方法以及应注意的问题进行讨论。

1. **进行需求分析**　在进行数据收集以前必须进行需求分析，明确数据收集的内容及目的，不同的寿命阶段对数据的需求是不同的，因而所收集的对象和内容应随之确定。

2. **确定数据收集点**　在不同的寿命阶段有不同的数据收集点，如生产研发阶段所需的试验数据就应选实验室、产品生产检验点、元器件及材料筛选试验点等作为数据收集点；对于现场数据，主要是使用单位的器械管理部门。在选择重点地区或部门时，以有一定的代表性为好，如使用的产品群体较大，管理较好，使用中代表了典型的环境与使用条件等。对于新投入使用的产品，应尽可能从头开始跟踪记录，以反映其使用的全过程。

3. **制订数据收集表格**　这是数据收集系统的重要任务。根据需求制订所需收集内容统一、规范化的表格，将便于计算机处理，也便于在同行业或同部门内流通；有利于减少重复工作量，提高效率，也有利于明确认识，统一观点。这是一项细致的工作。

4. **数据收集的方法**　在建立了完善的数据收集系统以后，数据可依其传送的途径，按正常流通渠道进行。当数据收集系统运行尚不完善时，可用以下两种方式进行：一是在使用现场聘请信息记录员，让其按所要求收集的内容，逐项填表，定期反馈；二是派专人现场收集，按预先制订好的计划进行。两种方式收集的效果是相同的。

5. **数据收集中应注意的问题**　虽然现场数据反映了实际使用中产品的可靠性，但相同产品决不是都在相同条件下使用的，因而数据收集时应区分不同条件和地区。如对腐蚀而言，南、北方差异很大。在数据收集时应注意区别。

现场数据的收集中，由于各种因素的影响，数据丢失现象严重，造成数据不完整和不连续，影响了对数据的分析。在收集数据时，应对这些情况进行了解，以便对分析结果进行修正或作为对评估方法进行研究时的依据。另外，对于数据收集中的人为差错，只能对收集数据的人员进行培训，加强责任心教育，才能逐步避免。

四、可靠性数据的初步整理和分析

（一）直方图

直方图是用来整理数据，找出其规律性的一种常用方法。通过做直方图，可以求出一批数据（一个样本）的样本均值及样本标准差，更重要的是根据直方图的形状可以初步判断该批数据（样本）的总体属于哪种分布。做直方图的具体步骤如下：

1. 在收集到的一批数据x_1，x_2，…，x_n中，找出其最大值L_a和最小值S_m。

2. 将数据分组　分组数k一般由经验公式（5-25）确定，即

$$k=1+3.3lgn \tag{5-25}$$

3. 计算组距Δt，即组与组之间的间隔

$$\Delta t=（L_a-S_m）/k \tag{5-26}$$

4. 确定各组分点值，即确定各组上下限值　为了避免数据落在分点上，一般将分点值取得比该批数据多一位小数；或将分点值取成等于下限值和小于上限值，即按左闭右开区域[　）分配数据。

5. 计算各组中心值

$$t_i=（某组下限值+某组上限值）/2 \tag{5-27}$$

6. 统计落入各组的频数Δr_i和频率ω_i

$$\omega_i=\Delta r_i / n \tag{5-28}$$

7. 计算样本均值$\bar{t}$

$$\bar{t} = \frac{1}{n}\sum_{i=1}^{k}\Delta r_i \cdot t_i = \sum_{i=1}^{k}\omega_i t_i \tag{5-29}$$

8. 计算样本标准差s

$$s = \sqrt{\frac{1}{n-1}\sum_{i=1}^{k}\Delta r_i(t_i-\bar{t})^2} \tag{5-30}$$

9. 做直方图

（1）频数直方图：以失效时间为横坐标、各组的频数为纵坐标，做失效频数直方图，参见图5-11。

（2）失效频率分布图：将各组频率除以组距Δt，取$\omega_i/\Delta t$为纵坐标，失效时间为横坐标，做失效频率分布图，参见图5-12。由图可看出，当样本量增大，组距Δt缩小时，将各直方的中点连成一条曲线，则它是分布密度曲线的一种近似。

在各组组距相同时（在实际处理数据时，组距也可取得不等），产品的频数直方图的形状和频率分布图的形状是相同的。

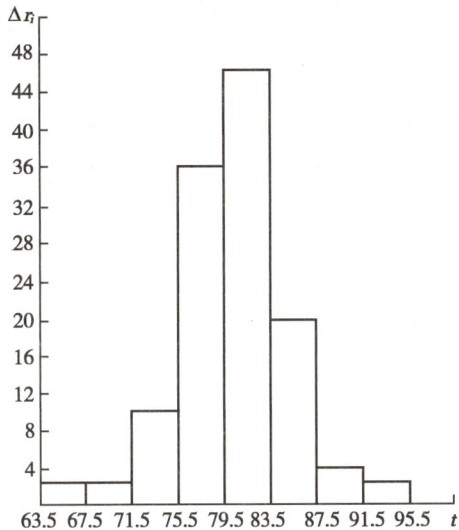

图 5-11　失效频数直方图

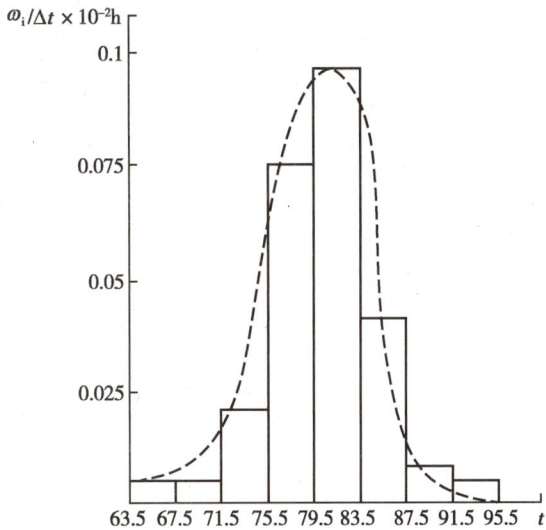

图 5-12　失效频率直方图

（3）累积失效频率分布图：第i组的累积频率为：

$$F_i = \sum_{j=1}^{i} \omega_j = \sum_{j=1}^{i} \frac{\Delta r_j}{n} = \frac{r_i}{n} \tag{5-31}$$

其中，r_i为至第i组结束时的累积频数，$r_i = \sum_{j=1}^{i} \Delta r_i$。

以累积频率为纵坐标，失效时间为横坐标，做累积频率分布图，如图5-13所示。当样本量n逐渐增大到无穷时，组距$\Delta t \to 0$，那么各直方中点的连线将趋近于一条光滑曲线，它表示总体的累积失效分布曲线。

由上述所做各直方图的形状可以初步判断所抽取的样本其总体属于何种分布。

10. 做平均失效率曲线　为初步判断产品的失效分布，也可做产品的平均失效率随时间变化的曲线。平均失效率$\overline{\lambda}(\Delta t_i)$[也表示为$\overline{\lambda}(t_{i-1}, t_i)$]，表示在$\Delta t$时间区间内产品的平均失效率，由下式计算，即：

$$\overline{\lambda}(\Delta t_i) = \frac{\Delta r_i}{n_{s,i-1}\Delta t_i} \tag{5-32}$$

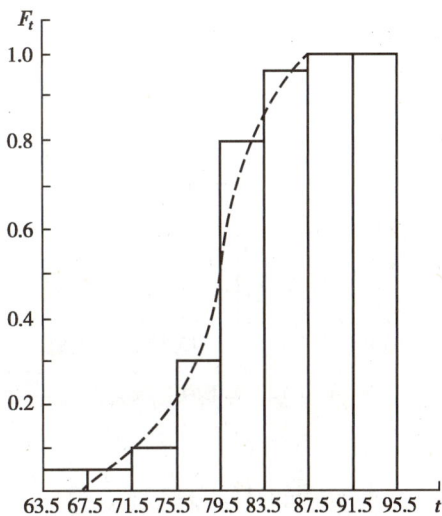

图 5-13　累积失效频率直方图

其中，Δr_i指在Δt_i时间区间内的失效频数，也可表示为$\Delta r(t_i)$，$n_{s,i-1}$指进入第i个时间区间（第i组）时的受试样品数，也可表示为$n_s(t_{i-1})$，即至t_{i-1}时刻为止继续受

试的样品数，有

$$n_{s,i-1}=n-r_{i-1} \tag{5-33}$$

而r_{i-1}指进入第i个时间区间时的累积失效数，也可表示为$r(t_{i-1})$。由计算得到的平均失效率曲线如图5-14所示。

（二）样本的经验分布函数

1. 定义 设总体ζ的一组样本观测值，将其按从小到大的顺序排列为

$$t_1 \leq t_2 \leq ... \leq t_n \tag{5-34}$$

其中，下标i表示其排列的顺序号，定义经验分布函数为

$$F_n(t)=\begin{cases} 0, & t < t_1 \\ i/n, & t_i \leq t < t_{i+1} \\ 1, & t \geq t_n \end{cases} \tag{5-35}$$

当样本观测值同定时，$F_n(t)$是一个分布函数，取值范围介于0~1之间，且是一个非减函数，它只在t_i处有跳跃，图形表示为一递增台阶，如图5-15所示。

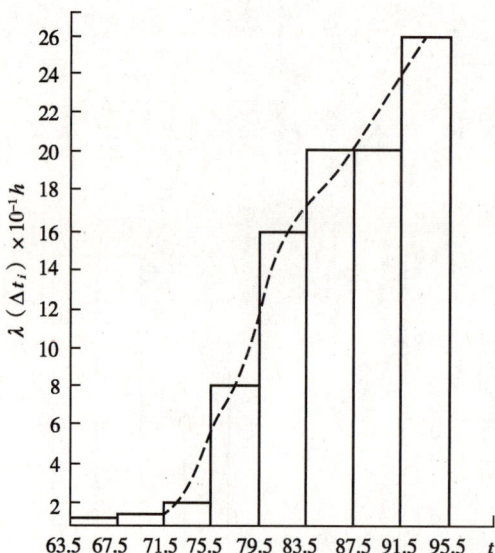

图 5-14　平均失效率直方图

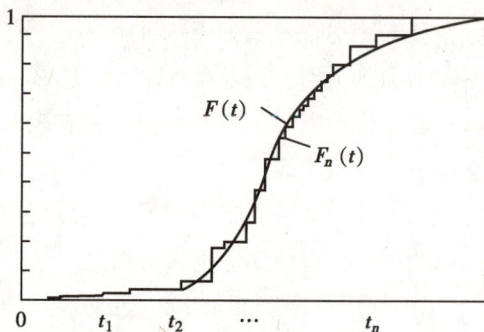

图 5-15　经验分布函数与理论分布函数示意图

对于不同的样本观测值，得到的经验分布函数也不相同，不过，经验分布$F_n(t)$是总体分布F的模拟。当样本量n足够大时，经验分布函数$F_n(t)$和总体的分布函数F之间只有很小的差别，在数理统计学中有如下定理。

定理5.1（格里文科定理）设x_1，x_2，...，x_n为来自总体F的独立同分布样本，则当$n \to \infty$时，$F_n(x)$依概率1均匀地收敛于$F(x)$，即

表 5-5　中位秩表

样本容量 n

秩 i	1	2	3	4	5	6	7	8	9	10
1	0.5000	0.2929	0.2063	0.1591	0.1294	0.1091	0.0943	0.0830	0.0741	0.0670
2		0.7071	0.5000	0.3864	03147	0.2655	0.2295	0.2021	0.1806	0.1632
3			0.7937	0.6136	0.5000	0.4218	0.3648	0.3213	0.2871	0.2594
4				0.8409	0.6853	0.5782	0.5000	0.4404	0.3935	0.3557
5					0.8706	0.7345	0.6352	0.5596	0.5000	0.4519
6						0.8909	0.7705	0.6787	0.6065	0.5481
7							0.9057	0.7979	0.7129	0.6443
8								0.9170	0.8194	0.7406
9									0.9259	0.8368
10										0.9330

样本容量 n

秩 i	11	12	13	14	15	16	17	18	19	20
1	0.0611	0.0561	0.0519	0.0483	0.0452	0.0424	0.0400	0.0378	0.0358	0.0341
2	0.1489	0.1368	0.1266	0.1178	0.1101	0.1034	0.0975	0.0922	0.0874	0.0831
3	0.2366	0.2175	0.2013	0.1875	0.1751	0.1644	0.1550	0.1465	0.1390	0.1322
4	0.3244	0.2982	0.2760	0.2568	0.2401	0.2254	0.2125	0.2009	0.1905	0.1812
5	0.4122	0.3789	0.3506	0.3263	0.3051	0.2865	0.2700	0.2553	0.2421	0.2302

续表

秩 i	样本容量 n									
	11	12	13	14	15	16	17	18	19	20
6	0.5000	0.4596	0.4253	0.3958	0.3700	0.3475	0.3275	0.3097	0.2937	0.2793
7	0.3878	0.5404	0.5000	0.4653	0.4350	0.4085	0.3850	0.3641	0.3453	0.3283
8	0.6756	0.6211	0.5747	0.5347	0.5000	0.4695	0.4425	0.4184	0.3963	0.3774
9	0.7634	0.7018	0.6494	0.6042	0.5650	0.5305	0.5000	0.4728	0.4484	0.4264
10	0.8511	0.7825	0.7240	0.6737	0.6300	0.5915	0.5575	0.5272	0.5000	0.4755
11	0.9389	0.8632	0.7987	0.7432	0.6949	0.6525	0.6150	0.5816	0.5516	0.5245
12		0.9439	0.8734	0.8127	0.7599	0.7135	0.6725	0.6359	0.6032	0.5736
13			0.9481	0.8822	0.8249	0.7746	0.7300	0.6903	0.6547	0.6226
14				0.9517	0.8899	0.8356	0.7875	0.7447	0.7063	0.6717
15					0.9548	0.8966	0.8450	0.7991	0.7579	0.7207
16						0.9576	0.9025	0.8535	0.8095	0.7698
17							0.9600	0.9078	0.8610	0.8188
18								0.9622	0.9126	0.8678
19									0.9642	0.9169
20										0.9659

$$P\left\{\lim_{n\to\infty}\sup_{-\infty<x<+\infty}\left|F_n(x)-F(x)\right|=0\right\}=1 \tag{5-36}$$

2. 经验分布函数的计算　对一批观测数据，若样本量较大，一般$n\geq20$，则可直接按式（5-37）定义计算，即

$$F_n(t_i)=i/n \tag{5-37}$$

其中，下标i表示每个样品的失效序号，称它为秩。例如t_5表示这个时间失效的样品，其序号为5，秩为5，通俗地讲就是第5个失效。

在样本量较大时，也可根据可靠度定义，直接计算其经验分布函数

$$F_n(t)=\frac{r(t)}{n} \tag{5-38}$$

其中，$r(t)$为产品到时刻t的累积失效数，n为样本量，即参加试验的产品数。

实践证明，当n较少时用上式计算有较大的误差。为了减少误差，在小样本情况（$n\leq20$）下，采用下列公式计算，即

海森（Hansen）公式

$$F_n(t_i)=(i-0.5)/n \tag{5-39}$$

数学期望公式

$$F_n(t_i)=i/(n+1) \tag{5-40}$$

近似中位秩公式

$$F_n(t_i)=(i-0.3)/(n+0.4) \tag{5-41}$$

也可以直接由中位秩表（表5-5）查得。

（夏慧琳　李春霞）

思考题

1. 什么是可靠性？
2. 医疗器械的可靠性有哪些特点？
3. 如何收集可靠性数据？
4. 试述FMECA的含义及定义，其目的是什么。
5. FTA的目的、特点、用途有哪些？

第六章

安全性评价

随着科学技术的不断进步，人们的自我保护意识越来越强，对安全的要求也越来越重视，医疗器械安全性评价的重要性也日益突显。在生活的各个领域、各个环节都存在"安全性"的问题。"安全性"是产品的固有属性，也是各类产品必须满足的首要设计要求，为预防人身伤亡、财产损失和环境破坏等事故的发生，需要在产品研制、生产、试验、使用等过程中，通过采取系统化的工程活动，保证产品质量的可靠和稳定。如今，大量医疗器械应用于临床，必须确保它们对患者和医生不造成危害，即安全性评价及保障的内容。

第一节　安全性评价概述

何为安全？"无危为安，无损为全"。安全是相对的，尽管我们在生产生活过程中采取有效的预防控制措施，但客观存在的危险性还是可能导致事故的发生，造成人和物的损失。为了消除系统存在的危险性，有效地预防和控制事故的发生，降低事故造成的人员和财产损失，安全性评价作为预测、预防事故的重要手段，为安全管理和决策科学化奠定了坚实基础。

一、安全性评价的基本概念

安全评价也称为风险评价或危险评价，是以实现安全为目的，应用安全系统工程原理和方法，辨识与分析工程、系统、生产经营活动中的危险、有害因素，预测发生事故或造成职业危害的可能性及严重程度，提出科学、合理、可行的安全对策措施建议，做出评价结论的活动。

现代医院的医疗过程中应用了各种技术先进的医疗器械，对这些新技术在医疗中的作用和效果应该给以科学的评价。一方面要对其在诊断和治疗中的有效性做出评价，另一方面还应对其危险性做出评价。医疗器械在这正反两个方面都必须符合医疗过程的各种要求，才是一种成功和可用的新技术。如果只重视医疗器械的有效性而忽视安全性，很可能出现"手术圆满完成而患者意外死亡"尴尬局面。人们在选购和使用医疗器械时，经常重视有效性而忽视安全性，在医疗中使用不安全的技术及其医疗器械，将对患者和医护人员的生命造成威胁，这是临床工程技术人员必须高度重视的一个严重问题。

（一）安全

安全，表示没有危害。在生活的各个领域都存在"安全"的问题。在临床大量使用医用电气设备时，必须确保对患者和医护人员不造成危害，即保证安全。

1. 安全生产，指不发生工伤事故、职业病、设备或损失的威胁。

2. 在安全工程学中，完全"没有危害"的情况是没有的，故把安全定义为发生危害的极小概率。安全程度，是指常用各种事件组合结果发生危害的概率大小。人们努力采取各种措施，减少发生危害的概率，从而提高安全性。

（二）危险

危险是指系统中导致发生不期望后果的可能性超过了人们可承受的程度。从概念看，危险是人们对事物的具体认识，必须明确对象，如危险环境、危险条件、危险因素等。通常用危险度来衡量危险的程度。

（三）风险

风险是危险、危害事故发生的可能性与危险、危害事故严重程度的综合度量。风险通常用字母R表示，它等于事故发生的概率（频率）（P）与事故损失严重程度（后果）（S）的乘积。即：

$$R=P \times S$$

在安全评价的过程中，常用风险评估的模式分析企业风险。风险评估是由风险识别、风险分析及风险评价构成的一个完成过程。该过程的开展方式不仅取决于安全评价过程的背景，还取决于开展风险评估工作所使用的方法与技术。

（四）事故

在生产过程中，事故是指造成人员死亡、伤害、职业病、财产损失或其他损失的意外事件。事故是意外事件，是人们不期望发生的，同时该事件产生了违背人们意愿的后果。

导致事故发生的事件称为事故事件。对于没有造成人员死亡、伤害、职业病、财产损失或其他损失的事件称为未遂事件。

（五）事故隐患

事故隐患是指作业场所、设备及设施的不安全状态，人的不安全行为和管理上的缺陷，是引发安全事故的直接原因。它的实质是有危险的、不安全的、有缺陷的"状态"，这种状态可在人或物上表现出来，如人走路不稳、路面湿滑都是导致摔倒致伤的隐患；也可表现在管理的程序、内容或方式上，如检查不到位、制度不健全、人员培训不到位等。

事故隐患与危险源不是等同的概念，很多人容易将二者混淆。危险源是指可能造成人员伤害、疾病、财产损失、作业环境破坏或其他损失的根源或状态。它的实质是具有潜在危险的源点或部位，是爆发事故的源头。危险源存在于确定的系统中，不同的系统范围，危险源的区域也不同。如对国家来说石油、化工等危险行业是危险源，对危险行业来说炼油厂就是一个危险源，对于炼油厂来说某个车间或仓库就是危险源，对于车间来说可能某台设备是危险源。因此，分析危险源应按系统的不同层次来进行。

一般来说，危险源可能存在事故隐患，也可能不存在事故隐患，对于存在事故隐患的危险源一定要及时加以整改，否则随时都可能导致事故。实际上危险源是处于各自的受控状态或监控状态，由于不同的人为干预，即使是同一类的危险源，现实危险度会截然不同。对事故隐患的控制管理总是与一定的危险源联系在一起，而对危险源的控制，实际就是消除其存在的事故隐患或防止其出现事故隐患。

（六）系统安全

系统是指由若干相互联系的、为了达到一定目标而具有独立功能的要素所构成的有机整体。对生产系统而言，系统构成包括人员、物资、设备、资金、任务指标和信息等要素。系统安全是指在系统寿命周期内应用系统安全工程和管理方法，识别系统中的危险源，定性或定量表征其危险性，并采取控制措施使其危险性最小化，从而使系统在规定的性能、时间和成本范围内达到最佳的可接受安全程度。因此在生产中为了确保系统安全，需要按系统工程的方法，对系统进行深入分析和评价，及时发现固有和潜在的各类危险和危害，提出应采取的解决方案和途径。

（七）安全系统工程

安全系统工程是以预测和防止事故为中心，以识别、分析评价和控制安全风险为重点，开发、研究出来的安全理论和方法体系。它将工程和系统中的安全作为一个整体系统，应用科学的方法对构成系统的各个要素进行全面的分析，判明各种状况下危险因素的特点及其可能导致的灾害性事故，通过定性和定量分析对系统的安全性做出预测和评价，将系统事故降至最低的可接受限度。危害识别、风险评价、风险控制是安全系统工程方法的基本内容，其中危害识别是风险评价和风险控制的基础。

二、安全性评价的分类和内容

在医疗工作中，使用多种医疗器械对患者进行诊断或治疗，这是多种仪器设备和人的组合系统。在这一组合系统中，由于各种仪器设备功能失常、操作错误、读数错误、计算机程序错误等原因，都将影响到医疗安全，这是系统的安全性。在医疗中必须考虑整个系统的安全性，诊断用的检测仪器不能正常工作时，将造成错误诊断；治疗用的仪器不能正常工作时，将起不到治疗作用或因输出过量而造成危害。医疗仪器设备不能正常工作而造成医疗事故，称其为仪器设备的可靠性差。可靠性和安全性实际上有相同的含义，可靠性是仪器设备正常工作的概率，而安全性是仪器设备不发生危害的概率，两者都是评价安全的指标，只不过评价的角度不同。

（一）安全性评价分类

从医疗器械全生命周期来讲，医疗器械安全性评价分为上市前安全性评价和上市后安全性评价。

1. 上市前医疗器械安全性评价　包括理化性能评价、生物学评价（包括动物模拟试验）、临床评价。

（1）理化性能评价：本章所涉及的医疗器械理化性能评价主要是指无源医疗器械和带有与人体接触部件的有源医疗器械。无源医疗器械是指不依靠电能或其他能源驱动、直接由人体或重力产生的能量来发挥其功能的医疗器械，主要包括植入性医疗器械和无菌医疗器械等。有源医疗器械中也有部分器械带有与人体接触或植入人体的部件，例如，一次性使用心脏电极、心脏起搏器、射频消融导管等。

为了保证医疗器械的安全性，在产品设计时必须预先考虑可能的各种危害，并使其造成的危害减至最低程度。在医疗器械产品的设计过程中，设计者首先应收集有关材料信息，权衡各种材料的优缺点，在确定所选用的材料之前，要考虑一下诸多因素：①化学性能；②生物学性能；③物理学性能；④电学性能；⑤形态学性能；⑥力学性能；⑦其他性能。一旦选定了材料，还要注意材料的大小对人体的危害程度，应尽可能在生物学评价之前，对最终产品的可浸出化学成分进行定性和定量分析，这将有助于进行生物学评价。

（2）生物学评价：医疗器械生物学评价是将预期应用于人体的器械在进入临床前首先对器械所采用的材料进行定性分析以及对已有资料或相关信息进行分析，然后有必要开展模拟体内的体外生物学试验，根据需要再进行动物体内试验，通过综合信息和数据的分析和（或）安全性试验的评估，最终对该医疗器械应用于人体的风险性做出相对科学的评价。

由于接触人体的医疗器械产品基本上是由一种或多种生物材料所组成，材料的化学成分、分子结构、表面性状、加工工艺和理化特性等都直接会影响到最终产品的生物安全性，换言之，无源医疗器械产品的生物学评价，在很大程度上是与组成器械的生物材料的生物学性能密切相关，因此，在生物学评价前充分了解材料的有关知识对评价医疗器械的生物安全性极其重要。

对于医疗器械来讲，即使通过了生物学评价的过程，认为产品符合相应检测标准的要求，即所谓"合格"的产品，也未必在今后临床应用中一定是安全的。有些经过生物学评价的医疗器械产品上市后，仍会出现非预期的不良反应，有的甚至对人体造成较严重的伤害。事实上，医疗器械的生物学评价在一定意义上可以理解为是对一种医疗器械产品的风险评价，而风险评价应该同时考虑的是发生不良事件的概率是多少，其危害的严重程度如何。因此，通过生物学评价的医疗器械产品目前还只能视为"可接受"产品，而不能作为绝对"安全"的产品。

（3）临床评价：医疗器械临床评价是指通过临床文献资料、临床经验数据、临床试验等信息对产品是否满足使用要求或者适用范围进行确认的过程。临床评价应全面、客观，应通过临床试验等多种手段收集相应数据，临床评价过程中收集的临床性能和安全性数据、有利的和不利的数据均应纳入分析。临床评价的深度和广度、需要的数据类型和数据量应与产品的设计特征、关键技术、适用范围和风险程度相适应，也应与非临床研究的水平和程度相适应。

临床评价应对产品的适用范围（如适用人群、适用部位、与人体接触方式、适应证、疾病的程度和阶段、使用要求、使用环境等）、使用方法、禁忌证、防范措施、警告等临床使用信息进行确认。

2. 上市后医疗器械安全性评价　也称临床应用安全评价。目前，医疗器械临床应用安全评价主要通过医疗器械风险管理和医疗器械不良事件监测报告来进行。

（1）医疗器械不良事件监测报告：医疗器械不良事件是指获准上市、质量合格的医疗器械导致或可能导致的任何不希望出现的有害事件。主要表现形式：①器械故障，即医疗器械在符合其性能规范或性能要求的情况下失效，特别是长期植入人体和支撑生命的医疗器械，一旦出现"故障"必然导致不良事件发生；②非预期的副作用，即事前不可预测的不良作用；③测试、检查以及使用信息表明如继续使用将导致不良事件发生。医疗器械不良事件监测一般是对医疗器械不良事件进行记录、收集、分析、评价和控制、处理的过程。这一概念与欧洲医疗器械警戒的内涵是大致相同的。因此广义的不良事件监测概念包括了上市后风险管理的内容。

导致医疗器械不良事件的因素包括产品固有的潜在风险（设计因素、材料因素、临床应用因素）、医疗器械性能和功能障碍或损坏、产品使用说明书问题和上市前研究的局限性。其中临床应用潜在风险即为在预期设计、使用过程中都存在的风险，包括手术操作过程、与其他医疗器械协同、应用人群特性、医师对新医疗器械的熟练程度等。

（2）医疗器械风险管理：医疗器械风险是由其本身（设计、材料、工艺和各种电磁辐射等）的危害，导致对人、环境、财产的损害而成为风险。风险管理是用于风险分析、评价、控制和监视工作的管理方针、程序及其实践的系统运用。它包括风险分析、风险评价、风险控制以及生产和生产后信息四个部分。各部分的运用详见本章第四节。

（二）安全性评价主要内容

随着现代科学技术的发展，在安全技术领域里，由以往主要研究、处理那些已经发生和必然发生的事情，发展为主要研究、处理那些还没有发生，但有可能发生的事件，并把这种可能性具体化为一个数量指标，计算事故发生的概率，划分危险等级，制定安全标准和对策措施，并进行综合比较和评价，从中选择最佳的方案，预防事故的发生。安全性评价通过危险性识别及危险度评价，客观地描述系统的危险程度，指导人们预先采取相应的措施，来降低系统的危险性。

安全性评价是一个利用安全系统工程原理和方法识别和评价系统、工程存在的风险的过程，这一过程包括危险、有害因素识别及危险和危害程度评价两部分。危险、有害因素识别的目的在于识别危险来源；危险和危害程度评价的目的在于确定和衡量来自危险源的危险性及危险程度、应采取的控制措施，以及采取控制措施后仍然存在的危险性是否可以被接受。在实际的安全性评价过程中，这两个方面是不能截然分开、孤立进行的，而是相互交叉、相互重叠于整个评价工作中。安全评价的基本内涵如图6-1所示。

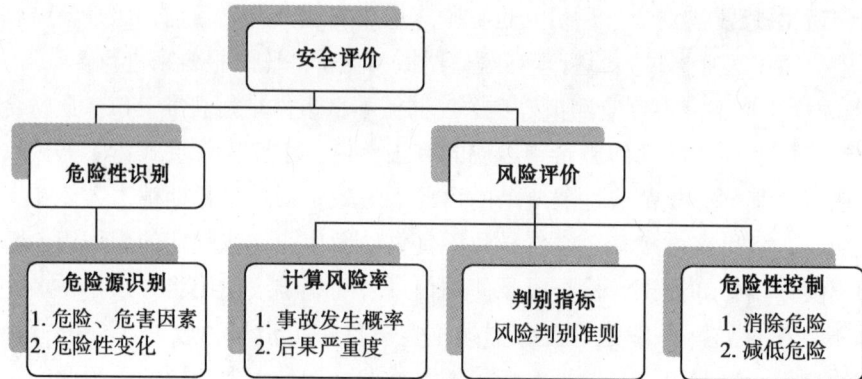

图 6-1　安全评价的基本内涵

1. 危险、有害因素识别　危险识别的目的是说明可能存在的危险，包括辨识出配置，哪些部分有风险，以及风险后果，同时还要辨识出导致风险的原因。借助危险识别过程，来尽可能识别出所有关键危险因素。

安全性评价可以从多个角度来提出危险识别的方法。例如：任务剖面、材料清单、风险对象、危险、严重度、频率。在系统分析阶段，着重从任务剖面、材料清单来分析。风险评价中，任务剖面是一个项目从概念阶段到最终处置阶段的相关事件序列和环境的总结。

2. 危险分类　危险识别出来以后，必须根据其频率和后果严重度进行归类。当危险无法通过有效设计而排除掉时，一些控制活动可以进一步用于减少危险，我们称为安全措施。所有的危险分类系统都是相对于其各自的分类尺度的，也就是说，其频率和严重度在其他分类系统进行比较时是没有意义的。有两种不同的分类方法，一种是定性的，一种是定量的。

3. 危害程度评价　根据危险、有害因素分析的结果和确定的评价单元、评价要素，参照有关资料和数据，用选定的评价方法进行定量分析。结合临床应用实际情况，以及同行或同类事故案例分析、统计其发生的原因和概率。综合评价结果，提出相应的对策措施与建议，并按照风险程度高低进行解决方案的排序。最后明确指出医疗器械临床应用的安全状态，并简要说明。

三、安全性评价的目的和意义

医疗器械临床应用安全性评价是查找、分析和预测可能存在的危险、有害因素及可能导致的危险、危害后果和程度，提出合理可行的安全对策措施，指导危险源监控和事故预防，以达到最低事故率、最少损失和最优的安全投资效益。

1. 促进实现本质安全化医疗服务　在医疗器械使用过程中对事故和事故隐患进行科学分析，针对事故和事故隐患发生的各种可能原因事件和条件，提出消除危险的最佳技术措施方案。特别是从应用上采取相应措施，实现医疗过程的本质安全化，做到即使发生误操作或设备故障时，危险因素也不会因此导致重大事故发生。

2. 为实现安全技术、安全管理的标准化和科学化创造条件　通过对医疗器械在医疗过程中的安全性是否符合有关技术标准、规范相关规定的评价，对照技术标准、规范找出存在的问题和不足，以实现安全技术和安全管理的标准化、科学化。

3. 有助于安全投资的合理选择　安全评价不仅能确认医疗器械使用中的危险性，而且还能进一步考虑危险性发展为事故的可能性及事故造成损失的严重程度，进而计算事故造成的危害，即风险率，并以此说明系统危险可能造成负效益的大小，以便合理地选择控制、消除事故发生的措施，确定安全措施投资的多少，从而使安全投入和可能减少的负效益达到合理的平衡。

4. 有助于提高医疗机构的安全管理水平　安全性评价可以使医疗机构安全管理变事后处理为事先预测、预防。传统安全管理方法的特点是凭经验进行管理，多为事故发生后再进行处理的"事后过程"。通过安全性评价，可以预先识别系统的危险性，分析医疗器械使用的安全状况，全面地评价系统及各部分的危险程度和安全管理状况，促使医疗机构达到规定的安全要求。

系统的安全性评价可以使安全管理从传统的经验管理变为目标管理。可以使各部门、全体医务人员明确各自的安全指标要求，在明确的目标下，统一步调，分头进行，从而使安全管理工作做到科学化、统一化、标准化。

四、医疗器械安全性评价的标准和规范

医疗器械是一种有使用风险的产品，为了能有效地控制产品质量，长期以来，各医疗器械标准化技术委员会制定了大量标准，其中有些标准涉及面广，是大多数医疗器械产品应该采用的标准，这些重要的医疗器械标准基本覆盖了主要医疗器械产品的安全方面要求，构成了医疗器械安全方面的标准化体系。

（一）医疗器械风险管理对医疗器械的应用（YY/T 0316-2008）

该标准等同采用了国际上通用的ISO14971—2007标准。

YY/T 0316标准主要是研究医疗器械产品的随机失效时间，对危害的发生概率及伤害的严重程度进行定性乃至定量的分析，并判断医疗器械可接受程度以决定医疗器械及其预期用途的适宜性的一份重要标准。标准除要求医疗器械满足一系列有关安全性标准外，还要对和医疗器械使用有关的风险进行分析评估。

风险分析和管理主要规定了判定危害和风险分析的程序，主要涉及与医疗器械有关的危害，这种主要是随机失效事件的研究，要求把风险量化，至少是具体的定性分析，以便确定医疗器械的安全性。另外，还有医疗器械在正常情况下的风险分析和事故率的统计数据，都是使风险量化的重要来源。

标准中没有产品技术、安全的具体要求，也不规定具体的技术途径，它只规定了进行风险分析的程序，主要涉及随机事件的分析，因此它和其他安全标准是相辅相成的。

（二）医用电气设备安全要求（IEC60601系列及其他相关标准）

该系列标准是应用于医用电气设备的系列安全标准。系列标准由医用电气设备的安全通用要求、并列标准和专用安全要求三者构成一个标准族，是保证医用电气设备类医疗器械安全的最基本的技术法规。

IEC60601-1是对所有的医用电气设备规定了共同的安全要求；并列标准IEC60601-1-XX是对一部分医用电气设备规定了补充的安全要求；安全专用要求IEC60601-2-XX是对某一类型医用电气设备规定了安全的专用要求。目前，IEC60601系列的部分标准已转化为国内标准。

GB 9706.1—2007　《医用电气设备　第1部分：安全通用要求》

GB 9706.15—2008　《医用电气设备　第1部分：安全通用要求　1.并列标准：医用电气系统安全要求》

YY 0505—2012　《医用电气设备　第1-2部分：安全通用要求-并列标准：电磁兼容——要求和试验》

GB 9706.2—2003　《医学电气设备　第2-16部分：血液透析、血液透析滤过和血液滤过设备的安全专用要求》

GB 9706.3—2000　《医用电气设备　第2部分：诊断X射线发生装置的高压发生器安全专用要求》

GB 9706.4—2009　《医用电气设备　第2部分：高频手术设备安全专用要求》

GB 9706.5—2008　《医用电气设备　能量为1～50MeV医用电子加速器专用安全要求》

GB 9706.6—2007　《医用电气设备　微波治疗设备专用安全要求》

GB 9706.7—2008　《医用电气设备　超声治疗设备专用安全要求》

GB 9706.8—2009　《医用电气设备　第2部分：心脏除颤器和心脏除颤器监护仪的专用安全要求》

GB 9706.9—2008　《医用电气设备　医用超声诊断和监护设备专用安全要求》

（三）医疗器械灭菌过程的确认和控制系列标准（ISO11134、ISO11135等-GB 18278—2000、GB 18279—2000等）

这类标准用于无菌医疗器械灭菌过程的确认和控制，是保证无菌类医疗器械安全的重要标准。

清洁、消毒、灭菌是预防和控制医院感染的一个重要环节，它包括医院病室内外环境的清洁、消毒和诊疗用具、器械、药物的消毒、灭菌，以及接触传染病患者的消毒隔离和终末消毒等措施。

消毒是指杀灭或清除传播媒介上的病原微生物，使之达到无害化的处理。

灭菌是指杀灭或清除传播媒介上的所有微生物（包括芽孢）的处理。

经过灭菌的物品称"无菌物品"。用于需进入人体内部，包括进入血液、组织、体腔的医用器材，如手术器械、注射用具、一切置入体腔的引流管等，要求绝对无菌。

消毒与灭菌是两个不同的概念。灭菌可包括消毒，而消毒却不能代替灭菌。消毒多用于卫生防疫方面，灭菌则主要用于医疗护理。

医院诊疗用医疗器械一般按污染后可造成的危害程度和在人体接触部位的不同分为三类。

1. 高度危险的器材 穿过皮肤、黏膜而进入无菌的组织或器官内部，或与破损的皮肤黏膜密切接触的器材，如手术器械、注射器、心脏起搏器等。必须选用高效消毒法（灭菌）。

2. 中度危险的器材 仅与皮肤、黏膜密切接触，而不进入无菌组织内，如内镜、体温计、氧气管、呼吸机及所属器械、麻醉器械等。应选用中效消毒法，杀灭除芽孢以外的各种微生物。

3. 低度危险器材和物品 不进入人体组织，不接触黏膜，仅直接或间接地与健康无损的皮肤接触，如果没有足够数量的病原微生物污染，一般并无危害，如口罩、衣被、药杯等，应选用低效消毒法或只做一般卫生处理。只要求去除一般细菌繁殖体和亲脂病毒。

消毒、灭菌的方法有：

（1）物理消毒灭菌法：是利用物理因子杀灭微生物的方法，包括热力消毒灭菌、辐射消毒、空气净化、超声波消毒和微波消毒等。

（2）化学消毒灭菌法：利用化学药物渗透细菌的体内，使菌体蛋白凝固变性，干扰细菌酶的活性，抑制细菌代谢和生长或损害细胞膜的结构，改变其渗透性，破坏其生理功能，从而起到消毒灭菌作用。

目前已制定的相关标准如下所示。

GB 18279—2000 《医疗器械 环氧乙烷灭菌 确认和常规控制》

GB/T 19973.1—2005 《医用器材的灭菌 微生物学方法 第1部分：产品上微生物总数的估计》

GB/T 19973.2—2005 《医用器材的灭菌 微生物学方法 第2部分：确认灭菌过程的无菌试验》

（四）医用电气设备环境试验要求和试验方法（GB/T 14710）

执行该标准是要求有源医用电气设备在不同的气候、机械环境下使用时，产品的安全性和有效性还应该得到保证。医疗器械产品在全世界的各个地方使用，世界各地的气候环境不同，产品在运输过程中承受的气温可能从零下几十摄氏度到零上几十摄氏度，在不同的区域间运输，可能是平坦的高速公路，也可能是崎岖不平的山路，如果产品设计时选用的元器件不恰当或产品内部结构设计不尽合理，那么，不同的气温、颠簸的路程，都可能对医用电气设备中的电气元器件或产品的结构固定产生影响，进而影响到产品的安全性和有效性，这份标准就是模拟产品在不同的气候、机械环境下运输、运行，以此来验证产品在不同环境下的使用情况。

（五）GB 15980—2009 一次性使用医疗用品卫生标准

标准规定了一次性使用医疗用品（用于病人检查、治疗、护理用指套、手套、吸痰管、阴道窥镜、治疗巾、皮肤清洁巾、擦手巾、压舌板、垫单、中单等接触完整黏膜、皮肤的各类一次性使用医疗、护理用品）灭菌及消毒前、后的卫生标准。本标准对一次性使用医疗用品（包括灭菌的和消毒的一次性使用医疗用品）生产企业中生产、装配、包装车间等生产过程和生产工人提出卫生要求的质量控制。

标准适用于各类一次性使用医疗用品生产企业，也适用于灭菌与消毒服务单位。

第二节 危害因素分析

一、危险、危害因素的分类

与医疗器械有关的危害，最终可能导致对患者或其他人员的损害。可分为能量危害、生物学和化学危害、操作危害、信息危害。危害示例见表6-1，危害、可预见的事件序列、危害处境和可发生的损害之间的关系见表6-2。

表 6-1 危害因素示例

能量危害示例	生物学和化学危害示例	操作危害示例	信息危害示例
电磁能	生物学的	功能	标记
网电流	细菌	不正确或不适当的	不完整的使用说明书
漏电流	病毒	输出或功能	
——外壳漏电流	其他介质（例如：蛋白病毒）	不正确的测量	性能特征的不适当的描述
——对地漏电流		错误的数据转换	
——患者漏电流	再次或交叉感染	功能的丧失或变坏	不适当的预期使用规范
电场		使用错误	
磁场	化学的	缺乏注意力	限制未充分公示
辐射能	气路、组织、环境或财产暴	记忆力不良	
电离辐射	露在外来的物质中，例如：	不遵守规则	操作说明书
非电离辐射		缺乏知识	
热能	——酸或碱		医疗器械所使用的附件的
高温	——残留物	违反常规	规范不适当

续表

能量危害示例	生物学和化学危害示例	操作危害示例	信息危害示例
低温	——污染物		
机械能	——添加剂或加工助剂		使用前检查规范不适当
重力			
——坠落	——清洁剂、消毒剂或试验		
——悬挂物	试剂		过于复杂的操作说明
振动	——降解产物		
贮存的能量	——医用其他		
运动零件	——麻醉产品		警告
扭转力、剪切力	生物相容性		
和张力	化学成分毒性，例如：		副作用的警告
患者的移动和定位	——变态反应／刺激		
声能	——致热原		一次性使用医疗器械可能
——超声能量			再次使用的危害的警告
——次声能量			
——声音			服务和维护规范
高压液体注射			

表 6-2　危害、可预见的事件序列、危害处境和可发生的损害之间的关系

危害	可预见的事件序列	危害处境	损害
电磁能量（网电源）	电极电缆无意地插入了电源线插座	网电源出现在电极上	严重烧伤 心脏颤动 死亡
化学的（挥发性溶剂）	（1）没有完全清除制造过程中所使用的挥发性溶剂；（2）在体温下溶剂残留物转变成气体	透析期间在血流中形成气泡	气体栓塞 脑损伤 死亡
生物学的（微生物污染）	（1）提供的对再使用麻醉管路的去除污染说明不当（2）麻醉过程中使用了受污染的管路	麻醉过程中细菌进入患者的气路中	细菌感染 死亡
电磁能（静电释放 ESD）	（1）带静电的患者触摸输注泵（2）静电导致泵和泵报警失效（3）胰岛素未输送给患者	不知道胰岛素没有被输送给高血糖患者	轻微的器官损坏 意识减退 昏迷、死亡
功能（没有输出）	（1）植入除颤器的电池到达其使用寿命终点（2）临床随访的时间间隔不适当地过长	心律失常时，器械不能发出除颤电击	死亡

二、危险、危害因素的辨识

（一）危险、危害因素识别的原则

1. 科学性 危险、危害因素的识别是分辨、识别、分析确定系统内存在的危险，而并非研究防止事故发生或控制事故发生的实际措施。它是预测安全状态和事故发生途径的一种手段，这就要求进行危险、危害因素识别必须要有科学的安全理论做指导，使之能真正揭示系统安全状况危险、危害因素存在的部位、存在的方式、事故发生的途径及其变化的规律，并予以准确描述，以定性、定量的概念清楚地显示出来，用严密的合乎逻辑的理论予以解释清楚。

2. 系统性 危险、危害因素存在于临床工程活动的各个方面，因此要对系统进行全面、详细地剖析，研究系统和系统及子系统之间的相关和约束关系。分清主要危险、危害因素及其相关的危险、有害性。

3. 全面性 识别危险、危害因素时不要发生遗漏，以免留下隐患，要从使用场所、环境条件、操作方法、配套设备、安全管理、制度等各方面进行分析、识别，不仅要分析正常运行、操作中存在的危险、危害因素，还要分析、识别启动、停止、维修维护、装置受到破坏及操作失误情况下的危险、危害因素。

4. 预测性 对于危险、危害因素，还要分析其触发事件，亦即危险、危害因素出现的条件或设想的事故模式。

（二）危险、危害因素识别的方法

选用哪种辨识方法要根据分析对象的性质、特点、寿命的不同阶段和分析人员的知识、经验和习惯来定。常用的危险、危害因素辨识方法有直观经验分析方法和系统安全分析方法。

1. 直观经验分析法 直观经验分析方法适用于可供参考先例、有以往经验可以借鉴的系统，不能应用在没有可供参考先例的新开发系统。

（1）对照、经验法：对照有关标准、法规、检查表或依靠分析人员的观察分析能力，借助于经验和判断能力对评价对象的危险、危害因素进行分析的方法。

（2）类比方法：利用相同或相似临床工程系统或作业条件的经验和安全卫生的统计资料来类推、分析评价对象的危险、危害因素。在安全性评价中，对于没有条件获取信息的内容，可以类比工程的调查来获得相近信息进行安全评价，一般选取同类项目现场及相似参考文献资料做类比。

2. 系统安全分析方法 系统安全分析方法是应用系统安全工程评价方法中的某些方法进行危险、危害因素的辨识。常用于复杂、没有事故经验的新系统，常用的系统安全分析方法有事件树、事故树等。

（三）危险、危害因素的识别过程

尽管医疗器械种类繁多，临床应用千差万别，但如果能够通过实现对危险、危害因素的识别，找出可能存在的危险、危害，并能够对所存在的危险、危害采取相应的措施，从而可以大大提高诊疗过程的安全性。在进行危险、危害因素的识别时，要全面、有序地进行识别，防止出现漏项，宜按照使用场所、环境条件、操作方法、性能指标和参数、配套设备、日常管理等几方面进行。识别的过程实际上就是系统安全分析的过程。

1. **使用场所环境条件**　注意识别存在噪声、振动、电场、磁场、高温、低温、辐射等有害因素的位置。

2. **操作方法**　要从操作人员是否接受过临床操作培训，是否按照使用手册、操作指南和程序进行操作，是否熟悉医疗器械使用中的禁忌证和注意事项，是否了解相关的安全符号和标识等方面进行识别。

3. **性能指标和参数**　可从医疗器械诊疗数据的准确性，设置参数和实际参数之间的误差，电气安全方面的漏电流、接地阻抗等指标进行识别。

4. **配套设备**　对电气设备可从触电、断电、误运转和误操作等方面进行识别，如有些医疗设备配套的不间断电源，要识别它的可靠性；对机械设备可从运动零部件和工件、操作条件、检修作业、误运转和误操作等方面进行识别。

5. **安全管理**　可以从安全管理组织机构、安全生产管理制度、事故应急救援预案、特种作业人员培训、日常安全管理等方面进行识别。

（四）危险源的分类

1. **危险源**　从安全生产角度解释，危险源是指可能造成人员伤害、疾病、财产损失、作业环境破坏或其他损失的根源或状态。它的实质是具有潜在危险的源点或部位，是爆发事故的源头，是能量、危险物质集中的核心，是能量从那里传出来或爆发的地方。

一般来说，危险源可能存在事故隐患，也可能不存在事故隐患，对于存在事故隐患的危险源一定要及时加以整改，否则随时都可能导致事故。现实中的危险源实际上处于各自的受控状态或监控状态，由于不同的人为干预，即便是同一类的危险源，现实危险度会截然不同。最典型的例子是核技术利用项目，从危险源的角度讲，I类放射源是极其重大的危险源，但是由于管理严密，多重保护和预警、反馈技术的有效控制，安全性很高，因此，不一定形成事故隐患。实际中，对事故隐患的控制管理总是与一定的危险源联系一起，因为没有危险的隐患也就谈不上要去控制它；而对危险源的控制，实际就是消除其存在的事故隐患或防止其出现事故隐患。

2. **医疗器械分类**　国家对医疗器械实行分类管理，制定了医疗器械分类规则和分类目录。根据《医疗器械监督管理办法》规定，医疗器械按照风险程度高低分为三类：

第一类是风险程度低，实行常规管理可以保证其安全、有效的医疗器械。

第二类是具有中度风险，需要严格控制管理以保证其安全、有效的医疗器械。

第三类是具有较高风险，需要采取特别措施严格控制管理以保证其安全、有效的医疗器械。

3. 危险源分类 基于以上医疗器械分类，根据设计材料、组成结构、驱动方式、预期使用目的，将危险源可分为以下4类。

（1）电能：电能是有源医疗器械的驱动能量。目前通用的供电电压为220V和380V。

所谓安全电压，是指为了防止触电事故而由特定电源供电所采用的电压系列。这个电压系列的上限，即两导体间或任一导体与地之间的电压，在任何情况下，都不超过交流有效值50V。我国规定安全电压额定值的等级为42V、36V、24V、12V、6V。当电气设备采用的电压超过安全电压时，必须按规定采取防止直接接触带电体的保护措施。

（2）辐射源：对医院核技术利用项目如密封源、非密封源、放射性药品等要按照《放射性同位素与射线装置安全和防护条例》严加管控。根据《放射源分类办法》，对常用不同核素的64种放射源按照对人体健康和环境的潜在危害程度分为Ⅰ、Ⅱ、Ⅲ、Ⅳ、Ⅴ类；非密封源工作场所按放射性核素日等效最大操作量分为甲、乙、丙三级，具体分级标准见《电离辐射防护与辐射源安全标准》。《射线装置分类办法》将射线装置分为Ⅰ、Ⅱ、Ⅲ类。

（3）化学试剂：化学试剂是进行化学研究、成分分析的相对标准物质，广泛用于物质的合成、分离、定性和定量分析。化学试剂的品种繁多，分类方法国际上尚未有统一的规定。大多数国家按应用范围来划分，如通用试剂、分析试剂、标准试剂、临床化学试剂、电子工业用试剂等几类至几十类；化学试剂也有用组成来分类的，如无机试剂、有机试剂、生化试剂、同位素标记试剂等。在医疗活动中，大部分化学试剂与体外诊断试剂管理方式不同，虽不作为医疗器械管理，但是通常需要与实验类设备配套使用，在临床诊断应用中必不可少。也就是说，我们在使用化学试剂的过程中，应当严格遵守操作规程和安全注意事项，高度重视其安全性问题，采取适当的防护措施，避免发生职业危害。

（4）压力容器：压力容器（pressure vessel），是指盛装气体或者液体，承载一定压力的密闭设备。贮运容器、反应容器、换热容器和分离容器均属压力容器。压力容器在运行当中内部充满压力、有毒气体等，一旦发生事故，后果不堪设想。因此对密封性能、承压载荷能力要求非常严格。根据《特种设备安全监察条例》的要求，压力容器作为特种设备管理。

因为压力容器为高危险性设施，所以压力容器的操作或使用人员，均应依照压力容器安全规则进行操作或使用。压力容器的维修维护人员也应严格遵照相关规定的方法执行，才能避免事故灾害的发生。其医院中常用的压力容器有氧气瓶、医用制氧系统、集中供氧供气系统、高压氧舱、消毒用高压灭菌柜等。

第三节 安全评价方法

　　安全评价方法是进行定性、定量安全评价的工具，是科学、客观、公正得出安全评价结果和结论的前提，是获得理想安全评价效果的关键。安全评价方法有很多种，每种评价方法都有其适用范围和应用条件。在进行安全评价时，应根据评价的目的、要求和被评价对象的特点、工艺、功能或活动分别，选择科学、合理、适用的安全评价方法。

　　各种安全评价方法包含的科学水平不同，因此其科学性的表现也存在差异。评价方法不是越复杂的越好，而是以能够解决实际安全问题为出发点，对安全状态和安全条件得出科学的安全评价结论。无论是从国外引进的还是自己研究的安全评价方法，在实际运用时，应根据具体情况充分考虑安全评价方法的适应性，科学选择使用安全评价方法，降低安全评价的成本。

一、常用的安全评价方法

　　安全评价方法是对系统中的危险性、危害性进行分析评价的工具。常用的安全评价方法有定性安全评价方法和定量的安全评价方法。

（一）定性安全评价方法

　　目前国内外企业安全管理工作中广泛使用定性安全评价方法。定性安全评价方法主要根据经验和直观判断能力对生产系统的工艺、设备、设施、环境、人员和管理等方面的状况进行定性分析，而评价的结果是一些定性的指标，如是否达到了某项安全指标、事故类别和导致事故发生的因素等。

　　定性安全评价方法一般以表格分析的形式出现。常用的有安全检查表分析法、预先危险分析法、故障假设分析法、故障类型和影响分析法、人的可靠性分析法、风险矩阵法等。

（二）定量安全评价方法

　　定量安全评价方法是用系统事故发生概率和事故严重程度来评价，通常基于大量的实验结构和广泛的事故资料统计分析获得的指标或规律，对生产系统的工艺、设备、设施、环境、人员和管理等方面的状况进行定量的计算，而评价的结果往往是一些定量的指标，如事故发生的概率、重要度、事故的伤害范围、定量的危险性等。

　　按照安全评价给出的定量结果的类别不同，定量安全评价方法还可以分为概率风险评价法、危险指数评价法和伤害范围评价法。

1. 概率风险评价法 概率风险评价法是根据事故的基本致因因素的事故发生概率，应用数理统计中的概率分析方法，求取整个评价系统的事故发生概率的安全评价方法。

常用的概率分析评价方法有故障类型及影响分析、故障树分析、事件树分析等。

概率风险评价法是建立在大量的实验数据和事故统计分析基础之上的，因此评价结果的可信度较高，由于能够直接给出系统的事故发生概率，因此便于各系统可能性大小的比较。特别是对于同一个系统，概率风险评价法可以给出发生不同事故的概率，便于不同事故可能性的比较。但此类评价方法要求数据准确、充分，分析过程完整，判断和假设合理，特别是需要准确地给出基本致因因素的事故发生概率，显然这对一些复杂、存在不确定因素的系统是十分困难的。随着计算机在安全评价中的应用，模糊数学理论、灰色系统理论和神经网络理论已经应用到安全评价之中，弥补了该类评价方法的一些不足，扩大了概率风险评价法的应用范围。

2. 危险指数评价法 危险指数评价法应用系统的事故危险指数模型，根据系统及其物质、设备和工艺的基本性质和状态，采用推算的办法，逐步给出事故的可能损失、引起事故发生或使事故扩大的设备、事故的危险性以及采取安全措施的有效性的安全评价方法。

在危险指数评价法中，由于指数的采用，使得系统结构复杂、难以用概率计算事故可能性的问题，通过划分为若干个评价单元的办法得到了解决。这种评价方法，一般将有机联系的复杂系统按照一定的原则划分为相对独立的若干个评价单元，针对评价单元逐步推算事故可能的损失和事故危险性以及采取安全措施的有效性，比较不同评价单元的评价结果，确定系统最危险的设备和条件。评价指数值同时含有事故发生可能性和事故后果两方面的因素，避免了事故概率和事故后果难以确定的缺点。

3. 伤害范围评价法 伤害范围（或称破坏范围）评价法是根据事故的数学模型，应用计算数学方法，求取事故对人员的伤害范围或物体的破坏范围的安全评价方法。液体泄漏模型、气体泄漏模型、毒物泄漏扩散模型等都属于伤害范围评价法。

伤害范围评价法是应用数学模型进行计算，只要计算模型以及计算所需要的初值和边值选择合理，就可以获得可信的评价结果。评价结果是事故对人员的伤害范围或对物体的破坏范围，因此评价结果直观、可靠，评价结果可用于危险性分区，同时还可以进一步计算伤害区域内的人员及其人员的伤害程度，以及破坏范围物体损坏程度和直接经济损失。但该类评价方法计算量比较大，而且评价结果对评价模型、初值和边值的选择依赖性很大，稍有不当或偏差，评价结果就会出现较大的失真。因此，该类评价方法适用于系统的事故模型、初值和边值比较确定的安全评价。

（三）安全评价方法的选择原则

在进行安全评价时，应该在认真分析并熟悉被评价系统的前提下，选择安全评价方法。如果在安全评价中，选择了不适用的评价方法，既浪费工作时间，又影响评价工作的正常开展，还会导致评价结果严重失真。因此，在安全评价中合理选择安全评价方法是十分重要的。选择安全评价方法应遵循充分性、适应性、系统性、针对性和合理性的原则。

1. 充分性原则　充分性是指在选择安全评价方法之前，应该充分分析评价的系统，掌握足够多的安全评价方法，并充分了解各种安全评价方法的优缺点、适应条件和范围，同时为安全评价工作准备充分的资料，供选择评价方法时参考和使用。

2. 适应性原则　适应性是指选择的安全评价方法应该适应被评价的系统。被评价的系统可能是由多个子系统构成的复杂系统，评价的各子系统可能有所不同，应根据系统特点选择适应的安全评价方法。

3. 系统性原则　系统性是指安全评价方法与被评价的系统所能提供安全评价初值和边值条件应形成一个和谐的整体。安全评价方法获得的可信的安全评价结果，是必须建立在真实、合理和系统的基础数据之上的，被评价的系统应该能够提供所需的系统化数据和资料。

4. 针对性原则　针对性是指所选择的安全评价方法应该能够提供所需结果。由于评价的目的不同，需要安全评价提供的结果可能不同，只有安全评价方法能够给出所要求的结果，才能满足评价目的的要求。

5. 合理性原则　在满足安全评价目的、能够提供所需的安全评价结果的前提下，应该选择计算过程最简单、所需基础数据最少和最容易获取的安全评价方法，使安全评价工作量和要获得的评价结果都是合理的。

二、安全检查表分析法

（一）安全检查表定义

安全检查表是利用检查条款，按照相关的法律、法规和标准等将一系列项目列出检查表进行分析，以确定系统、场所的状态是否符合安全要求，通过检查发现系统中存在的安全隐患，提出改进措施的一种方法。检查项目可以包括场地、周边环境、设施、设备、操作、管理等各方面。

（二）安全检查表的特点

1. 能够事先编制，可以做到系统化、科学化，不漏掉任何可能导致事故的因素，为事故树的绘制和分析做好准备。

2. 可以根据现有的法律、法规、标准规范等检查执行情况，得到正确的结论。

3. 通过事故树分析和编制安全检查表，将实践经验上升到理论，从感性认识上升到理性认识，并再去指导实践，能够充分认识各种影响事故发生的因素的危险程度。

4. 它是按照事件的重要程度顺序排列，有问有答，通俗易懂，能使人们清楚地知道哪些事件最重要、哪些次要，促进职工正确操作，起到安全教育的作用。

5. 它可以与安全生产责任制相结合，按照不同的检查对象使用不同的安全检查表，易于分清责任，还可以提出改进方案。

6. 它简单易学，容易掌握，符合我国现阶段的实际情况，为安全预测和决策提供坚实的基础。

7. 只能作定性的评价。

8. 只能对已经存在的对象进行评价。

（三）安全检查表的编制步骤

安全检查表是进行安全检查、发现潜在危险的一种实用而简单可行的安全评价分析方法。为了找出不安全因素，把系统加以剖析，查出各层次的不安全因素，确定检查项目，以提问的方式把检查项目按系统的组成顺序编制成表。编制步骤如下：

1. 熟悉系统 包括系统的结构、功能、工艺流程、主要部件、操作条件、布置和已有的安全设施等。

2. 查找依据 查找有关的标准、规程、规范和规定，以及事故案例和相关的研究成果，作为编制依据。

3. 系统分解 按功能或结构将系统划分成子系统或单元，逐个分析潜在的危险因素。

4. 编制表格 针对危险因素，确定检查要点和内容。检查要点必须包括器械的全部主要检查部位，不能忽略主要的、潜在不安全因素，应从检查部位中引申和发掘与之有关的其他潜在危险因素。每项检查要点要定义明确，便于操作。

（四）安全检查表格式

安全检查表是为安全检查而设计的一种便于工作的表格，表格的格式没有统一的规定，可以根据不同的要求，设计不同需要的安全检查表，但原则上要求安全检查表应条目清晰、内容全面、要求详细具体。安全检查表通常用于医疗器械临床应用安全现状评价和专项评价。下面列举几种安全检查表，供参考和使用（表6-3、表6-4）。

表6-3　安全检查表

序号	检查项目	检查内容	检查结果	依据标准	检查问题及处理	备注

被检查单位：　　　　　　　　　　　　　　　　检查日期：

被查单位负责人签字：　　　　　　　　　　　　检查人签字：

注：检查项目内容及检查要点要用提问方式列出。检查结果用"是""否"或者用"√""×"表示

表 6-4 打分式的安全检查表

序号	评价内容	依据	评价标准	应得分	实际得分
1	医疗器械临床使用应当严格遵照技术操作规范		不符合要求不得分	10	
2	医疗器械临床使用人员应经过培训和考核		一项不符扣 5 分	20	
3	建立医疗器械不良事件监测与报告制度		不符合要求不得分	10	

三、专家评议法

（一）专家评议法定义

专家评议法也称定性评议法或综合评议法，是一种吸收专家参加，根据事物的过去、现在及发展趋势，进行积极的创造性思维活动，对事物的未来进行分析、预测的方法。

（二）专家评议法的类型

1. **专家评议法**　根据一定的规则，组织相关专家进行积极的创造性思维，对具体问题共同探讨、集思广益的一种专家评价方法。

2. **专家质疑法**　该法需要进行两次会议。第一次会议是专家对具体的问题进行直接谈论，第二次会议则是专家对第一次会议提出的设想进行质疑。主要做以下工作：

（1）研究讨论有碍设想实现的问题；

（2）论证已提出设想的实现可能性；

（3）讨论设想的限制因素及提出排除限制因素的建议；

（4）在质疑过程中，对出现的新的建设性的设想进行讨论。

（三）专家评议法特点

对于安全评价而言，专家评议法简单易行，比较客观，所邀请的专家在专业理论上造诣较深、实践经验丰富，而且由于有专业、安全、评价、逻辑方面的专家参加，将专家的意见运用逻辑推理的方法进行综合、归纳，这样所得出的结论一般是比较全面、正确的。特别是专家质疑通过正反两方面的讨论，问题更深入、更全面和透彻，所形成的结论性意见更科学、合理。但是，由于要求参加评价的专家有较高的水平，并不是所有的工程项目都适用本方法。

（四）专家评议法的步骤

1. 明确具体分析、预测的问题。

2. 组成专家评议分析、预测小组，小组组成应由预测专家、专业领域的专家、推断思维能力强的演绎专家等组成。

3. 举行专家会议，对提出的问题进行分析、谈论和预测。

4. 分析、归纳专家会议的结果。

专家评议法适用于类比工程项目、系统和装置的安全评价，它可以充分发挥专家丰富的实践经验和理论知识。专项安全评价经常采用专家评议法，运用该评价方法，可以将问题研究讨论得更深入、更透彻，并得出具体执行意见和结论，便于进行科学决策。

四、预先危险分析法

（一）预先危险分析法定义

预先危险分析（preliminary hazard analysis，PHA）又称初步危险分析，是在进行某项工程活动（包括设计、施工、生产、维修等）之前，对项目存在的各种危险有害因素出现条件和事故可能造成的后果进行宏观、概略分析的系统安全分析方法。通过 PHA 分析，力求达到以下四个目的：

1. 大体识别与系统有关的主要危险；

2. 鉴别产生危险的原因；

3. 估计事故出现对人体及系统产生的影响；

4. 判定已识别的危险性等级，并提出消除或控制性的措施。

（二）预先危险分析法特点

预先危险分析是进一步进行危险分析的先导、宏观的概略分析，是一种定性方法。

1. 它能识别可能的危险，用较少的费用或时间就能进行改正；

2. 它能帮助项目开发组分析和设计操作指南；

3. 该方法不受行业限制，任何行业都可以使用；

4. 方法简单易行、经济、有效；

5. 评估危险等级的分析结果受人的主观性影响比较大。

（三）预先危险分析法编制步骤

1. 通过经验判断、技术诊断或其他方法调查确定危险源，对所需分析系统的生产目的、物料、装置及设备、工艺过程、操作条件以及周围环境等进行充分详细的调查了解。

2. 根据事故案例，对系统的影响、损坏程度，类比判断所要分析的系统中可能出现的情况，查找能够造成系统故障、物质损失和人员伤害的危险性，分析事故的可能类型。

3. 对确定的危险源分类，制成预先危险性分析表。

4. 研究危险因素转变为更严重危险状态的必要条件，进一步寻求对策措施。

5. 进行危险性分级，列出重点和轻重缓急次序；在分析系统危险性时，通常用危险程度来衡量危险性的大小及其对系统破坏性的影响程度；危险性等级划分参见表6-5。

6. 制订事故的预防性对策措施。

表6-5　危险性等级划分

级别	危险程度	可能导致的后果
I	安全的	不会造成人员伤亡及系统损坏
II	临界的	处于事故的边缘状态，暂时不会造成人员伤亡、系统损坏或降低系统性能，但应采取控制措施
III	危险的	会造成人员伤亡和系统损坏，要立即采取防范对策措施
IV	灾害性的	造成人员重大伤亡及系统严重损坏，必须予以果断排除并重点防范

（四）预先危险分析法表格格式

进行预先危险性分析所采用的格式和方法在很大程度上取决于所分析系统或设备的复杂性、时间与费用的约束、可用信息的种类、分析的深度以及分析人员的习惯和经验。

列表是目前预先危险性分析最常用的分析格式，也是最经济有效的分析格式。列表的形式和内容随着分析系统或设备和分析评价人员的不同而有变化。表6-6、表6-7、表6-8为三种基本的格式。评价人员可以根据经验及兴趣爱好选择适合评价的预先危险性分析表格。

表6-6　PHA工作表格

危险	原因	后果	危险等级	改进措施/预防方法

注：本工作表格要查明分析单元可能出现的危险因素；确定危险的起因、后果；分析危险等级；并提出消除或控制危险的对策，在危险不能控制的情况下，分析最好的预防损失的方法

表6-7　PHA工作的典型表格

危险/意外事故	阶段	原因	危险等级	对策
事故名称	危害发生的阶段	产生危害的原因	对人员设备的危害	消除、减少或控制危害的措施

表 6-8　PHA 通用表格

潜在事故	危险因素	触发事件	现象	事故起因	事故后果	危险等级	防范措施	备注

第四节　安全风险报告

安全风险报告，也称风险管理报告，是风险管理文档中至关重要的部分，是风险管理过程最终结果评审的总结，是医疗器械上市注册申报的重要材料。安全风险报告作为高层次的文件，提供了制造商已确保风险管理计划已经圆满地完成并且风险管理过程的结果证实所要求的目标已经达到的客观证据。

一、报告内容及评价目的

安全风险报告中要对所有的可能危害以及每一个危害产生的原因进行判定，对于每种危害可能产生损害的严重度和危害的发生概率进行估计。在某一风险水平不可接受时，采取降低风险的控制措施，同时，对采取风险措施后的剩余风险进行评价。最后，使所有的剩余风险的水平达到可以接受。

风险评价是制造商对每个已判定的危害，使用风险管理计划中规定的准则，估计的一个或多个风险所处状态，并决定其是否低到不需要采取措施降低风险。

二、定性与定量分析

风险估计可以使用各种方法。当可获得适当的数据时，应优先考虑定量的风险估计，然而在没有合适的数据时，风险估计的定性方法也可以满足。风险是损害的发生概率和损害的后果（亦即严重性）这两个要素的结合。在进行风险估计时，要检查初始事件或环境、可能导致危害处境发生的事件序列、此种处境产生的可能性、危害处境导致损害的可能性和可能导致的损害的性质。风险的表述方式要便于做出风险控制决定，例如，利用反映实际使用的损害和概率的尺度和单位。为了分析风险，应当对其组成部分，亦即概率和严重度分别进行分析。

（一）定性分析

定性分析可以使用多种方法，一个典型的方法是使用N×M矩阵来描述与每一危害处境有关的风险的概率和严重度。有人将概率分为N级，严重度分为M级。矩阵的每一个方格代表可能风险的全部要素的一个子集。各方格产生于其对可能概率的范围和可能后果的范围的划分。根据表6-9和表6-10的定义建立的3×3矩阵即是一个简单的示例，制造商应当使这些定义按需要适合于特定医疗器械并明确无误，以确保它们可重复使用。

表6-9   严重度定性分级示例

通用术语	可能的描述
严重	死亡或功能或结构的丧失
中等	可恢复的或较小的伤害
可忽略	不会引起伤害或轻微伤害

表6-10   概率定性分级的简化示例

通用术语	可能的描述
高	很可能发生、经常发生、频繁发生
中	能发生，但不频繁
低	不太可能发生、稀少、罕见

以概率为"列"，以损害严重度为"行"，构成一个3×3风险矩阵。将估计的风险（R_1、R_2、R_3……）填入矩阵的适当的方格内，此结果示于图6-2中。

定性的严重度水平

定性的概率水平		可忽略	中等	严重
	高	R_1	R_2	
	中		R_4	R_5 R_6
	低		R_3	

图6-2   定性的3×3风险矩阵示例

（二）定量分析

此处给出半定量分析的示例。度量是半定量的，因为未准确地确定概率值，但知道其是在一个估计的范围内（如数量级）。根据相对数值，做出严重度水平的判断，但试图提供一个数字度量是做不到的。实际上，对严重度很少量化，因为把死亡数值与永久性残疾数值或者要求外科介入的伤害数值做比较是困难的。

在此示例中，使用了5×5矩阵。概率和严重度分级分别规定在表6-11和表6-12中。

表 6-11　严重度定性分 5 级的示例

通用术语	可能描述
灾难性的	导致患者死亡
危重的	导致永久性损伤或危及生命的伤害
严重	导致要求专业医疗介入的伤害或损伤
轻度	导致不要求专业医疗介入的暂时伤害或损伤
可忽略	不便或暂时不适

表 6-12　半定量概率分级示例

通用术语	概率范围示例
经常	$\geq 10\text{-}3$
有时	$<10\text{-}3$ 和 $\geq 10\text{-}4$
偶然	$<10\text{-}4$ 和 $\geq 10\text{-}5$
很少	$<10\text{-}5$ 和 $\geq 10\text{-}6$
非常少	$<10\text{-}6$

对于不同的产品类别，可以有不同的概念定义。例如，制造商可为X射线机选择使用一组定义，但对一次性无菌工作服可以有一组不同的定义。按照使用情况，概率有不同的度量是合适的。概率的尺度可包括"每次应用的损害概率""每个医疗器械的损害概率""每使用小时的损害概率"等。现将5×5矩阵示于图6-3中。

定性的严重度水平

半定量的概率分级		可忽略	轻度	严重	危重的	灾难性
	经常					
	有时	R_1	R_2			
	偶然		R_4		R_5	R_6
	很少					
	非常少			R_3		

图 6-3　半定量风险矩阵示例

三、安全性特征判定

制造商应根据自己申报医疗器械产品的特点和产品的预期用途，判定可能与医疗器械产品的预期用途有关的、在使用（包括任何合理可预见的误用）过程中任何可能影响产品安全性的特征。YY/T 0316/ISO14971 标准中附录 A 仅提供了一部分有关问题，制造商应针对拟上市产品提出具体问题，以便判定分析医疗器械所有可能的危害。例如，医疗器械是否预期植入、是否有能量给予患者或从患者身上获取、医疗器械的安装或使用是否要求专门的培训或专门的技能、医疗器械是否预期和其他医疗器械、医药或其他医疗技术联合使用等问题。

四、危害分析

危害就是损害的潜在源。能否正确识别医疗器械已知的和可预见危害是风险分析的关键所在。制造商应根据医疗器械预期用途、产品结构和使用等因素，对医疗器械提出与安全性有关的特征的判定，列出正常使用和单一故障状态下与医疗器械有关的已知或可预见的危害清单。

涉及危害的方面有能量危害、生物学危害、环境危害、化学危害、机械危害，与医疗器械使用有关的危害、不适当的或不充分的培训、过于复杂的人机交流和功能性失效、老化、维护等引起的危害。

五、风险可接受准则

可接受风险，是指预期的风险事故的最大损失程度在单位或个人经济能力和心理承受能力的最大限度之内。在风险评价中，我们将估计的风险和给定的风险准则进行比较，以决定风险可接受性。

对于风险分析评估的结果，人们往往认为风险越小越好。实际上这是一个错误的概念。减小风险是要付出代价的。无论减少危险发生的概率，还是采取防范措施使发生危险造成的损失降到最小，都要投入资金、技术和劳务。通常的做法是将风险限定在一个合理的、可接受的水平上，根据风险影响因素，经过优化，寻求出最佳方案。"风险与利益间要取得平衡""接受合理的风险"——这些都是风险接受的原则。风险可接受程度对于不同行业、不同系统、不同事物有着不同的准则。医疗器械获准上市前，制造商可以使用近期估计的风险并利用在风险管理计划中规定的风险可接受性准则对其进行评价。

六、风险控制的方案与实施

所有的风险都应采取有效的降低风险措施，除非该风险确实很低，以至于不需要进一步考虑。对于需要警惕的风险，制造商应采取有效的风险控制措施，使与每个危害相关的一个或多个剩余风险被判定为是可接受的。

为了使风险降低到可接受的水平，可能存在多种风险控制的方案，制造商应能识别风险控制措施的有效性。事实上，每种方案对降低风险的效果是不同的，有的只能降低风险发生的概率，不能消除危害或降低损害的严重程度，有的不仅能降低风险发生的概率，还能降低损害的严重程度，甚至可消除危害。制造商应当能针对不同的风险采取相应控制的措施，按安全性优先顺序依次采用一种或多种方法，并使风险控制措施所产生新的风险为最小。

1. 通过不同的设计方案消除产品的危害，可降低潜在损害的严重程度，降低风险发生概率，突显产品固有的安全性，这是降低风险最为明显的方法。

2. 对不能限制和降低的使用风险，可采取报警或警告等补救措施，将风险的发生概率降至最小。如采用安全报警装置和警告标记等。

3. 直接采用国家标准、行业标准作为医疗器械注册标准，或在产品标准中执行与申报注册医疗器械相关的国家标准、行业标准，以此降低因产品标准缺陷引起的风险。

4. 通过采用符合 ISO13485《医疗器械质量管理体系用于法规的要求》标准要求的质量体系控制产品风险，这是降低风险的有效方法。

5. 在随机文件中提供详尽的安全性信息，包括禁忌证、警示和注意事项。

6. 必要时，为使用者培训操作技能，使受训者达到合格要求。

在风险控制措施的实施过程中，应对措施的实施和有效性进行验证。表6-13列出了一些常用的风险控制措施示例，根据特定产品和过程决定这些措施的使用。

表 6-13　风险控制措施的示例

产品／过程	器械示例	危害	固有安全的设计	防护措施	安全性信息
一次性使用医疗器械	导管	生物污染	使用后自毁	首次使用后的明显指示	对于再次使用和由于此种再次使用可能引起的不良后果的警示
有源植入物	起搏器	电场	使用非电驱动和控制	使用差分放大器和附加的滤波器算法	警告通常遇到的危害处境
体外诊断医疗器械	血液分析仪	由于方法偏差造成的错误结果	使用可溯源的校准物	提供真值可溯源的指控物	告知用户对于赋值的不可接受的偏差
软件	患者数据管理	错误的数据	高度完整的软件	使用校验和	在屏幕上对用户警告
蒸汽灭菌	活组织检查器械、手术镊子	高温（材料降解）	使用耐高温的材料	监视并记录压力和温度	包装盒装载的说明

七、综合剩余风险评价

综合剩余风险评价，也称全部剩余风险评价，就是从各个方面检查剩余风险。综合剩余风险的评价需要由具有知识、经验和完成此项工作的权限的人员来完成，通常包括具有医疗器械知识和经验的应用专家。

在采取风险控制措施后，对于任何剩余风险，都应使用风险管理计划中规定的准则进行评价。如果剩余风险使用这些准则判断为不可接受的，应收集和评审有关预期用途医疗受益的资料和文献，以便对受益和风险进行比较，采取进一步的风险控制措施。对于判断为可接受的剩余风险，制造商应决定哪些剩余风险予以公示。如果受益大于全部剩余风险，则全部剩余风险可接受；如果受益小于全部剩余风险，则全部剩余风险不可接受。如某一剩余风险被认为是不可接受的，但考虑到成本或器械带来的收益后，这项风险可能被认为是可接受的。所以，风险与收益的平衡会受多种因素影响，是企业利益权衡的产物。

下面介绍几种综合剩余风险评价的方法。

1. **事件树分析法**　特定的事件序列可导致几种不同的单个风险，每一个风险影响综合剩余风险。例如，一次性医疗器械的再次使用可关系到再次感染、毒性物质的滤去、由于老化造成的机械性能失效和生物不相容的消毒剂的残留物。事件树可以是分析这些风险的适当方法。需要对单个剩余风险进行共同研究，以便确定综合剩余风险是否可以接受。

2. **故障树分析**　对于患者或使用者的损害可以是由于不同的危害处境造成的。在此情况下，用于决定综合剩余风险的损害概率是基于单个概率的结合。故障树分析可以是导出损害的结合概率的适当方法。

3. **应用专家的评审**　为证实医疗器械的可接受性，可以要求对患者使用器械的受益进行评定。利用不直接涉及器械开发的应用专家，得到综合剩余风险的新观点。应用专家通过考虑各个方面例如在有代表性的临床环境中使用器械的适用性来评价综合剩余风险的可接受性。这样，在临床环境中对器械的评价可能确定可接受性。

八、生产和生产后信息

制造商应建立、形成文件和保持一个系统，以便收集和评审医疗器械在生产和生产后阶段中的信息。应对信息中与安全性有关的问题进行评价，特别是：

是否有事先未认知的危害出现。

是否有某项危害造成的已被估计的一个或多个风险不再是充分的或可接受的。

是否认为初始的风险评定已失效，需要重新评定。

制造商应关注申报注册产品或同类产品上市后的不良事件或不良反应，以便启动再评价程序。如果满足上述任一条件，则将回到危害判定，对风险重新评价。上市产品在生产和使用过程中对风险有任何影响的过程都要进行风险的再评价。

九、安全风险报告示例

下面以某型号诊断仪为例，列出安全风险报告中的风险评价和风险可接受准则、安全特征问题清单、初始危害判定和初始风险控制方案分析、风险评价、风险控制措施评价表实例。本报告是医疗器械产品上市前，制造商的风险管理评审活动所形成的风险管理报告的案例。

（一）风险评价和风险可接受准则

1. 风险的严重度水平（表6-14）

表 6-14　风险的严重度水平表

等级名称	代号	系统风险定义
轻度	1	轻度伤害或无伤
中度	2	中等伤害
致命	3	一人死亡或重伤
灾难性	4	多人死亡或重伤

2. 风险的概率等级（表6-15）

表 6-15　风险的概率等级表

等级名称	代号	频次（每年）
极少	1	<10-6
非常少	2	10-4~10-6
很少	3	10-2~10-4
偶尔	4	10-1~10-2
有时	5	1~10-1
经常	6	>1

注：频次是指每台设备每年发生或者预期发生的事件次数

3. 风险评价准则（表6-16）

表6-16　风险评价准则表

概率		严重程度			
		4	3	2	1
		灾难性	致命	中度	轻度
经常	6	U	U	U	R
有时	5	U	U	R	R
偶然	4	U	R	R	R
很少	3	R	R	R	A
非常少	2	R	R	A	A
极少	1	A	A	A	A

说明：A：可接受的风险；R：合理可行降低（ALARP）的风险；U：不经过风险/收益分析即判定为不可接受的风险

（二）安全特征问题清单

该清单依据YY/T 0316—2008标准的附录C的问题清单，补充了该型诊断仪产品的特有的安全性问题（表6-17）。

表6-17　安全特征问题清单

问题内容	特征判定	可能危害	危害标识
C.2.1 医疗器械的预期用途是什么和怎样使用医疗器械	见说明书		
C.2.2 医疗器械是否预期植入	否		
C.2.3 医疗器械是否预期和患者或其他人员接触	是，诊断仪探头与患者表面接触，腔体探头为黏膜接触。接触时间均为短期接触（＜24小时）。每人1次，每次10~20分钟	生物学危害 探头材料生物相容性	H1
C.2.4 在医疗器械中利用何种材料或组分，或与医疗器械共同使用或与其接触	否		
C.2.5 是否有能量给予患者或从患者身上获取	是，有光能传递到患者体内	能量危害	H2
C.2.6 是否有物质提供给患者或从患者身上提取	否		
C.2.7 医疗器械是否处理生物材料用于随后的再次使用、输液/血或移植	否		
C.2.8 医疗器械是否以无菌形式提供或预期由使用者灭菌，或用其他微生物学控制方法灭菌	否		

续表

问题内容	特征判定	可能危害	危害标识
C.2.9 医疗器械是否预期由用户进行常规清洁和消毒	是,探头的清洁消毒	生物学危害 探头可能的污染 信息危害 消毒方法不明确	H3 H4
C.2.10 医疗器械是否预期改善患者的环境	否		
C.2.11 是否进行测量	是,可进行距离、面积/周长、体积的测量	运行危害 测量不准确导致的危害	H5
C.2.12 医疗器械是否进行分析处理	否		
C.2.13 医疗器械是否预期和其他医疗器械、医药或其他医疗技术联合使用	否		
C.2.14 是否有不希望的能量或物质输出	是,有漏电流,但控制在允许范围内。	电能危害	H6
C.2.15 医疗器械是否对环境影响敏感	是,对电源波动敏感,主机受影响,对电源要求详见说明书	电磁能危害 网电源、电磁干扰带来的危害	H7
C.2.16 医疗器械是否影响环境	是,有电磁干扰,由于频率低,干扰较小	电磁能危害	H8
C.2.17 医疗器械是否有基本的消耗品或附件	体表探头 腔内探头 腔体探头用一次性无菌防护套 探头是标配,用户也可选购,说明书中给出选购的规范	信息危害	H9
C.2.18 是否需要维护和校准	是,经过培训的生产厂家认可的专业维护人员	信息危害	H10
C.2.19 医疗器械是否有软件	有嵌入软件,出厂前已安装好,如需升级由厂家进行	运行危害 软件设计缺陷带来的	H11
C.2.20 医疗器械是否有储存寿命限制	仪器对储存寿命没有强制性要求。腔体探头用一次性无菌防护套,电池,有储存寿命,要求详见说明书	信息危害	H12
C.2.21 是否有延时或长期使用效应	是,探头光源照度下降(老化),导致灵敏度降低	运行危害	H13
C.2.22 医疗器械承受何种机械力	仪器在储存和运输过程中会受到撞击和挤压	能量危害	H14
C.2.23 什么决定医疗器械的寿命	考虑仪器电子元器件老化	运行危害 继续使用超过寿命期的仪器带来的使用危害	H15

续表

问题内容	特征判定	可能危害	危害标识
C.2.24 医疗器械是否预期一次性使用	否		
C.2.25 医疗器械是否需要安全地退出运行或处置	腔体探头用一次性无菌防护套使用后应作为医疗垃圾处理 仪器报废后，有毒有害元件的处置	信息危害	H16
C.2.26 医疗器械的安装或使用是否要求专门的培训或专门的技能	是，仪器的使用要经过专门的培训。	运行危害	H17
C.2.27 如何提供安全使用信息	使用说明书，监视器上菜单也会有安全信息提供	信息危害	H18
C.2.28 是否需要建立或引入新的制造过程	否		
C.2.29 医疗器械的成功使用，是否关键取决于人为因素，例如用户界面 C.2.29.1 用户界面设计特性是否可能促成使用错误	是	信息危害 菜单设计可能带来的	H19
C.2.29.2 医疗器械是否在因分散注意力而导致使用错误的环境中使用	否		
C.2.29.3 医疗器械是否有连接部分或附件	探头为附件 是，错误连接不可能，因为在产品上接口插座有标记	运行危害	H20
C.2.29.4 医疗器械是否有控制接口	是，脚踏开关接口：通过脚踏开关冻结或解冻超声图像	运行危害	H21
C.2.29.5 医疗器械是否显示信息	是，液晶屏显示测量信息	信息危害	H22
C.2.29.6 医疗器械是否由菜单控制	是，采用两级菜单	信息危害	H23
C.2.29.7 医疗器械是否由具有特殊需要的人使用	应由经过培训的有资格的医生使用	运行危害	H24
C.2.29.8 用户界面能否用于启动使用者动作	否		
C.2.30 医疗器械是否使用报警系统	否		
C.2.31 医疗器械可能以什么方式被故意地误用	否		
C.2.32 医疗器械是否持有患者护理的关键数据	否		
C.2.33 医疗器械是否预期为移动式或便携式	是，推车式。使用带有锁定轮的小车	机械危害	H25
C.2.34 医疗器械的使用是否依赖于基本性能	传感器，关键电路，软件	运行危害	H26

（三）初始危害分析（PHA）

包括可预见的事件序列，危害处境和可发生的损害及初始风险控制方案分析（表6-18）。

表 6-18　初始危害分析表

危害类型	编号	可预见的事件及事件序列	危害处境	产生的后果或损害	初始风险控制方案分析
生物学危害	H1	①探头材料的选择未经过生物学评价 ②使用了生物不相容的材料	探头接触患者	轻者皮肤刺激过敏，重者感染	采购控制
能量危害	H2	光能对患者的辐射		可能对患者产生损害	
生物学危害	H3	探头消毒不当，或消毒剂选择不当探头污染	污染的探头接触患者或其他人员	人员感染	消毒方法验证
信息危害	H4	消毒方法不清晰，探头污染	同上	同上	说明书
运动危害	H5	测量不准确	测量的数据不准，致使诊断错误	延误治疗	从软件设计考虑
电能危害	H6	仪器绝缘设计不符合要求或仪器无可靠的接地	患者、使用者和维修人员触及带电部件	严重时触电死亡	设计时执行 GB9706.1
电磁能危害	H7	电磁干扰	使仪器运行不正常	延误治疗	执行 YY0505
电磁能危害	H8	仪器工作时可能对其他设备产生干扰	影响在运行的其他设备	延误治疗	执行 YY0505
信息危害	H9	说明书中给出的探头选购信息不明确	使用了不匹配的探头或不合格的一次性防护套	测量不准，延误治疗或感染	评价供方：说明书给出选购的规范
信息危害	H10	仪器由非生产厂家认可的专业人员维修	使仪器运行部正常	延误医疗	说明书等标识中明确
信息危害	H11	有嵌入软件，出厂前安装好，如需升级由厂家进行			
信息危害	H12	腔体探头用一次性防护套、电池、有储存寿命	使用了过期的防护套、电、电池	延误治疗或感染	要求详见说明书、标识
运动危害	H13	探头光源照度下降，导致灵敏度降低	仪器测量不准	测量不准，延误治疗	设计时考虑自测照度，提示中换探头：说明书等标识中提示

续表

危害类型	编号	可预见的事件及事件序列	危害处境	产生的后果或损害	初始风险控制方案分析
机械能危害	H14	仪器在储存和运输过程中会受到撞击和挤压	仪器损坏或影响诊断	延误治疗	设计时考虑，GB9706.1
运动危害	H15	电子元件老化	继续使用超过寿命期的仪器带来的危害	电气安全问题或测量不准致使延误治疗	设计时，考虑使用寿命为六年
信息危害	H16	腔体探头用一次性无菌防护套，使用后未作医疗垃圾处理；仪器报废后，未按要求处置有毒有害元件	污染环境	疾病传染或环境资源源破坏	要求详见说明书、标识
运动危害	H17	未经过专门培训的人员使用了仪器	仪器测量不准或其他问题	延误治疗	要求详见说明书
信息危害	H18	未能适当地进行安全信息提供	操作不当，产生安全问题	对人员损伤等事故，严重时致死亡	执行GB9706.1
信息危害	H19	菜单提示不清晰，致使未能按要求进行操作	操作不当	延误治疗	软件设计时加以考虑
运动危害	H20	探头连接、电源线连接错误	仪器接口连接不当	电气安全问题或测量不准致使延误治疗	设计时考虑
运动危害	H21	脚踏开关接口输入或输出信号问题	控制失灵	测量不准致使延误治疗	设计时考虑控制接口信号
信息危害	H22	液晶屏显示测量信息，提示、信息显示不清	测量不准	测量不准致使延误治疗	设计时考虑显示信息问题
信息危害	H23	采用两级菜单，路径不清	仪器不能工作或测量不准	测量不准致使延误治疗	软件设计时考虑
运动危害	H24	仪器使用人员未经过培训	仪器不能正常工作或测量不准	测量不准致使延误治疗	说明书中明确培训要求编写培训手册
机械危害	H25	推车没有锁定装置，或锁定装置有问题，未能锁定	仪器倾斜或非正常移动	碰伤人员	推车设计成带自锁的装置
运动危害	H26	仪器关键部分，如传感器、关键电路等出现问题	导致仪器不能正常工作或测量不准	可能延误治疗	设计开发时关键电路采用

（四）风险评价、风险控制措施记录表（表6-19）

表6-19 风险评价、风险控制措施记录表

危害编号	危害类型	风险估计			采取控制措施		采取新措施后风险估计			是否产生新的风险（若是，评定新风险）			备注
		严重度	概率	风险水平	（初始）措施计划	实施计划	严重度	概率	风险水平	严重度	概率	风险水平	
H1	生物学危害	2	4	R	探头材料选择具有生物相容的材料；提供生物学评价报告；选择供方时，对材料做出明确规定，并要求进货验验时出具生物学评价报告	1.见产品设计开发文档中关于探头材料选择评价报告，XXXX文件。2.见供方评价材料及采购合同	2	1	A				
H2	能量危害	1	3	A									
H3	生物学危害	2	4	R	对消毒剂及消毒方法进行验证或查阅有关文资料，确定消毒剂及消毒方法	见设计开发文档中对说明书中关于消毒剂及消毒方法的评审文件，XXXX	2	1	A				
H4	信息危害	2	4	R	说明书中明确消毒剂、消毒方法等信息	见说明书	2	2	A				
H5	运动危害	2	3	R	从软件设计考虑		2	1	A				

续表

危害编号	危害类型	风险估计			采取控制措施		采取新措施后风险估计			是否产生新的风险（若是，评定新风险）			备注
		严重度	概率	风险水平	（初始）措施计划	实施计划	严重度	概率	风险水平	严重度	概率	风险水平	
H6	电能危害	4	5	U	设计时执行 GB9706.1，电气安全为III类 B 型出厂检验，检测漏电流和电介质强度	见设计开发文档中"产品主要安全特征"文件XXXX 见产品型式检验报告 见检验规程 XXXX	4	1	A				
H7	电磁能危害	2	4	R	设计时执行 YY0505，满足电磁兼容要求	见设计文件，关于执行 YY0505 的评审见电磁兼容试验报告	2	2	A				
H27	电能危害	3	3	R	更高指标的电源开关选择新的供方加强进货检验	1. 采购文件已规定电源开关的要求（见XXXX文件）2. 已选择新供方（见XXXX 评价记录）3. 要求供方定期提供相关型式检验报告，进货检验时验证	3	1	A				见 DFMEA 表 XXXX

（夏慧琳　迟琳琳）

215

思考题

1. 试述安全性评价的定义及分类。
2. 简述危险、有害因素辨识的过程及方法。
3. 简述安全评价方法选择的原则。
4. 论述安全检查表的优缺点、适用范围和编制步骤。
5. 请说明，在我国医疗器械法规与医疗器械标准的关系。

第七章

人因工程评价

现代化诊疗活动离不开高、精、尖医疗器械，其临床应用质量的好坏关乎患者的治疗效果。医疗器械技术的发展与人的因素不可分割，其诊疗功能往往借助于操作人员得以实现。近年来，由人因失误引发的医疗事故引起了国内外学者及政府主管部门的高度重视，人因工程在医疗系统中减少和消除人为使用失误的作用被拔到了一个新的重要高度。本章主要介绍了人因工程的概念及分析评价方法，阐述了其在医疗领域中的相关应用。

第一节 概述

一、人因工程的概念

（一）人因工程的定义

根据国际工效学学会（International Ergonomics Association，IEA），人因工程或工效学可以定义为：

人因工程（或称工效学）是关于理解人与系统其他要素之间相互交互的学科，也是一门应用相关理论、原则、数据和方法来进行设计，以实现人的健康和整个系统效能最优化的专业。

在这个定义中，"系统"可以是一项技术、一套软件、一台医疗设备；一个人，一个团队，或者一个组织，一个程序、政策或指南；也可以是一个物理环境。人和系统之间的交互就是任务。

尽管存在各种不同的定义，人因工程的本质仍在于：应用科学的原则来设计过程、系统、机器及其环境，实现这种设计对象与所给定的群体的需求相适应的目标。

在医疗系统中，考虑到人的不同需求、能力和局限性，医疗质量和安全取决于患者的风险因素和医务人员的知识和技能，但也受到医疗系统不同特性的影响。这些系统特性可以通过应用人因工程的原理和方法进行重新设计、改造和改进。

（二）人因工程的领域

欧洲工效学联合会（Federation of European Ergonomics Societies，FEES）将工效学分为生理、认知和组织工效学三个重点领域。它们的具体定义如下（FEES，2009）：

1. 人体工效学 由于涉及身体的活动，因此人体工效学与人体解剖学、人体测量学、生物力学等方面的特性有关。相关主题包括：

（1）工作作业姿势；

（2）材料控制；

（3）重复动作；

（4）工作相关的肌肉骨骼不适；

（5）工作空间布局和设计；

（6）安全和健康。

2. 认知工效学 就人与系统其他组成部分的交互而言，认知工效学与脑部的思维过程相关，如感动、记忆、推理和运动反应等。相关主题包括：

（1）心理负荷；

（2）决策；

（3）熟练操作；

（4）人 - 计算机交互；

（5）人的可靠性；

（6）应激；

（7）训练。

3. 组织工效学　它与优化社会系统相关，包括它们的组织结构、政策、生产过程。相关主题包括：

（1）交流；

（2）个人资源管理；

（3）任务设计；

（4）轮班时间设计；

（5）团队和协同作业；

（6）参与性设计；

（7）虚拟组织；

（8）生产安排；

（9）质量管理。

工效学领域的这些分类可以作为评估风险因素、在职业环境中减轻这些问题对工人的影响方面的指南。

（三）人因工程的学科交叉性

人因工程学是 20 世纪 50 年代开始迅速发展的一门新兴边缘学科。它有机地吸收和融合了各相关学科的理论，不断地完善自身的基本概念、理论体系、研究方法及技术标准和规范，从而形成了一门研究和应用范围都极为广泛的综合型边缘学科。

人因工程学的主要相关学科如图 7-1 所示。人因工程学的形成吸取了许多学科的研究成果、思想、原理、准则、数据和方法。

如生理学、卫生学以及医学为人因工程研究中涉及人体的生理过程提供了分析方法；生物力学提供了人体运动及受力情况，人与机器、工具的受力关系；人体测量学提供了人体静态及动态数据；劳动科学主要研究适宜的劳动环境和条件，追求最佳的作业方法、作业量和工具选择及布置；这些学科都是开展人因工程学研究的研究基础。

除上述学科外，人因工程学还需要社会学、统计学、信息技术、控制技术及计算机等学科的有关理论与方法。在应用时，还必须结合应用领域有关的专业知识和工程技术。

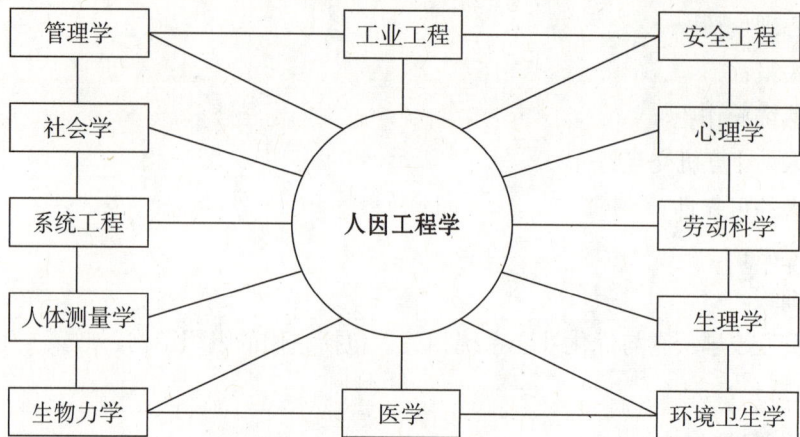

图 7-1　人因工程的相关学科

二、医疗系统对人因工程的需求

（一）医疗失误

医疗失误（medical errors），即医疗中的人因失误。美国医学研究所（Institute of Medicine，IOM）在 1999 年以 *To Error Is Human：Building A Safer Health System* 为题，报道了医疗保健中的人因失误，由于人自身心理和生理上的局限性，人因失误不可避免。在普通事故和与医疗设备 / 装置有关的事故中，多达 90% 是由人因失误引起的。

为防止或较大程度上减少医疗失误，理解医疗失误的根本原因是非常有必要的。进行医疗事故调查的一个主要目的是从较深层面上理解事故的背后起因，即隐性因素，从而防止相似事故的再次发生，提高医院患者安全水平。人因失误研究包括预测分析和回顾分析。人因失误分类系统是人因失误研究中的一种定性研究方法，通过回顾性分类分析可以得到更详细和更有针对性的人因失误处理和规避措施。

（二）复杂的人机交互界面

现代医疗系统中，越来越多的医疗器械、信息（图像、图形、数据）、网络被整合在一起作为一种新的卫生技术为临床和患者提供诊断和治疗的方法，如达芬奇机器人系统、计算机化医生医嘱录入系统、远程医疗诊断系统等。这些新的系统具有更丰富、更复杂的人机交互界面类型，包括显示器、控制器、警报信号、软件界面等，对使用者带来更多的挑战。

人因工程研究设计显示器，使其与人的感觉器官特性相适应。设计控制器，使其与人的感觉器官特性相适应。保证人与机之间的信息交换迅速、准确，从而实现系统优化。研究人机界面的组成并使其优化匹配，就可以提高系统的可用性，减少使用错误。

（三）医疗工作场所设计和改善

医疗系统中存在许多专业化的工作场所，如手术室、超声检查室、牙科门诊室等，这些工作场所设计的合理性，对医务人员的工作效率和职业健康有直接影响。如中国超声医师网2010年发布的调查数据表明，有85.61%的超声检查工作者患有肩周炎、背部肌肉酸痛等肌肉骨骼疾病。

从人因的角度来看，研究设计工作场所时，应从生理学、心理学、生物力学、人体测量学和社会性等方面保证符合人的特性相要求。使人的工作条件合理，工作范围适宜，工作姿势正确，达到工作时不易疲劳、方便舒适、安全可靠和提高效率的目的。研究上做场所设计也是保护和有效利用人力资源，发挥人的潜能的需要。

（四）人机环境系统的安全性和可靠性

医疗安全和质量是医疗机构的生命线，医疗系统作为庞大的人机环境系统，向高度精密、复杂和快速化发展，而这种系统的失效，将可能产生重大损失和严重后果。实践证明，系统的失效大多数是由人为失误造成的，而人的失误则是由人的不可靠性引起的。

在这领域，人因工程学主要研究人的可靠性、安全性及人为失误的特征和规律。寻找可能引起事故的人的主观因素；研究改进人 - 机 - 环境系统，通过主观与客观因素相互补充和协调，克服不安全因素，以减少系统中不可靠的劣化概率；研究分析发生事故的人、物、环境和管理等原因，提出预防事故和安全保护措施，做好系统安全管理工作。

（五）医疗系统的组织和管理效率

医疗系统作为为患者提供诊疗服务的机构，含有门诊、住院、影像、检验、后勤等相关联的子系统，其组织管理和运行效率影响着医疗质量、安全和成本，是决策者和管理者面临的主要问题。

人因工程主要研究克服人决策时在能力、动机、知识和信息方面的制约因素，建立合理的决策行为模式；研究改进生产或服务过程，为适应患者需要再造服务与作业流程；研究使复杂的管理综合化、系统化，形成人与各种要素相互协调的作业流、信息流、物流等管理体系和方式；研究人力资源中特殊人员选拔、训练和能力开发，改进对员工绩效评定管理，采取多重激励，发挥人的潜能；研究组织形式与部门界面，便于员工参与管理和决策，使员工行为与组织目标相适应。加强信息沟通和各部门之间的综合协调。

三、人因工程和医疗器械

（一）考虑人因的医疗器械使用

从人因的角度，医疗器械用户 - 使用系统主要考虑三个组成部分：用户、使用环境、用户界面，该系统会产生两种结果：正确使用即安全和有效使用，反之使用失误即不安全或无效地使用（图 7-2）。

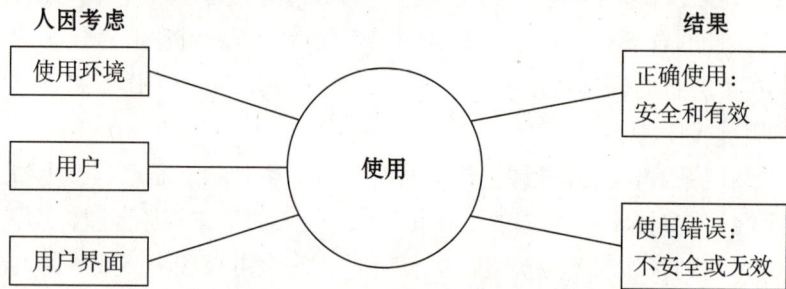

图 7-2　考虑人因 / 可用性的医疗器械使用及其结果

1. **用户**　指操作和处理医疗器械的人，如患者、临床医生、技术员、工程师、销售人员、市场人员、清洁人员、护理人员、安装人员等。

2. **使用环境**　医疗器械使用场所的温度、湿度、亮度、隔音、振动等物理环境，以及使用人员的工作负荷、排班等组织环境等。

3. **用户界面**　用户和医疗器械交互的手段，其中交互指搬运、安装、设置、校准、使用、清洁、维修和维护等活动。常见的用户界面如：

—手动操作；

—把手；

—标贴和随机文件、培训材料；

—灯光；

—视频播放器；

—按键；

—触摸屏；

—视听信息信号；

—报警信号；

—振动信号；

—语音，如声音识别、语音合成；

—键盘和鼠标；

—触觉控制器。

（二）人因工程对医疗器械作用

对于医疗器械来说，人因和可用性工程的最重要目标是，降低医疗器械使用相关的危害和风险，确保用户使用的安全性和有效性。将人因和可用性工程应用于医疗器械的具体益处表现在：

1）更容易使用器械；

2）器械部件与配件更安全的连接（如电源线、电极、导管、接口等）；

3）更容易阅读的控件和显示内容；

4）更好地理解器械的状态和操作；

5）更好地理解患者的当前状态；

6）更加有效的报警信号；

7）更容易的维护和维修；

8）减少用户对操作手册的依赖；

9）降低用户培训和再培训的需求；

10）降低用户错误的风险；

11）降低不良事件的风险；

12）降低医疗器械召回的风险。

（三）人因工程有关的标准

为推动人因工程在医疗器械行业的应用和发展，国际标准化组织 ISO、国际电工委员会 IEC、美国医疗器械行业协会等组织发布了一系列人因工程相关的标准（表 7-1），用于指导医疗器械产品的设计、开发和应用评价等。

表 7-1　医疗器械人因工程有关的标准

标准编号	标准名称	主要目的
ANSI/AAMI HE48:1993	医疗器械设计中的人因工程准则和推荐方案	用户界面通用设计实践 Ixia（由军用标准 MIL-STD1472 发展而来）由 HE-75 支持
ANSI/AAMI HE74:2001	医疗器械的人因设计过程	21CFR 820.30 中与人因工程过程相关的设计控制
IEC 60601-1-6:2006. Now replaced by 2010 edition	医用电子医疗器械—基础安全和关键性能的通用要求 并行标准：可用性	2006 版：人因工程过程应用于医用电气设备 2010 版指向 IEC62366:2007
IEC 62366:2007	医疗器械—可用性工程在医疗器械领域的应用	对所有医疗设备进行风险管理和全生命周期管理的人因工程过程 与欧盟 EN62366:2008 保持一致
AAMI HE75:2009	人因工程—医疗器械设计	界面设计实践，特殊医疗应用问题，测试和评价方法
IEC 60601-1:2005 ANSI/AAMIES60601-1:2011，3rd ed.	医用电气设备的通用安全和关键性能标准	介绍各种医用电气设备众多组件的广泛应用标准（多个组件的类型验收标准）
IEC 60601-1-8:2006	报警系统的通用要求、测试和指南 并行标准 IEC60601-1:2005	对视觉和听觉报警设计参数提出建议，如颜色、频率和节奏

标准编号	标准名称	主要目的
IEC TR 60878:2003	医疗活动中电气设备的图形符号	收集应用于现有医疗设备的符号，并将其分成 15 个类别
ISO15223-1:2007 ISO15223-2:2010	医疗设备—用于医疗设备标签、标记和提供信息的符号	第 1 部分：列出 MDD 和 IVD 符号 第 2 部分：符号的发展、选择和验证
ISO14971:2007	医疗设备—医疗设备的应用风险	风险管理原则的明确标准，如医疗设备故障树分析、故障模式和效应分析
IEC 60601-1-11:2011	并行标准——家用医疗电子设备和系统的要求	描述了家用医疗器械的特定要求
ISO80369-1:2010	用于液体和气体的小口径接口在医疗中的应用— 第 1 部分：通用要求 第 2-7 部分：特定医疗设备	描述可用的标准接口，以及不会导致不同种类设备误连接的标准接口

第二节 人因工程分析和评价方法

一、观察分析法

（一）方法概述

所谓的观察法是在自然条件下有目的、有计划的观察研究对象，收集、分析事物感性资料的一种方法。

观察，从大的方面来说可以分为两类：一是日常生活的观察；二是科学的观察。人因工程中所讲的观察指的是一种科学的观察，它与我们在日常生活中的观察有很大的不同。人因工程的基本研究对象是人的工作，而社会调查的观察中，观察对象是人。在人因工程中，观察法是指通过直接或间接观察，记录自然环境中被调查对象的行为表现、活动规律，然后进行分析研究的方法。其技巧在于能客观的观察并记录被调查者的行为而不受任何干扰。根据调查目的，可事先让被调查者知道调查的内容，也可不让其知道而秘密进行。有时也可借助摄影或录像等手段。

观察法在人因工程中运用十分广泛，例如青少年的学习姿势和近视眼问题。为了防止青少年写字时驼背和近视眼，人们曾设计出各种姿势纠正器具，来限制弓腰，使学生写字时保持直坐姿势。

（二）观察法的优点和缺点

观察法的特点决定了这种方法的优点和缺点。

观察法有它独具的优点。由于使用这种方法的调查对象和调查者处于同一情况之中，而且收集资料的活动与调查对象的运动是同步的，因此相比较于询问调查法和系统分析法，调查者能够得到更直接的原始数据。

观察法的缺点：①收集主观原因上的资料，不如调查询问法。观察者可以回答"是什么"，通过观察知道人和机器的客观关系，但是它一般回答不了"为什么"。②观察者与观察对象之间的人际关系，有可能对观察对象的行为产生影响，从而影响观察结果。③人的观察能力、经验以及心理等因素，将会影响观察结果。④时空条件限制会影响观察结果。就空间范围来说，观察法只能进行微观局部观察，做不了大量观察；就时间条件来说，对于不能预见的突发事件无法观察。

（三）观察分析法分类

在人因工程中，根据调查者角色的不同可将观察分析法分为直接观察分析法、间接观察分析法；根据观察法类型的不同可将观察分析法分为参与观察分析法和非参与观察分析法。

1. 直接观察分析法　直接观察分析法是指在研究人和机器之间的关系时，研究者通过亲身参与进行实际观察然后做出分析的方法，观察者记录的是研究者的所见所闻。直接观察法在实施过程中，观察者并不需要对正在观察的现象或事件进行控制和指导，他仅仅是一个旁观者，记录所有正在发生的事情和状况。比如，用机动电流图（EMG）研究工作姿势及人体舒适性，观察者可以通过观察电流图中电流随时间的变化情况了解人体舒适度情况。

2. 间接观察分析法　间接观察分析法称为仪器观察分析法。它是指研究者通过各种仪器设备观察目标并获取信息的方法。这种方法中，观察者的任务是监测仪器正常运行，记录正在发生或进行的事件，以备分析。仪器观测法的基本假设是：人的生理反应与特定的心理活动和偏好反应是紧密相关的。使用仪器观察法的局限性在于，观察过程相当于一个受控过程，被观察者被置于一个人为的环境中，如果他被告知正在观察，行为就可能发生变化，如果他不知正在被观察，就有可能触犯其隐私权。

3. 参与观察分析法　参与观察分析法指的是观察者不暴露其身份而参与到观察对象活动中，通过观察被观察者与机器之间相互适应情况，通过分析得出结论的一种方法。被观察者只知道是"自己人"而不知道是观察者。这种角色需要观察者用较长时间和观察对象在一起，和他们打成一片。被观察者在不知道自己正在被研究时表现得最自然与诚实。

4. 非参与观察分析法　非参与观察分析法指的是观察者不暴露其身份又不参与观察对象的活动，观察被观察者与机器之间相互适应情况，通过分析得出结论的一种方法。

采用这种观察法进行观察，观察者以完全局外人的身份出现，最有利于保持观察过程自然状态，也有利于观察者保持客观立场，避免情感因素的影响。

采用非参与观察分析法进行观察，一般有两种方法：①近距冷淡法：即观察者在距离被观察者很近的地方观察，但对被观察者及其活动不表露任何兴趣，只听、只看。②远距仪器法：即观察者在距离被观察者较远的地方，借助仪器进行观察。

（四）观察分析法的实施步骤

观察分析法的实施（即实地观察），大致可以分为以下几个步骤：确定观察计划、确定观察内容、进入观察现场、正式观察、记录、分析。

1. 确定观察计划　在观察的课题确定以后，制订一个初步的观察计划是十分必要的。一般来说，观察计划应包含以下几个方面的内容：

（1）选择观察地点：打算在什么地方进行观察？这些地方有什么特点？

（2）选择观察的时间：打算在什么时间进行观察？一次观察需要多少时间？准备观察多少次？

（3）选择观察的方式和手段：打算用什么方式进行观察？是用参与观察分析法还是非参与观察分析法？是否打算借助仪器设备？这些都是我们在观察之前就应该想好的。

2. 确定观察内容　确定观察内容就是确定我们在观察中看什么。观察内容随着研究问题的不同而有所变化。

3. 进入调查现场　对于公共场合的非参与观察，或是自己生活、工作圈子的参与观察不成问题。但如果不在公共场合，也不是我们熟悉的地方，这一步往往有两个问题要特别注意解决：一是获得允许。获得允许等于使自己的调查合法化。为此，需要一些必要的证明材料，如介绍信、身份证、工作证等。以证明自己的任务和身份。同时也要与有关部门取得联系，获得支持。二是与观察对象接触。这一环节很关键，应尽量做得自然、平和，既能使自己进入环境，又不能因为自己的存在而冒犯观察对象。

4. 正式观察。

5. 记录　在观察的过程中，对于外来信息，我们如果光凭头脑来记忆，而不借助于其他手段，观察到的信息日后就可能淡忘，甚至完全消失。因此，在观察中认真做好笔记是非常重要的，这是科学观察与日常无目的的观察一个最重要的区别。

观察记录有两种方式：一种是当场记录，一种是事后记录。从准确性考虑，记录工作最好在观察的同时进行。这种记录丢失的信息少，许多细节的记录在当时认为意义不大，但在后来的分析中常常起重要的作用。观察记录的主要形式有笔记、照相、录像等，笔记是主要形式。为了做好现场的记录，要事先根据调查目的和调查内容做好统一的观察记录表。这个表的内容大致包括：观察时间、地点、观察项目、被观察者的特征等。

在许多情况下，当场记录会引起观察对象的注意和反感，这时明智的处理是改用事后记录的方法。事后记录必须在观察结束后立即进行，以防止记忆淡化和丢失信息。

（五）观察误差及其控制

1. 产生误差的原因　观察分析法在实施的过程中，研究者和被调查者之间缺乏直接的互动交流，主要依靠研究者的"眼见为实"，因此观察到的结果难免或多或少带有观察者的主观判断，因而不可避免地存在观察误差。产生观察误差的原因既可能是来自于观察者，也有可能是来自于被观察对象或者观察工具。

2. 减少误差的方法　在观察实施的过程中，减少误差具有十分重要的意义。减少观察误差的途径有：

（1）提高观察者的素质：一个好的观察者，应该对观察对象和相应的机器比较了解，具有一定水平的相关知识和多方面的才智。同时，他还应该熟悉观察法自身的有关技术，能够根据不同的情况选择适当的观察位置和角度。

（2）利用辅助工具：观察法可借用的辅助工具除了录像设备外，还有各种量表和各种观测仪器。

（3）多人或多组同时观察：对统一对象进行多人或多组的同时观察，可以互相印证，从而纠正偏差。

（4）不带"框框"：观察人员必须有一个事实求是的科学态度，一定不要在行为上或感情上介入观察对象的活动。严格保持态度的中立，才能保证搜集资料的客观真实性。

二、实际测量法

（一）方法概述

实际测量法一种借助实验仪器进行实际测量的方法，也是一种比较普遍实用的方法。如为了获得座椅设计所需要的人体尺度，可以对使用者群体进行实际测量，将所测量数据进行统计处理，为座椅的设计提供人体尺度依据。下面以人体测量为例。

（二）人体测量的分类

人体测量方式将人体测量分为静态人体测量和动态人体测量。前者通常用来获取人体在立姿和坐姿时的尺寸，而后者则用来获取人在工作姿势下或在某种操作活动状态下的尺寸范围。

1. 静态人体测量　静态人体测量时指被测量者静止地站着或坐着进行的一种测量方式。静态测量的人体尺寸可作为设计工作空间大小、家具和产品界面以及一些工作设施等的依据。

2. 动态人体测量　动态人体测量是指被测者处于动作状态下所进行的人体尺寸测量，有时也包含一些静止的动作。其测量的重点是在人做出某种动作时的身体特征。通常是对头、手、足、四肢所能及的范围以及各关节所能达到的距离和能转动的角度进行测量。

动态人体测量的特点是，当人进行任何一项身体活动时，并不是某个身体部位独立完成的，而是身体各个部位协调完成，具有一定的连贯性和活动性。例如，单个手臂可及的范围是在手臂长度的基础上，与肩部运动、躯干的扭动、背部的屈伸以及操作本身特性有关。因此，动态人体测量要根据实际情况加以判断，不能仅仅依靠静态人体测量的尺寸来解决实际问题。

（三）人体测量的方法

测量人体尺寸的方法通常分为接触性测量和非接触性测量两种。国家标准 GB 5703—1985《人体测量方法》中所规定的测量方法是采用传统的丈量法，即使用标准的测量仪器对人体进行测量，属于接触性测量方式。这种方式优点在于简单易行、容易让人接受，但是由于人为因素影响，误差较大，且测量速度缓慢。针对接触性测量的不利因素，非接触性测量方法应运而生，在保证测量精度的同时，大大加快了测量的速度。

1. 接触性测量方法　采用接触性测量方法进行测量时，常用的人体测量仪器有：直角规、弯角规、三角平行规、人体测高仪、软尺、活动直角规、附着式量角器、关节活动度测规、水平定位针、平行定位仪等。

2. 非接触性测量方法　非接触性测量就是以非接触的光学测量为基础，使用视觉设备来捕获人体外形，然后通过系统软件来提取扫描数据。非接触性测量的优点在于精度高、速度快，但是测量仪器造价高、操作复杂，有的占地面积较大。目前常用的主要方法有：

（1）立体摄影：英国拉夫堡（Loughborough）大学的人体测量阴影扫描仪 LASS，是以三角测量学为基础的三角测量系统。被测者站在一个可旋转 360°的平台上，背影光源穿过轴心的垂直面射到人体上，用一行相机获取投射光的图像，从而设计出人体的高度和水平半径，测量结果为三维柱状坐标形式的数据。

（2）激光扫描：美国 Cyberware 公司的人体三维扫描系统（WBX）采用激光扫描。这种方式将一种光从激光二极管投射到被扫描体表面，然后使用一个镜面组合从两个位置同时取景。从一个角度取景时，激光物体因物体的形状而产生形变，图像传感器记录这些形变，产生人体的数字图像。当扫描器沿着扫描高度空间上下移动时，定位在四个扫描器内的照相机会记录人体表面信息。将每个扫描器得到的分离数据文件在软件中合并，产生一个全方位的彩色人体图像，之后可用三角测量法得到相关人体尺寸。

（3）白光相位：美国纺织服装技术公司（TC2）使用一个相位测量面（PMP）技术，产生一系列扫描仪，如 2T4、2T4S 等。每个系统使用 6 个静止的表面传感器。单个传感器捕获个体表面片段范围的信号。当所有的传感器组合起来，形成一个用于服装生产的身体关键性区域的混合表面。每个传感器和每个光栅获得 4 幅图像。PMP 方法的过渡产物是所有 6 个视图的数据云。这种信息可用于计算 3D 有体尺寸，最后可获得带有身体图像和测量结果的打印报表。

（4）莫尔条纹：Triform 系统是英国 Wicks 和 Wilson 公司的非接触三维图像捕捉

系统，它是利用卤素灯泡作为光源的扫描系统，以白光为基础的莫尔条纹技术，物体的三维形状在显示器上是有色的点云，看起来像物体的照片。

（5）远红外射线：美国的 Hamamatsu 人体线性扫描系统使用红外发射二极管得到扫描数据。这一系统利用较少的标记便可以抽取三维人体数据，而且错漏的数据较少。光源从发射镜头以脉冲形式产生，由物体反射后，最后由探测器镜头收集。探测器镜头是圆柱形镜头和球形透镜的组合，能在位敏探测器（PSD）上产生一片光柱，用于确定大量像素的中心位置，人体尺寸由一个特殊的尺寸装置从三维点云中析取。

以光学为基础的非接触式测量方法凭借快速、准确的特性在世界范围内得以发展运用，随着成本与便携的问题进一步解决，这种方法的使用将会更加广泛。

三、调查询问法

（一）调查询问法的概念

调查询问法是指以访谈、考察、问卷等形式对人员进行考核评价的一种方法，也是获取有关研究材料的一种基本方法。目前，人因工程学专家采用各种调查方法来分析操作者和使用者的意见和建议，通过对调查结果的统计学、心理学和生理学分析判断，对系统进行认知和评价。它具体包括访谈法、考察法和问卷法。

（二）调查询问法的类型

1. **访谈法**　访谈法是研究者依据调查提纲与调查对象直接交谈，搜集有关资料的一种方法。访谈可以是有严密计划的，或是随意的。访谈法可分为对考核对象本人进行访谈和对他人进行访谈两种。无论采用哪种形式，都要求做到与被调查者进行良好的沟通和配合，引导谈话围绕主题展开，并尽量客观真实。

访谈法的主要特点：采用对话、讨论等方式，是双方相互作用、相互影响的过程。

访谈法的一般步骤包括：确定访谈目的，选择合适的访谈方法，掌握与调查内容有关的知识；制订访问提纲；准备好访谈过程中需要的物质和资料，了解访问对象；接近访问对象，实施访谈工作并做好记录；整理与分析记录；总结。

访谈法的优点：访谈法可以克服问卷法中不回答的问题，可以提供一种向深层探索的机会，题目可以更具开放性，有的调查数据更具个性化。访谈法通过人与人的直接交往来搜集资料，就能面对各种对象、各种语境和各种变化，因时、因地、因人而异地采取临时性变通手段，保证资料搜集的成功率和可靠性。尤其对受教育机会较少的被调查者，此法更适用。

访谈法的缺点：访谈法比较费精力、费时间，工作成本较高；由于访谈调查是研究者单独的调查方式，不同访谈员的个人特征，可能引起被访者的心理反应，从而影响回答内容，造成访谈结果的偏差；访谈调查有灵活的一面，但同时也增加了这种调查过程的随意性，不同的被访者回答是多种多样的，没有统一的答案，增加了结果处理的难度。

2. 考察法 考察法是研究者通过感官或借助一定的科学仪器，在一定时间内有目的、有计划地考察描述客观对象，并收集研究资料的一种方法。考察法属于一种实地调查法，是研究实际问题时常用的方法。通过实地考察，发现现实的人-机-环境系统中存在的问题，为进一步开展分析、实验和模拟提供背景资料。实地考察还能客观地反映研究成果的质量及实际应用价值。为了做好实地考察，要求研究者熟悉实际情况，并有实际经验，善于在人、机、环境各因素的复杂关系中发现问题和解决问题。

考察法的一般步骤：制订考察计划，即明确目的和任务，选定考察对象、范围、地点、方式等；设计考察工具，即制订编码体系和考察记录表等；进入实地考察，捕捉实时信息，做好考察记录；整理并分析考察资料；得出结论。

考察法的优点：能够通过实地考察直接获得资料，省去中间环节，因此，观察资料比较真实；考察具有及时性的优点，能捕捉正在发生的现象。

考察法的缺点：考察法只能取得表面性资料，无法深入探究其原因，同时由于受时空等条件的限制，考察法只能得到正在发生的动作和现象，无法得知已经发生或即将发生的事情；考察法对调查者的要求比较高，要求调查者有较高的专业能力和敏锐的洞察能力；考察法需要较高的调研费用和较长的观察时间；考察法不适用于大面积调查。

3. 问卷法 问卷法是研究者根据研究目的编制一系列的问题和项目，以问卷或量表的形式搜集被调查者的答案并进行分析的一种方法。如通过问卷调查某一职业的工作疲劳特点和程度，让作业者根据自己的主观感受填写问卷调查表，研究者经过对问卷回答结果的整理分析，可以在一定程度上了解这种职业的工作疲劳主要表征和疲劳强度等。这种方法有效应用的关键在于问卷或量表的设计是否满足信度、效度的要求。所谓信度即准确性，或多次测量结果的一致性；效度即有效性，确保测得结果符合研究需要。问卷提问用语要通俗易懂，回答标准应力求简洁明了，使被调查者容易掌握。

问卷法的基本步骤：确定调查目的和内容，搜集有关资料；确定访问和问卷形式；问卷内容的编写、设计和排版，形成初始预测问卷；收集分析预测问卷的数据；修改预测问卷，形成正式问卷；发放正式问卷，搜集资料；分析问卷调查获取的资料，并得出结果。

问卷法的优点：问卷法最大优点是能够突破时空限制，在广阔范围内，对众多调查对象同时进行调查；以客观题为主的大样本调查问卷便于对调查结果进行定量研究；自填式问卷调查可以排除人际交往中可能产生的种种干扰；节省人力、时间和经费。

问卷法的缺点：问卷法最突出的缺点是它只能获得书面的信息，问卷上没有设计到的信息不能收集到，不能了解生动、具体的社会环境；对新事物、新情况、新问题的研究，问卷调查难以单独完成；缺乏弹性，很难做深入的定性调查；自填式问卷的调查者难以了解被调查者是认真填写还是随便敷衍，是自己填写还是请人代劳；被调查者可能对问题不理解、对回答方式不清楚，无法得到指导和说明，使获得的信息不准确。

四、可用性测试

（一）方法概述

按照 ISO 9241-11 标准，可用性是指产品在特定使用环境下为特定用户用于特定用途时所具有的有效性（effectiveness）、效率（efficiency）和用户主观满意度（satisfaction）。

该定义主要涉及可用性的以下三点：

1. **有效性**　用户完成特定任务和达成特定目标时所具有的正确和完整程度。
2. **效率**　用户完成任务的正确和完成程度与所用资源（如时间）之间的比率。
3. **满意度**　用户在使用产品过程中所感受到的主观满意和接受程度。

可用性主要注重用户体验，即产品在真实生活中的行为和被用户使用的方式，它强调的不是从内部来看一个产品，而是从其外部来看怎样使用以及与之交互。因此，在设计中必须认真考虑用户体验的每个方面。

可用性测试是在产品或产品原型阶段实施的通过观察或访谈或二者相结合的方法，发现产品或产品原型存在的可用性问题，为设计改进提供依据。可用性测试不是用来评估产品整体的用户体验，主要是发现潜在的使用失误或功能在使用时存在的错误。

（二）可用性测试的分类

可用性依据其测试目的、数据获取类型以及测试计划可以归类为多种测试类型。

1. **基于测试**　基于测试目的的可用性测试可分为反馈搜集型测试、对比性测试和绩效评估型测试（表 7-2）。

表 7-2　基于测试目的 3 种可用性测试方法的比较

测试方案	适用范围	测试目的
反馈搜集	产品设计早期	搜集早期设计中的可用性问题
对比	设计早期及成型产品	比较不同设计方案可用性质量优劣
绩效评估	已成型产品	评估是否达到可用性设计要求

（1）反馈搜集型测试：反馈搜集型测试主要是为了发现并分析产品设计中存在的可用性问题，设计是否合理、是否符合人口学使用习惯以及需求都是该类测试所关注的重点。因此，可以根据测试的结果对产品设计进行改进，使其更加符合可用性使用标准。该种测试主要用于产品的早期测试开发阶段，越早使用越有利于产品设计的改进。

（2）对比型测试：对比型测试主要用于几种不同产品设计方案的比较。用于比较产品可用性优劣，从而判断产品竞争力。

（3）绩效评估型测试：绩效评估型测试用于衡量产品的可用性质量。这是最正式的一种可用性测试，可以用来考核产品设计是否达到设计要求，是用于衡量可用性的具体指标。

2. 基于数据结果　可用性测试得出的结果有以下类型：

（1）行为和观点：可用性测试是对用户的操作行为进行记录和观察，通过问卷的方式调查用户对产品的满意度。

（2）客观和主观：客观数据是测试人员观察和记录的数据。主观数据是测试人员通过观察推论出的结果。可用性测试注重于客观观测量，测试时让用户有声地说出他们进行某种操作时的想法或他们对产品内容和功能的理解等，这些都是主观数据。

（3）定性与定量：可用性测试可以发现具体的可用性问题，也可以通过用户测试得出量化的试验测试任务，如任务完成率、任务完成时间、错误率以及寻求帮助的次数等。是否需要量化测试数据取决于测试方案的目的及原则。假设进行的是对比以及绩效评估，此时就需要准确、量化的测试数据；如果仅仅只是为了分析及设计，那么对可用性问题的分析则是重点。定性与定量的数据可以互为补充，不同的测试会有不同的侧重点。

3. 基于使用规则　可用性测试根据使用的规则可以分为正式测试和非正式测试。

（1）正式测试：要求有一定数量具有代表性的测试用户，自然、客观的测试环境，严格的测试程序。正式的测试一般侧重于获得客观定量的测试数据。

（2）非正式测试：对测试用户、测试环境和测试程序的要求较为宽松，一般侧重于发现和研究问题。

（三）可用性测试的步骤

1. 测试目标及计划

（1）测试目标：测试的目标对要进行的测试有重要的影响。主要差异在于，测试目标是形成性评估还是总结性评估。形成性评估是反复设计过程中的一部分，目的是为了改进产品设计。形成性评估使用的典型方法是有声思维测试。与此相反，总结性评估的目的在于评价产品的整体质量。典型的总结性评估方法是度量性评估。

（2）测试计划：可用性测试前应当有完整的可用性测试方案，计划包括：测试目标、测试的时间地点、测试时间控制、测试需要的仪器、测试人员以及用户的确定、测试用户样本量的选择、测试任务的确定，此外还需要确定数据的收集方式以及分析统计方法、测试的成本等。

（3）预实验：正式进行可用性测试实验之前，需要进行预试验。对于一般可用性测试来讲，两次左右的预实验基本可以满足前期的实验要求，但对大型测试来说，少数的预试验样本是不够的。

在进行预实验过程中，需要进一步完善测试内容以及在实验计划存在的不足，便于早期修改并在正式测试前完善试验计划。

2. 测试人员及测试对象的选择

（1）测试人员的选择：在测试过程中，测试人员的作用是负责和引导完成测试。测试人员除了需要具备测试方法方面的知识外，还必须具备进行测试的产品的相关知识。

测试人员具备系统方面的知识对了解用户使用产品完成特定实验任务是必不可少的，有助于推断用户在整个对话过程中的意图。

此外，设计人员自身人可以作为评估人员参与到实验中，他们能更为深刻地了解测试过程中出现的可用性问题。

（2）测试用户的选择：招募测试用户的主要原则，就是依据产品的用户作为主要对象。对于面向大众化的产品，其测试计划只需几个测试用户进行"简易型可用性测试"，不需要特定人群作为测试用户。如果要进行全面、大样本的可用性测试，就应该从几类不同的用户群中挑选用户，才能将主要的预期用户囊括进来。此外，在挑选用户时要注意以下几点：

一是用户的熟练程度。所有产品的可用性测试一般需要新手进行测试，当然许多复杂精密的仪器设备也需要熟练的用户才能完成任务操作。一般依据测试的目的，需要在测试前选择不同的测试用户类型。

二是测试用户的数目。一般来讲，可用性测试的目的在于发现可用性问题，可用性测试不是某些人认为的数字游戏。使用相对较少的参与者通常就可以获得足够多准确和有用的数据。一项广泛认可的研究表明，五个测试就可以获得足够多的结果。从早期概念模型到日益完善的解决方案的设计过程中，研究人员通常希望增加样本量。开始可能用 7~17 个人进行最初设计测试，而后形成性可用性测试参与者人数翻倍，最终进行总结性测试（如合格检验）时参与人数是开始时的四倍之多。

3. 设计测试任务　设计测试实验任务原则是选择的任务要尽可能地体现产品的最终使用场景。如在飞机起飞和降落中，诸如机翼定位、起落架打开和收起以及引擎功率设置等任务都可能会带来危险性使用失误；在麻醉过程中，可能会带来潜在危险性，使用失误的过程涵盖患者麻醉、苏醒和麻醉药过敏反应处理环节，以及设备设置和维护环节，如安装呼吸管路、气管连接、麻醉剂填充、气体校准和二氧化碳吸附剂更换等；这些都是可用性测试应当选取的典型的测试任务。可用性测试任务应当覆盖产品使用过程中涉及的风险性高的用户任务。

此外，任务设计的时间应当尽可能得短，能够让用户在有限的时间内尽可能完整地完成。

4. 测试准备阶段　测试人员需要确保实验环境已准备好，所有的实验仪器及准备资料已经预先整理完毕。为了消除用户的不安以及紧张情绪，所有的准备工作应当在测试用户到来前准备就绪。

测试开始前，我们需要向用户对测试的目的进行一个简短的解释，然后介绍实验的过程以及要求，具体的要素有以下几点：①可用性测试的目的是对产品进行评价，而不是针对个人能力进行测试；②测试的结果用于改进产品；③测试是自愿进行的，用户可以随时终止测试；④让用户放心，对测试的结果会进行严格的保密，不会以个人样本的形式向外展示；⑤在实验开始前需要向用户澄清他们感到疑惑的问题；⑥测试开始后，实验人员不能回答用户的任何提问。

5. 正式测试　测试期间，实验人员通常不要与用户交流，也不要有任何个人观点或关于用户操作的态度表露。即使用户已经陷入相当严重的困境，实验人员也要控制自己不要去提供帮助。但这一原则不适用于用户已明显停滞，并且对当前处境感到不快的时候。实验人员应学会慎重决定何时提供帮助。并且，如果测试的目的是记录用户完成某个任务的时间时，则不能给用户提供任何帮助。

6. 事后交流　在测试之后，要询问用户，并要求用户填写一份主观满意度问卷，并就产品存在的具体的可用性问题进行访谈。交谈中，请用户对产品的使用情况进行评论并提出改进意见，常常通过用户给出的相互矛盾的建议，为重新设计提供丰富的构思来源。

7. 绩效度量　绩效度量对于评估是否达到可用性目标以及与竞争性产品进行比较具有重要作用。对于用户绩效水平度量也通常是让一组测试用户完成预先规定的测试任务、收集所用时间和出错次数等方法进行。

依据可用性概念，可以形成以下重要的绩效测量指标（图 7-3）。

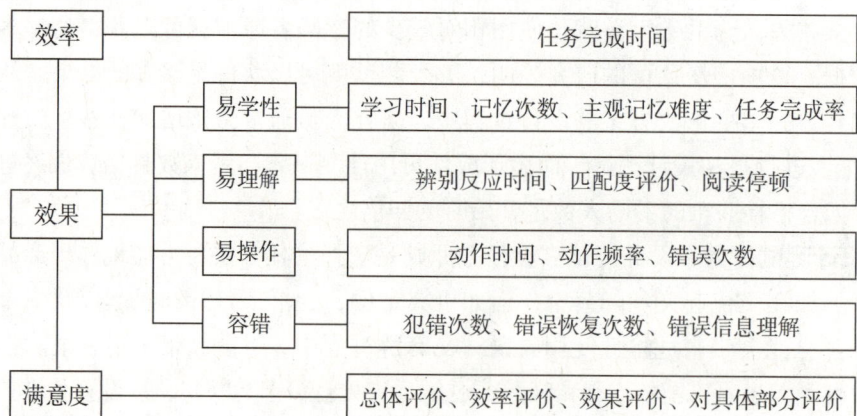

图 7-3　可用性绩效测量指标

（四）可用性测试方法的选择

目前，可用性测试方法超过 20 种，按照参与可用性评估的人员划分，可以分为专家评估和用户评估；按照评估所处于的软件开发阶段，可以将可用性评估划分为形成性评估和总结性评估。形成性评估是指在软件开发或改进过程中，请用户对产品或原型进行测试，通过测试后收集的数据来改进产品或设计直至达到所要求的可用性目标。形成性评估的目标是发现尽可能多的可用性问题，通过修复可用性问题实现产品可用性的提高，总结性评估的目的是横向评估多个同类产品，输出评估数据进行对比。这里，我们依据参与可用性评估的人员，重点介绍可用性专家评估和用户评估方法。

1. 用户参与的可用性测试方法

（1）有声思维（think-aloud）：有声思维法可能是单个最有价值的可用性评估方法。该方法是被测试用户在预设场景下使用系统，同时说出对系统的评论，并记录成口头报告。

评估专家通过分析这些口头报告，不仅能发现最终用户曾遇到的可用性问题，也能发现问题的原因。

有声思维法包括以下两个典型步骤：一是利用系统方法，收集有声思维规程；二是分析这些规程，获取用户处理问题时产生的认知流程的模型。

（2）焦点小组（focus group）：是由一个经过训练的主持人以一种无结构的自然的形式与一个小组的被调查者交谈。主持人负责组织讨论。焦点小组法的主要目的，是通过倾听一组从调研者所要研究的目标用户中选择来的被调查者，从而获取对一些有关问题的深入了解。这种方法的价值在于常常可以从自由进行的小组讨论中得到一些意想不到的发现。

（3）用户调查法：主要包括问卷调查法以及用户访谈法。问卷调查在开发期间的某些时候，使用问卷条目来收集用户信息是有帮助的。问卷条目既可以是陈述式的，也可以是列表式或封闭式的条目和量表。前者的优点在于人们可以给出详细的回答，但是当所收集的仅仅是难以理解、含义模糊的陈述时就会存在风险。因此，封闭型问卷条目的形式常为首选。

访谈与问卷类似，但由于与访谈对象有面对面的互动，因此，具有更大的灵活性。访谈包括从高度结构化的到完全自由式的多种不同形式。对用户逐个进行访谈比处理一份问卷需要更多的工作时间。

然而，访谈的优点是更为灵活，即当用户对问题不清楚时，访谈者可以更加深入地向用户解释复杂的问题，或者以其他的形式来提问。对于需要用户进一步详述的回答，或者出现访谈设计未预见的回答，访谈者还可以进一步追问。

问卷和访谈都属于间接方法，两者都不对产品本身进行研究，而只是研究用户对产品的看法。这两种方法极为相近，他们都针对一系列问题向用户提问并记录相关回答。访谈会花费很多时间，但好处是更加灵活，如果采访者根据回答发现受访者对问题的理解有误，就可以进一步解释难理解的问题，并用另一种措辞来提问。如果最终目的是获得确切的数据，那么问卷调查方法会好一些，相比之下，访谈的形式较自由但难以量化分析。访谈可以在受访者接受采访后立即得到结果，而问卷调查则需要反馈、整理等一系列过程。

（4）观察法：观察用户使用产品的方法，通常包括用户测试法和使用记录法。用户测试一般在实验室里进行。使用记录法则是观察用户的使用记录，这个方法在网络时代变得更加实用。

在观察过程中，观察人员需要尽量保持安静。当用户感觉不到观察人员存在时，他们操作起来就和平时工作的状态一样了。要尽量减少对用户的打断，比较好的做法是把用户莫名其妙的操作行为记录下来，当该操作再次出现的时候，看看是否能理解其用意，如果不能，在观察结束后要询问用户，听取他们的解释。

观察用户自己进行操作，优点是观察人员可以从中发现一些意想不到的用户操作行为，而这些肯定在事先计划好的实验室测试中没有被纳入测试范围的问题。这些都会引起观察人员的注意，对查补漏洞、改进设计具有重要意义。

（5）用户反馈：用户反馈可以成为可用性信息的主要来源。可用性人员可能常常会听到那些不满意的和最愿意抱怨的用户的意见，因此应该选择一组具有代表性的用户对他们进行观察和提问，作为对用户主动反馈的补充。

无论采用什么方法收集用户反馈信息，最重要的是要让那些遇到问题并对此提出意见的用户感到他们的反馈受到重视。应该在收到用户反馈后立刻表示感谢。

2. 专家参与的可用性测试

（1）启发式评估：启发式评估（heuristic evaluation）是让一小批评估人员评估用户界面，并将它们与一系列已知的可用性原则进行比较，判断这些界面与已经确立的可用性（usability）规则的符合程度，以发现界面设计中的可用性问题，并把它们作为界面再设计过程中所重视问题的可用性方法。这些原则包括用来描述界面通常具备的共同特点的通用原则和对某特定产品的特殊可用性原则。1990 年 Nielsen 和 Molich 提出了启发式评估方法的原型，之后 Nielsen 经过提炼，提出了启发式评估十项原则，见表 7-3。

表 7-3　Nielsen 启发式评估十项原则

启发式评估原则	描述
1. 系统状态可见性 Visibility of system status	通过在合理时间内的合适的回馈，系统应该让用户了解正在发生的事情
2. 系统与真实世界的关联性 Match between system and the real world	系统应该以使用者熟悉的语言、文字、词汇与概念来呈现，而不是使用系统导向
3. 使用者的控制度和自由度 User control and freedom	使用者时常以尝试错误来选择系统功能，而且用户需要一个明显的"退出"来离开使用者不需要的状态。支持撤销与恢复
4. 一致性和标准 Consistency and standards	使用者不应该猜测不同的词汇、状态或动作是否表达相同意义。还要考虑相容性
5. 预防错误 Error prevention	这是比使用错误信息还要亲切的设计，预防是发生问题最先要考虑的事情
6. 让使用者人事系统，而非回顾 Recognition rather than recall	尽量减少使用者需要记忆的事情、行动、可见的选项、步骤等。系统使用说明应该在合适的地方表现得显眼且可轻易使用
7. 灵活性与使用效率 Flexibility and efficiency of use	专家使用者通常可以使用加速器来提升它们的使用速度，像是满足没有经验与有经验的使用者。允许使用者设定常做的动作
8. 美术与简化设计 Aesthetic and minimalist design	不应该包含无关紧要或很少用到的信息。每一个无用或多余的部分都会相对降低主要信息的显眼程度
9. 帮助用户认识、改正、弥补错误 Help users recognize, diagnose, and recover from errors	错误信息应该以叙述文字呈现，而不是错误代码，并且精确地指出问题以及提出建设性的解决方案
10. 帮助与说明文档 Help and documentation	即使是最好的系统也不能没有说明文件，系统也需要提供帮助与说明文件，这类型的信息应该很容易被找到

　　一般而言，启发式评估法是由多个评估人员对界面进行评估以提高效率，避免单个评估人员的局限性，建议使用 3~5 名评估者，因为不能够通过使用更多的人数来获得更多额外的信息。启发式评估法过程中，每个评估者依据启发式原则独立进行检查评估。只有当所有的评估都结束之后，评估人员才可以交流并将他们的发现整合在一起，确保每个评估人员独立地无偏见地进行评估。

　　（2）认知走查法（cognitive walkthrough，CW）：认知走查法，简单来说就是可用性评估专家自己扮演成用户，通过一定的任务对系统进行可用性评估。认知走查法强调用户使用交互界面测评任务时的容易度。评估专家首先选择典型的界面任务，为每一任务确定一系列正确操作序列，然后探查在完成任务的过程中在什么方面出现问题并提出解释。有研究指出，认知走查法发现的问题没有启发式评估多，但是在发现问题严重性方面更具效果，并且，任务序列越详细，越有利于发现可用性问题。

　　用户在完成认知走查法时需要完成四个步骤：设置用户需完成的目标；审查用户界面可以执行的操作动作；选择一个可以执行的操纵动作以完成预定目标；用户完成动作，并评估系统反馈信息。

　　以上介绍的可用性方法都是相辅相成的，他们是用于测试产品可用性的不同阶段。另外，它们都有各自的优缺点，可以在某种程度上相互弥补，因此我们强调可用性方法的互补性。表 7-4 列举了各种可用性测试评估方法的主要特征。

表 7-4　各种可用性测试评估方法的主要特征

方法	生命周期阶段	所需要用户人数	主要优点	主要缺点
经验性评估法	早期设计、反复设计过程的"内循环"	无	能发现单个可用性问题，能发现熟练用户碰到的问题	没有涉及真实的用户，故无法在用户需求方面有发现
认知走查法	界面设计初期，原型评估	无	能发现可用性问题，并查找出原因，不仅仅聚焦界面本身	专家评估，没有真实用户，故无法在用户需求方面有发现
绩效度量法	竞争性分析，最终测试	至少 10 人	硬性数据，对结果容易进行比较	不能发现单个可用性问题
边说边做法	反复设计，形成性评估	3~5 人	准确了解用户的错误想法，测试费用低	用户感到不自然，熟练用户感到很难用语言表述
观察法	任务分析，后续研究	3 人或以上	生态有效性；发现用户的真实任务；建议系统功能与特征	很难约定安排，实验人员无法控制
问卷调查法	任务分析，后续研究	至少 30 人	发现用户主观偏好，容易重复进行	需要进行问卷预答（避免出现误解）
访谈法	任务分析，后续研究	5 人	灵活，可以深入了解用户观点和用户体验	耗时，难以进行分析、比较

续表

方法	生命周期阶段	所需要用户人数	主要优点	主要缺点
焦点小组法	任务分析，用户参与	每组6~9人	自发生产的结果，小组互动	分析起来困难，有效性低
记录法	最终测试，后续研究	至少20人	可发现很常用或不常用的功能，可连续地采集数据	需要分析程序来处理大量数据。侵犯用户隐私
用户反馈法	后续研究	上百人	跟踪用户需求和想法上的变化	需要专门部门来处理答复

可用性方法的选择除了表7-4列出的以外，还受到以下因素的影响：

1）测试和评估的目标：如前面所说，测试目标是对产品进行形成性评估还是总结性评估。形成性评估的典型方法就是边做边说测试；如果是总结性评估，典型的方法就是绩效度量法。

另外，如果是为了从产品的角度出发，验证产品是否达到可用性目标，旨在发现问题，改善设计，适用的方法有观察测试、启发式评估、认知走查法等，为了验证产品已达到可用性目标，如果要验证设计思想是否有利于用户或者比较多个设计，适合使用用户参与测试中的观察法，可以通过一系列对比试验来发现可用性问题。

2）希望获得数据类型：如果希望量化数据，最适合使用观察测试，通过对比试验等记录数据方便分析；如果希望获得质性数据，那么问卷调查法、访谈、焦点小组以及专家参与评估方法都比较适用。

3）可用性人员的经验：如果是可用性专家，可以采用启发式评估或认知走查法对产品进行评估，因为他们具有丰富的可用性经验和知识。但如果只是一般的可用性测试人员，最常用的测试方法是观察法和边做边说法，因为这两种方法把大部分"工作"都留给用户来做，可用性人员只是默默地观察，做些记录，从而增进对可用性原理的领悟，积累资质。

五、实验法

（一）实验法的概念

实验设计法又称试验设计法，是在人为控制条件下，系统地改变一定变量因素，同时对影响实验结果的无关变量加以控制，以引起研究对象相应变化做出因果推论和变化预测的一种研究方法，一般当实测法受到限制时采用。实验法具有一定的结构，即不仅有明确的实验目的，而且有较严格的实验方案设计和控制，其实验结果既可以用于定量分析，也可以用于定性分析。

实验法主要涉及三个变量：（操作）自变量；（观测）因变量；（控制）无关变量。

实验研究的目的是确定自变量与因变量之间的因果关系和变化预测，以检验研究假设。

实验的基本要素是实验者、实验对象、实验环境、实验活动、实验检测。

（二）现场实验法与实验室实验法

实验法分现场实验法和实验室实验法两种。

1. **现场实验法**　现场实验法也叫实地实验法、自然实验法，实验者在尽可能少的控制条件下，在一个真实的情境中操纵一个或以上的自变量。现场实验的优点是自然。但实验者对环境和条件缺乏较强的控制能力，因而难以孤立出自变量的独立影响作用。

2. **实验室实验法**　将研究工作孤立，使之脱离正常活动的常规，然后在严格控制条件下操纵一个或以上的独立变量，使实验者能够在其他有关变量变异最小的状况下观察和衡量被操纵的独立变量对相应变量的影响。实验室实验的优点是实验环境容易控制，实验者能够比较清楚确切地观察到刺激对实验对象的影响。实验室实验的缺陷：实验室是"人为"制造出来的环境，不自然，从而影响实验对象；多数情况下，实验室实验的对象是比较特殊的人群（如在校学生等），从这些特殊人群身上得到的实验结论未必能推广到全体人群中去。

（三）实验法的基本构成

1. **实验假设**　实验假设是对某种现象或问题的假定性解释或推断。

2. **实验被试**　实验被试是接受实验处理的人或产品等。被试应尽可能随机选取、随机分配。

3. **实验变量**　在设计实验研究时，自变量和因变量应经过严格定义并具有很好的操作性。

（1）自变量：实验中由实验者掌握、在性质或数量上可以变化、可以操作的条件、现象或特征，是实验者进行操作的变量，也叫实验变量。自变量因研究目的和内容而不同，如照度、声压级、标志大小、仪表刻度、控制器布置、作业负荷等。自变量的变化范围应在被试的正常感知范围内，并能全面反映对被试的影响。

自变量的不同水平：自变量在性质或数量上是可改变的，一般有两个以上不同的水平或状态，如性别自变量可分为男、女两个水平。

（2）因变量：是反应变量，是受自变量变化影响的变量，是研究者要测定的假定的结果变量。因变量应能稳定、精确地反映自变量引起的效应，具有可操作性，并能充分代表研究的对象性质。如绩效指标的反应时间、失误率、反应频率、质量和效率等；生理指标的心率、呼吸数、血压等；以及被试的主观评价，如监控作业，操作者精神负荷远远大于体力负荷，其主观感受做出的评价比绩效更能反映作业时机体的状态。因变量的指标具有四个要求：有效性；客观性；准确性；数量化。

（3）控制变量：与实验目的无关但能够影响实验结果需要在实验中加以控制的变量。

239

4. 实验控制 广义的理解：自变量操作的控制、因变量观测的控制和无关变量的控制。狭义的理解：无关变量的控制。

5. 实验步骤 实验研究对实验的步骤要有周密的设计，包括每一步骤的具体内容、使用的工具、方法、控制措施、实验进行的时间以及实验中可能出现的问题和处理的方法。

6. 实验结果 实验结果的表述需要有实验数据的统计分析和关于实验结果的说明和解释。

7. 结论。

（四）实验法的评价

1. 实验法的优点

（1）实验法的结果具有一定的客观性和实用性：它通过实验来进行研究，因此，取得的数据比较客观，具有一定的可信度。

（2）实验法具有一定的可控性和主动性：实验中，研究者可以主动操作某些因素的变化，并通过控制其他无关因素的变化来分析、观察某些现象之间的因果关系以及相互影响程度，是研究事物因果关系的最好方法。

（3）实验法可提高研究的精确度：在实验中，可以针对研究的需要，进行合适的实验设计，有效地控制实验环境，并反复进行研究，以提高调查的精确度。

2. 实验法的局限性
实验法要严格控制很多条件，但外在社会环境往往是非常复杂的，难以排除被研究变量以外其他外在因素的影响。

六、模拟仿真法

（一）方法概述

模拟仿真法是指把参训者置于模拟的现实工作环境中，让他们依据模拟现实中的情境做出及时反应，分析实际工作中可能出现的各种问题的一种培训方法。模拟方法包括各种技术和装置的模拟，如操作训练模拟器、机械的模型以及各种人体模型等。通过这类模拟方法可以对某些操作系统进行逼真的实验，可以得到除实验室以外所需的更符合实际的数据。

仿真模拟法是一种代表现实中真实生活情况的培训方法，受训者的决策结果能反映出如果他在那个工作岗位上工作会发生的真实情况。模拟是指可以让受训者在一个人造的、没有风险的环境下看清他们所作的决策的影响，常被用来传授生产和加工技能及管理和人际关系技能。

模拟器材是参训员工在工作中所使用的实际设备的复制品，也是仿真模拟法的关键因素。模拟器材的关键在于它们对受训者在实际工作中使用设备时遇到的情形的仿真程度。即模拟器材要具有与工作环境相同的因素，模拟器材的开发是很昂贵的，而且随着工作环境信息的变化需要经常更新。仿真模拟法要求参训者首先要听取工作中所用机器的介绍，包括新的概念、专业词汇、机器性能、操作要领和注意事项。其次，参训者熟悉模拟器材并尝试具体操作。操作中有不熟练的地方或操作错误时，培训者要及时给予纠正，直到受训者能够熟练操作为止。用仿真模拟法进行培训，受训者不用担心错误决策的影响，这些错误不会导致受训者在实际生产线上使用实际设备造成损失。成功地使用仿真模拟法进行简单练习能增强参训员工的信心，使他们能够顺利地在自动化生产环境下工作。

（二）模拟仿真的分类

模拟仿真按参与仿真的模型种类不同，可分为物理仿真、半物理仿真及数学仿真。

1. 物理仿真 物理仿真也称实体仿真，一般仿真的过程是以物理性质和几何形状相似为基础，其他性质不变的仿真。

在系统的物理模型上进行实验的技术。物理模型是用几何相似或物理类比方法建立的，它可以描述系统的内部特性，也可以描述实验所必需的环境条件。如风洞实验，是将按比例缩小的飞机模型悬挂在具有亚音速或超音速气流的风洞内，测定飞机的各种气动系数。飞机模型和风洞就是物理模型。又如将水域的地形、水坝按比例缩小做成实物模型，进行水流实验；将飞机的姿态角传感器（陀螺仪）安装在能复现飞机的俯仰、横滚、偏航三个角运动的三自由度飞行仿真转台上，进行飞行控制系统的实验等。

物理仿真具有以下特点：

1）物理仿真是通过建立物理模型来实现的。物理仿真系统是真实系统的几何相似物或物理类比物。几何相似是指同一个物理过程（如机械运动过程或电的动态过程等）的不同尺寸系统之间的相似关系。物理类比是指两种不同的物理过程（例如机械运动和电的动态过程等）具有相同的数学描述，它们可以互为仿真实验模型。因此物理仿真系统是专用的。

2）物理仿真的性质要求其必须是实时仿真的。

2. 半物理仿真 半物理仿真又称物理 - 数学仿真，或半实物仿真。半物理仿真是指针对仿真研究内容，将被仿真对象系统的一部分以实物（或物理模型）方式引入仿真回路；被仿真对象系统的其余部分以数学模型描述，并把它转化为仿真计算模型。借助物理效应模型，进行实时数学仿真与物理仿真的联合仿真。

半物理仿真的逼真度较高，所以常用来验证控制系统方案的正确性和可行性，进行故障模式的仿真以及对各研制阶段的控制系统进行闭路动态验收实验。此外，用航天仿真器来训练航天员和用飞行仿真器来训练飞行员也属于半物理仿真性质，后者更着重于视景模拟和人机关系。以仿真计算机实现系统模型和以航天器计算机或控制系统电子线路为实物的闭路实验，也可认为是半物理仿真，这种仿真重点在于检验控制计算机软件的正确性或研究控制方式中某些功能和参数。半物理仿真的逼真度取决于接入的实物部件的多寡，仿真计算机的速度、精度和功能，转台和各目标模拟器的性能，通常对三轴机械转台的要求是精度高、转动范围大、动态响应快和框架布置不妨碍光学敏感器的视场。

在航空航天、武器系统等研究领域，半实物仿真是不可缺少的手段。通常在以下几个情况考虑采用半物理仿真：

（1）被仿真对象系统中的若干子系统或部件很难用数学语言描述或者是表达式特别复杂。

（2）需要对分系统进行验收和分系统模型效验。

（3）实物实验和使用前的联合调试，半物理仿真可以检验构成真实系统的某些实物部件乃至整个系统的性能指标及可靠性，准确调整系统参数和控制规律。

3. 数学仿真 数学仿真是以数学方程式相似为基础的仿真方法，它是用数学式来表示被仿真的对象。

各种不同类型系统的数学模型一般分为两大类：一类是用各种数学方程，如代数方程、微分方程、偏微分方程、差分方程等表示的模型，对这类模型的实验称为连续系统仿真；另一类是用描述系统中各种实体之间的数量关系和逻辑关系的流程图表示的模型，它的特点是系统的状态变化是由一些在离散时刻发生的事件引起的，所以对这类模型的实验称为离散事件系统仿真。连续系统仿真使用模拟计算机、数字计算机或混合计算机，而离散事件系统仿真则主要使用数字计算机。数学仿真的基本步骤为：

（1）根据实验的目的建立系统的数学模型；

（2）根据数学模型的特点选择合适的计算机作为仿真工具；

（3）将数学模型表示成计算机能接受的形式（称为仿真模型），并输入计算机；

（4）对输入计算机的仿真模型进行计算，并记录系统中各状态量的变化情况；

（5）输出实验结果，产生实验报告。

数学仿真的主要优点是通用性强，即用同一套计算机设备，配以不同的仿真软件，就可以对各种不同类型的系统（如电气系统、机械系统、热力系统、交通管理系统等）进行仿真实验。

七、计算机数值仿真法

（一）方法概述

计算机仿真（computer simulation）（或称系统仿真 system simulation）是应用电子计算机对系统的结构、功能和行为以及参与系统控制的人的思维过程和行为进行动态性比较逼真的模仿。它是一种描述性技术，是一种定量分析方法。通过建立某一过程和某一系统的模式来描述该过程或该系统，然后用一系列有目的、有条件的计算机仿真实验来刻画系统的特征，从而得出数量指标，为决策者提供有关这一过程或系统的定量分析结果，作为决策的理论依据。它具有高效、安全、受环境条件的约束较少、可改变时间比例尺等优点，已成为分析、设计、运行、评价、培训系统（尤其是复杂系统）的重要工具。

数值仿真是在计算机上利用系统的数学模型进行仿真性实验研究。研究者可对尚处于设计阶段的未来系统进行仿真，并就系统中的人、机、环境三要素的功能特点及其相互间的协调性进行分析，从而预知所设计产品的性能，并进行改进设计。应用数值仿真研究，能大大缩短设计周期，并降低成本。

仿真用模型模拟系统的特性来研究系统的方法。系统模型有物理模型与数学模型两种，因此有物理仿真与数学仿真之分。物理模型是利用某些物理方法如电路、简单机械等模拟系统某一环节的特性或整个系统的特性而构造的模型。数学仿真是在计算机上利用系统的数学模型进行仿真性实验研究。数学仿真的优点是模型有较大的兼容性，而且经济、安全、迅速。计算机仿真采用实时控制还是非实时控制，主要取决于实验的要求。如驾驶或操纵台实验系统或驾驶人员训练系统，用计算机仿真机具工况与人对话，仿真结果直接与驾驶或操纵台等仿真装置仪表及视景等效果系统相连接，这类系统则要求采用实时仿真。

如果系统中没有人和实物模型介入而单纯用计算机仿真。一般没有实现特性的时间要求，则可以用非实时仿真。

所谓实时仿真，就是要求仿真时间与自然时间严格同步，即在一个积分时间步长中，实时地对整个系统的所有方程都计算一遍。这要求所有信息都能实时地被采样得到。

计算机仿真的关键是构造出与系统特性相近的较精确的数学模型。模型可以是高阶的微分方程，也可以用传递函数，或用一个动态方程及一个输出方程来表示。一般在人机系统中采用传递函数较为方便。

（二）方法流程

由于人机系统中的操作者具有主观意志的生命体，用传统的物理模拟和模型方法研究人机系统，往往不能完全反映系统中生命体的特征，其结果与实际相比必有一定误差。另外，随着现代人机系统越来越复杂。采用物理模拟和模型方法研究复杂人机系统，不仅成本高，周期长，而且模拟和模型装置一经定形，就很难做修改变动。为此，一些更为理想而有效的方法逐渐被研究创建并得以推广，其中的计算机数值仿真法已成为人机工程学研究的一种现代方法。

"仿真是一种基于模型的活动"，它涉及多学科、多领域的知识和经验。成功进行仿真的关键是有机、协调地组织实施仿真全生命周期的各类活动。这里的"各类活动"，就是"系统建模""仿真建模""仿真实验"，而联系这些活动的要素是"系统""模型""计算机"。其中系统是研究的对象，模型是系统的抽象，仿真是通过对模型的实验来达到研究的目的。要素与活动的关系如图7-4所示。

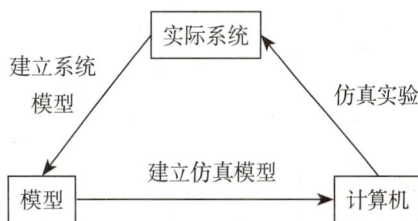

图 7-4　仿真的三要素和三项基本活动

计算机数值仿真法的一般实施步骤是：

（1）针对所要研究的系统的特点，依据有关理论和实验数据，建立起系统模型；

（2）根据所用计算机的类型，设计该系统模型的仿真模型；

（3）根据所研究问题的需要，编制合适的计算机程序；

（4）在计算机上运行该程序，进行仿真实验；

（5）分析并处理仿真的最终结果，以便对前述相关步骤进行修改、调整或补充。

这一模式可用下面的框图 7-5 表示：

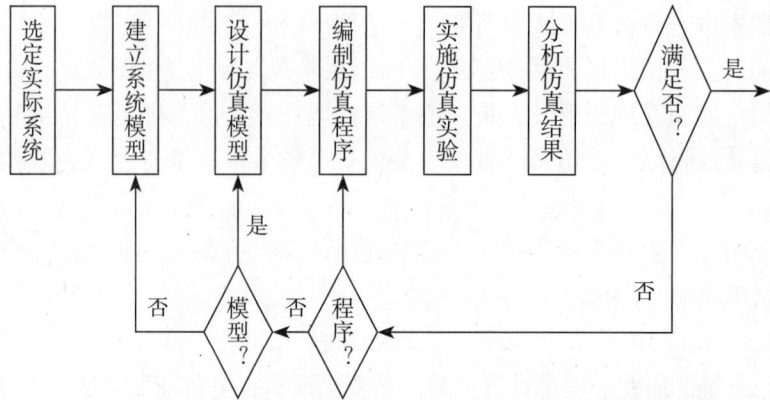

图 7-5　计算机数值仿真法步骤框图

1. 系统模型的建立　系统模型通常是用形式化语言描述的数学方程或逻辑方程，它反映了实际系统内外诸因素的本质联系。在建立系统模型的过程中，一般都要忽略一些次要因素的影响并舍去某些不可观测的变量，因而系统模型只是实际系统的一个简化模型（一级近似）。

系统模型的建立除了要遵循通常数学模型建立的基本原则外，还应考虑下面一些特殊要求：

（1）简明性：一个复杂系统一般由许多子系统构成，因而相应的系统模型也由许多子模型组成。简明性原则要求各子模型之间的相互耦合要尽可能少，即除了研究所必需的信息联系外，其他一律不予考虑，以使系统结构尽量简明。此原则的目的主要是为了简化系统模型，同时缩短计算机运算时间。

（2）切题性：切题性原则要求，系统模型应该只包括与研究目的有关的方面，无关方面可不必考虑。由此，在计算机仿真方法中，同一个实际系统其模型可有多个。研究目的不同，相应的模型也不同。

（3）集合性：这一原则要求，对一个实际系统的分割应尽量少一些，或说系统的内部要素应尽可能合并为大的实体，即集合性要高。

2. 仿真模型的设计　仿真模型反映的是系统模型和计算机间的相互关系，其核心表现为一种算法。仿真模型的目的是使系统模型能被计算机接受并在其上顺利运行。由于算法设计存在着一定误差，因而仿真模型对于实际系统是一个二次简化模型（二级近似）。

在数字仿真中，仿真模型通常表现为一个近似的数值计算公式（仿真算法）。对于连续系统，一般用微分方程描述；而对于离散系统，一般用差分方程描述。在连续系统的数字仿真中，仿真算法的选择一般要求有较高的求解精度和求解速度，同时要求能自动启步并采用定步长。常用的仿真算法有欧拉法、四阶龙格 - 库塔法、屠斯丁法、状转换法等。

3. 仿真程序的编制　仿真模型在实际运行之前，必须编制相应的仿真程序，即计算机能够识别并执行的各种指令。仿真程序可利用各种专用或通用仿真语言如 CSMP、CSSL、SBASIC、LNCSS、GASPIV、ACSL 等进行编制。由于各种语言在功能上存在差异，因而仿真程序（或说程序模型）是实际系统的第三次简化（三级近似）。

对于数字仿真，其程序可按照前述各种专用或通用仿真语言进行编制。从功能角度看，仿真程序一般包括五大部分，即准备及输入程序段、运行程序段、运算程序段、存贮程序段、输出程序段。在这五部分中，不少程序段是经常重复出现的，如输入、输出和运算程序段等。为方便使用，它们一般被编成通用的子程序模块，可随时调用。对于一些特殊的应用领域，还可建立专门的应用程序包，通过一个主程序模块即可调用各种子程序模块。

4. 仿真实验的实施　仿真实验就是将仿真程序在计算机上运行。为使实验顺利进行，还需设计一个方便合理的实验程序。该程序可利用各种通用计算机语言编制。

从功能角度看，实验程序一般包括六个方面，即运算过程中对设备状态的监视和对程序错误的诊断；运算过程中参数的调整；运算过程中数据的处理与文件的整理；对各种专用子程序包和数据的调集；利用合理方便的计算机语言自动产生和修改部分程序等。

实验程序对计算机仿真的顺利实施起着相当重要的辅助作用。同时，它的优劣还会直接影响仿真实验的效果。

5. 仿真结果的分析　仿真实验获得的结果应按照研究目的的要求进行分析和评价，以确定是否修改、调整或补充实验过程中的有关步骤。一般来说，结果分析要包括仿真模型应用的分析与评价、仿真算法的应用与评价以及前二者的调整、修改等三个方面。其中第三方面通常可由计算机自动完成。

八、系统分析法

（一）系统分析的概念和目的

在人因工程中，系统分析法是在上述观察分析法、实际测量法、调查询问法、实验设计法、模拟仿真法、计算机数值仿真法等方法中获得了一定的资料和数据后，将人 - 机 - 环境系统作为一个整体，对系统进行系统性的分析，以选择最适合人操作的机械设备和作业环境，使人 - 机 - 环境系统相协调，从而获得系统的最高综合效能。

作为系统工程发展中最重要的方法和过程，系统分析（system analysis）被称为系统工程的灵魂。系统分析（system analysis）一词来源于美国的兰德公司（RAND），它是这样一个有目的、有步骤的探索和思考过程：为了给决策者提供直接判断和决定最优系统方案所需的信息和资料，系统分析人员使用科学的分析工具和方法，对系统的目的、功能、环境、费用、效益等进行充分的调查研究，收集分析和处理有关的数据和资料，据此建立若干可行方案和必要的模型，进行仿真实验；把实验、分析、计算的各种结果同早先制订的计划进行比较和评价，最后整理成完整、正确可行的综合资料，作为决策者选择最优系统方案的主要依据。系统分析的目的是根据系统要求的技术条件、现有的功能技术条件对多种可能方案进行费用、效益、功能、可靠性等技术经济指标的分析比较，得出使得决策者做出正确决策的信息、资料。

系统分析评价法的系统性体现为人因工程中将人－机－环境系统作为一个综合系统来考虑。国际人类工效学学会认为，进行人－机－环境系统的分析评价应包括人的因素、机的因素及环境的因素，把系统的安全性、有效性、可靠性、经济性综合地加以考虑。

（二）系统分析的五大要素

目的：进行系统分析是确保系统经济、安全、适用的关键。这是一个系统的总目标，也是决策者决策的主要依据。当系统达到某一指标或达到了某一程度，这个系统就能被采纳接受。

替代方案：系统设计过程中出于对不同功能的综合考虑会产生不同的设计方案，反映到人－机－环境系统中表现为通过不同手段达到"安全、有效、可靠、经济"的目标。不同的方案之间未必是可以完全互换的或同一效能的。

费用和效益：这里指的费用是广义的，包括失去的机会和所做出的牺牲在内。每一系统、每一方案都需要大量的费用，同时一旦系统运行后就会产生效益。

模型：为了进行分析要先建立系统模型，用模型来表示作业对象、使用的机具和材料及环境条件等。为了表达和说明目标和手段之间的因果关系、费用和效益之间的关系而拟制的数学模型或模拟模型，用它来得出系统的各替代方案的性能、费用和效益，以利于各种替代方案的分析比较。

评价基准：根据采用的指标体系，由模型确定出各替代方案的优劣指标，衡量可行方案优劣指标就是评价的基准。由评价基准对各方案进行结合评价，确定出各方案的优劣顺序以提供给决策者决策。

（三）系统分析的步骤

系统分析主要有以下四个步骤：

1. 系统目的的分析和确定　分析和确定对象系统的目的和目标，分析和定义系统需要的功能，进而以这些数据做出概略模型进行系统仿真，研讨成功的可能性，以得到模型化所需的概略技术条件。

2. 模型化　根据不同目的可做成各种不同模型。

3. **优化**　运用最优化的理论和方法，对若干替换模型进行比较，并求出几个替换解。

4. **系统评价**　在替换解的基础上，考虑前提条件、假定条件和约束条件，由经验和标准决定最优解，从而为选择最优系统设计方案提供足够的信息。

综上所述，人-机-环境系统工程着重强调系统分析方法，使人们在设计和建立任何一个人-机-环境系统时，从经验走向科学，从定性走向定量，从不精确走向精确。这不仅可避免工程技术上的大量返工和经济上的巨大损失，而且可以大大加速人-机-环境系统的设计和研制进程。系统分析的任务是如何实现人、机、环境三要素的最优组合。显然，对任何一个系统来说，系统的总体性能不仅取决于各组成要素的单独性能，更重要的是取决于各要素的关联形式，即信息的传递、加工和控制方式。人-机-环境系统工程的最大特色在于：它在认真研究人、机、环境三个要素本身性能的基础上，不单纯着眼于个别要素的优良与否，而是科学地利用三个要素之间的有机联系，从而大大提高全系统的整体性能。因此，为了满足人-机-环境系统的总体性能，要对人、机、环境选择最优结构方案，并制订共同的性能准则，甚至要对标准进行研究；然后根据三者对整个系统性能的贡献程度，找出关键所在，并据此安排各项研究的轻重缓急，确保系统综合效能的实现。

第三节　医疗系统中的人因工程评价案例

一、医疗工作系统

（一）护理工作相关的人因工程

研究表明，重症监护病房（intensive care units，ICU）患者的平均住院时间为 3 天，每天接受的医护活动平均有 178 项，其中约 1% 医护行为会出现失误，20% 的 ICU 患者住院期间可能遭受一次严重的不良事件。出现护理失误或不良事件时，人们往往倾向于指责个体行为，而未深究事故发生的系统原因。运用 HFE 方法能够分析和找出护理失误或不良事件发生的多方面、深层次的系统因素，根据系统存在的弱点进行护理工作系统的设计与再设计。Smith 和 Carayon 提出的面向患者安全的系统工程模型（systems engineering initiative for patient safety，SEIPS）被许多学者所采用。SEIPS 模型是基于工作系统模型和医疗质量的结构-过程-结果（structure process outcome，SPO）模型所提出来的一种通用框架模型，可以用来描述个人或团队等任意类型的医疗工作，是理解复杂医护工作系统的有效工具。基于 SEIPS 模型的 ICU 护理工作系统如图 7-6 所示。

1. **个人特征**　ICU 护理工作系统的中心是护理人员和患者等。护理人员的认知灵活性、适应性、处理失误或适应动态工作系统的能力是确保患者安全至关重要的因素，同

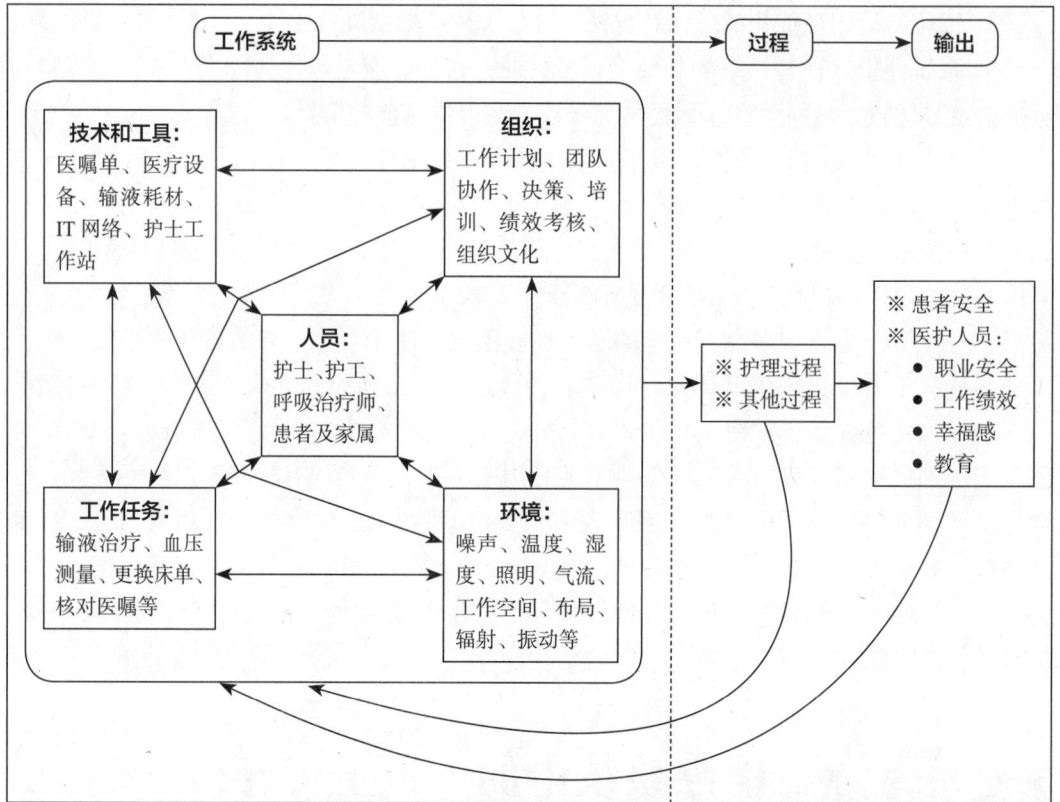

图 7-6 基于 SEIPS 模型的 ICU 护理工作系统

时也发挥着确保工作系统安全措施能够有效实施的作用。因此，在设计护理工作系统时，应充分考虑 ICU 类别、护理人员职责范畴及个体差异，以及这些差异对适应特定工作或技术的影响，综合应用 HFE 解决方案改善 ICU 护理工作环境。

2. 工作任务 ICU 护理人员每天需要完成大量的治疗、抢救和生活护理等工作任务。在时间压力下，还要持续保持警惕和注意力。工作量过高对护理工作的安全和质量，以及医护人员的生活质量（工作满意度、压力、倦怠）造成消极影响。应运用系统人因工程的理论，从 ICU 层面、工作层面、患者层面、系统设计层面，综合测评 ICU 人力资源与需求情况，按实际情况增减护士人数，可在保证护理质量的同时，减轻护士压力，提高患者和护士满意度，为患者提供安全、舒适的治疗过程。

3. 工具与技术 ICU 作为向危急重症患者提供严密监护和精心治疗的医疗单元，集中了很多先进的医疗器械、警报系统和各种医学信息技术（healthcare information technology，HIT）。然而，这些器械和 HIT 中很少是充分站在终端用户的角度设计，产品与技术本身的 HFE 设计问题增加了护理人员在使用时产生心理紧张和使用失误的可能性。可用性测试和启发式评估可以发现使医疗器械和 HIT 的操作更简单、更安全、更有效的设计改进机会，也可以判断当前在使用中的或新引进的设备与技术是否满足预期用户需求和对安全性、有效性和可接受性的要求。

4. **物理环境**　ICU 物理环境中有多种因素可能影响护理工作表现，包括 ICU 空间布局和物品堆放，以及周围的噪声、光照、震动、温度等。在这些重要的影响因素中这里仅讨论普遍关注的噪声和空间布局 2 个因素。

（1）噪声：ICU 环境中充斥着各种噪声和干扰，给患者和医护人员造成了生理和心理的双重压力。目前，针对噪声干预措施主要包括限制 ICU 探视人员数量和无关人员的进出，阻止医护人员之间无关的谈话。除根据功能、流线分区，以减少不必要的人流干扰外，地面覆盖物、墙壁和天花板尽量采用高吸音的建筑材料。

（2）布局：ICU 中布满了床、吊塔、医疗仪器设备、气源管路、电源线路等，如果物品放置杂乱，很可能导致护理人员在执行护理任务时被杂物绊倒或易于犯错，影响其工作表现，危及患者安全。合理的 ICU 布局，不但可以提高工作质量，路线短捷，便于管理，还能使患者得到更多的关怀。此外，还可以通过无线通讯技术，减少 ICU 中设备布线，增加设备摆放的灵活性，降低 ICU 空间杂乱程度。

5. **组织环境**　研究表明，团体发展水平较高、结构化和组织化较强、团队成员相互间更信任的 ICU 患者平均病死率比预期值低。良好的团队合作和交流还可以减少或缓解护理工作倦怠感、不良情绪状态、工作压力等。根据经验总结，能够防范医疗失误、提高团队绩效和患者安全的团队策略包括：团队培训，标准化交流，培育团队的稳定性和熟知感，管理和分配团队成员的工作量，交流、评估和改进计划，制订应急方案，有效解决冲突等。

（二）麻醉工作相关的人因工程

麻醉医师（anesthesia provider，AP）工作在一个复杂、快速变化、时间受限、紧张的环境中，通常在手术室（operating room，OR）工作，但近年来在医院的每个角落以及急救车里都越来越多地出现他们的身影。麻醉工作需要管理一个病人、精密临床设备、各种药物和供应、外科医生、护士等其他医务人员、OR 和其他医院微系统（如血库、药房、医学记录、放射科）之间高度交互化的系统。在做麻醉手术期间，相关医务人员需要足够的警觉，善于同时执行多种任务，快速做出决定并采取行动。"行为形成因子"（performance shaping factor，PSF）对 AP 工作表现影响如表 7-5 所示。

1. **个体因素**

（1）经验与专业知识技能：模拟研究一致表明经验丰富的麻醉医生与新手间存在显著行为表现差距。多年的经验并不一定与专业技术能力相关。

（2）疲劳和睡眠剥夺：睡眠被剥夺的麻醉科住院医师在实际案例研究中，其精神运动表现和心情都受到损害。睡眠剥夺和疲劳提高了医师针扎伤害和下班汽车事故的发生率。

2. **任务与工作量**　填写麻醉记录占了麻醉医师很大比例的时间。意外地发现，麻醉医师 42% 时间的注意力并没有放在病人身上。

3. **态势感知与警觉**　态势感知（situation awareness，SA）是当前系统状态的综合相

表 7-5　PSF 对 AP 工作表现影响

个人	失败
经验与专业技术——知识、技能、态度和行为	环境
人员信息——年龄、性别、种族以及文化水平	温度和湿度
动机和心情	照明
疲劳/睡眠不足/生理因素	人类工程学
健康状态	拥挤混乱
物质使用/滥用	噪声
任务	团队
复杂性	团队协作和交流沟通
不确定性和风险	冲突
任务需求和工作负荷	组织
中断和干扰	政策和程序
技术	有利因素和抑制因素
设计问题（比如很差的使用性能）	生产压力

关指征，它基于重复评价持续地更新。SA 需要识别受过去前兆影响的事件，以及基于当前状况的分析来预防未来可能出现的问题。

（1）警觉：麻醉警觉可以受到许多因素的负面影响，包括医师的知识、技能、态度或动机，任务复杂性，工作量，有缺陷的设备或处理过程，任务需求的完成。

（2）干扰和分心：当从一个任务转到另一个任务时，任务间认知的再修正意味着一种"转换成本"，将导致更慢的反应，更容易造成错误。任务干扰会产生不良的生理效应（包括更加负面的情绪）。

4. 设备问题

（1）设备使用：当使用者没有按照设计者意图与相关技术正确交互时，就会出现"使用错误"。研究表明大多数使用错误是由于用户界面（user interface，UI）设计缺陷造成的。UI 囊括设备与用户交互的所有方面，包括设备控制键、显示屏、标签、参考卡片、用户服务手册等。

（2）麻醉医生如何学习使用新设备：对于大多数麻醉设备，临床医生从来没有看过用户手册，更不用说仔细研读了。这并不因为懒惰或者繁忙的工作计划，而是由于个性、传统和经验。

5. 麻醉学中的协作与交流　AP 必须融入 OR 团队中发挥作用。OR 团队交流受到传统、无声的期待、关于任务分配的一般性假设、一级级的命令以及个人情感和行为的影响。OR 团队表现也会受到成员间交流障碍的负面影响。

6. 提高麻醉病人安全的措施　在麻醉护理中有多种方法、工具和技术被提出或者被强烈建议对确保病人安全十分重要。麻醉专业人员（和他们的病人）可以采取一些更为重要的手段来提高围术期病人安全（表 7-6）。

表 7-6　提高麻醉病人安全的重要措施

病人
知道自己的医生是谁，并清楚他们这样护理你的目的
了解记录你的护理计划动态
随时提问，特别是当某些事不正确时
如果你对在做的事情有任何疑问，尽早寻求帮助

护理人员
掌握最新的专业知识和技能
随时注意潜在的认知偏见（包括你个人的和他人的）
参加仿真训练
当你生病或者睡眠不足时，不要工作
知道自己的能力范围
尽早寻求帮助

协作与交流
同负责的外科医生做简短的手术前介绍，适当暂停休息
表达清晰准确
随时提问
有任何关注都讲出来，同时注意聆听他人的关注
完成最后一环时注意回读
参加仿真团队训练
耐心地做好完整有效的交接工作
出现冲突时，将病人的安全和护理放在每个人考虑的第一位置

任务和工作负荷
保持你和团队的态势感知能力
预期和平衡工作负荷
如果工作负荷太重，寻求帮助
避免中断和分心

技术
了解你的技术和局限性
用最好的工具处理特定的任务或者手头上的工作
反复检查所有存疑的信息来源
搜寻确定的证据和不确定的证据
当设备出现故障时，关注最重要的任务，不要因此受困于解决这个问题中，而应向外寻求帮助
参与科室产品购买决议，寻找易用安全设备

环境
保持工作环境整洁有序
避免过度拥挤和物理障碍影响你的工作
维持照明确保你可以有效地监控病人和工作场所
将监护报警调至最佳阈值和可以听到的水平，随时保持开启状态
控制手术室音量水平——你必须能听到监护仪、呼叫和对话
不论是在暂停休息、引入、高负荷时期，还是其他紧急情况下，始终坚持无菌环境

续表

组织

了解并遵守组织规定、政策和程序，若出现这些规章明显对特定病人造成不安全时，讨论并记录你们的决定和行动

在做不安全事情时，避免内外部压力

参与组织质量持续改进以及病人安全倡导

当发现不安全因素时向上级管理层报告

（三）医疗设备维修工作相关的人因工程

人因工程学应用在医疗设备维修中的目的就是在容许的停工时间内，尽可能使临床医学工程师在便捷、舒适的环境中对故障设备实施安全、高效、保质的维修作业后，使其回到临床服务线上，更好地为增进人民健康及生活品质服务。

1. **临床医学工程师**

（1）维修技术的水平决定了维修任务完成的速度、可靠性以及可能性。

（2）生理节律：人的能力有周期性的起伏现象。为人体的身体功能在一昼夜中呈现出的变化规律：人体适合白天活动，夜间身体功能迅速下降，进入休息状态。

（3）压力：适度的压力可以提高工作效率，保证人的可靠性。

（4）疲劳：疲劳会对人们产生不良的影响，它使人丧失积极性，产生焦虑感，对工作产生厌烦态度，注意力无法集中。

（5）情绪：情绪有积极或消极两极性。积极情绪会使人心情愉快，思维与动作敏捷，不怕困难，愿挑重担，因而可提高维修的效率与质量；消极情绪则相反。

2. **维修环境**　维修环境是指维修的支撑环境，即为实施维修任务所应具备的客观条件，环境因素会通过对维修者生理和心理的作用而影响维修活动。

（1）硬件环境：①维修工具：维修工具外形设计不适宜于具体情况或不能满足人因工程要求时，会导致操作困难或引发操作失误。②合格的备件和原材料：维修对象需更换的功能部件和备件、各种配件和元器件，各种原料、材料和辅料等。

（2）软件环境：①维修规程和信息：维修规程不完善或缺乏会导致维修作业时维修人员得不到有效的指导，导致维修人员面临突发事件时束手无策或产生盲目操作。②完备的技术资料：有关的技术图纸和技术文件、维修手册、维修所用设备及工具的操作说明书、软件说明书等应齐备。

（3）空间环境：①维修通道：应为维修工作提供畅通的通道，除能通过维修人员外，还应能通过维修所需的工具和设备。②维修空间：医学工程人员在从事故障维修作业时，需要有一个足够的活动空间，使其能够在比较舒服的姿态下，采取坐、蹲、立、爬等各种姿势进行维修活动。

（4）物理环境：①微气候环境：包括空气温度、湿度、气压、气流速度、空气质量、热辐射等。作业过程中微气候直接影响人的情绪、疲劳程度、健康和工作绩效。②照明

环境：维修作业应有足够强的照度，除一般照明外，还应配备局部照明和移动照明，遮蔽可能影响维修作业的眩光源。③噪声环境：除了人的耐受度外，还应考虑它对语言交流及报警、监听的影响。

3. 设备可维修性 医疗设备的可维修性是产品设计所赋予的一种固有质量属性，表示其故障时维修作业的难易程度。医疗设备的维修性设计与维修作业实施主要相关点如下：

（1）硬件可达性：可达性是指维修部位应易于接近和达到，并可借助于维修工具进行维修和检测。

（2）软件可恢复性：软件系统崩溃会造成整台设备瘫痪，这就要求厂家在设计软件时，要考虑软件的快速恢复性。

4. 人因工程在医疗设备维修中的应用

（1）持续进行技术教育与培训：应注重在岗人员的继续教育和培训，不断提高维修者的学识水平，增强解决问题的能力。同时需重视日常作业中的新老帮带作用，充分发挥老工程师的带头作用。

（2）按每个人的能力、生理、心理等特征分派工作：维修管理者应该充分考虑维修人员的生理节律，科学地规划和制订维修计划，达到事半功倍的效果。

（3）坚持按规章操作：尤其是大型医疗设备的维修作业人员要按相关指示规范进行操作，避免按师傅所教和凭记忆行事。

（4）改善或设计维修工作环境：应用人因工程学原理对维修环境进行分析和设计，主要考虑：①温度、照明、噪声等环境因素；②维修工作的空间要求；③维修工具和设备的制造、安装或放置；④以备查询的规章和技术资料。对于维修场所存在的比较恶劣的物理环境，应采取必要的环境防护或个人防护措施。

（5）临床医学工程师与制造商要及时交流维修方面信息：临床工程师要反馈故障与维修问题，使制造商在设备研制设计阶段就对设备的可维修性设计予以重视，从而提高医疗设备的可维修性。

（6）维修质量控制：基于临床上对医疗设备的可用性及妥善性的高度要求，维修作业应与质量控制工作相结合，确保医疗设备在维修后的安全性与有效性。

（7）部门文化建设：在医疗设备维修管理中，建立人性化的管理机制，通过思想教育、科室文化活动等方式来缓解维修人员的心理压力。

二、输液泵可用性评价

输液泵产品是预期通过泵产生的正压来控制流入患者体内的液体流量的设备，它在嵌入式软件的控制下能够精确控制输液速度和输液量，并能在输液完成、管路发生气泡或堵塞等情况下进行报警，使用起来较为方便，也减轻了护士的工作量。然而，输液泵产品在国内的不良事件报告中一直处于高发生率，而美国 FDA 也在 5 年内收到了超过五万份有关输液泵的医疗器械不良事件报告，这引起了国内外医疗器械监管部门的极大重视。在输液泵的设计开发过程中，需要对输液泵的生产和使用等提出一系列可能影响其安全性和有效性的特征性问题，提问题的角度也是从涉及的操作者、患者和维护者等方面来考虑的。

（一）评价目标

1. 发掘 3 种在用输液泵操作界面存在的可用性问题。
2. 比较不同国产与进口输液泵不同品牌之间的可用性差异。
3. 提出解决输液泵可用性问题的有效解决方案，提高产品竞争力。

（二）研究方法

拟从临床工程师（启发式评估专家）和临床用户（ICU 护士，SUS 调查的对象）的角度，对输液泵在医院环境下的可用性进行初步研究。研究方法采用启发式评估（HE）和系统可用性量表评估（SUS）结合的方法，探究输液泵存在的可用性问题。

（三）发现的人因问题和挑战

1. HE 评估结果　经过统计，一共发现了三款输液泵合计 106 处违反了启发式原则，数量最多的三项是一致性（consistency）、可见性（visibility）和反馈（feedback），这三项的违例数占到违例总数的近 50%。匹配（match）和消息（message）这两项的违例数也比较多。这 5 项的违例数占到总违例数的 71%。因此，从实验中可以更清楚地发现三种输液泵在那些方面违例数更多，可用性问题相对突出。

2. SUS 评估结果　SUS 评估主要基于输液泵临床使用者的使用体验及感受。品牌 1 输液泵可能更受临床工作者的青睐，这和 HE 评估中，其在一致性、可见性、反馈、消息和匹配等 5 项主要性能指标中所发现问题最少是相符合的。其次，经过 SPSS 统计学分析，得出品牌 2 和品牌 3 两款输液泵在可用性上没有显著差异，虽然品牌 2 的 SUS 得分比品牌 3 的 SUS 得分高一点，但是两者可用性同属"良"，这也符合了 HE 评估所得结论。在 SUS 考察的可使用性和可学习性上，品牌 1 分数都最高。品牌 2 的可使用性略好于品牌 3，但是品牌 3 的可学习性略好于 2。这表明品牌 2 与 3 在性能上相当。因此，通过 SUS 的临床评估，得到结论，品牌 1 的可用性最好，品牌 2 与品牌 3 可用性相当。

（四）人因学改进措施

1. **用户界面语言**　在 HE 评估后的继续探讨研究中发现，进口的两款输液泵有一部分违例是因为没有中文操作界面或是因为没有中文标识符及警示标志等引起，从某些方面来说，国产的输液泵在可用性方面确实有一定的优势，更贴近国人实际使用需求。因此，这就提醒国外的医疗器械厂家，应该加大对产品的汉语化，使得产品能够更好地符合中国人的使用习惯。

2. **显示界面可视性**　在评估当中，评估者在一致性、可见性、反馈、消息和匹配 5 项指标中发现了较多的问题，占总问题数的 71%。这也说明评估者更多地会从可视性角度对输液泵使用界面进行评估，也即，评估者有更多的可见即可得的需求。测试中由于某品牌使用一块较大的液晶屏显示，相较于其他两款输液泵，在可视这点上拥有较大优势，因而在这 5 项评估中发现的问题数要少于其他两款。因此，输液泵界面可视性需求应当引起设计者的足够重视。

3. 可使用性及可学习性　在临床护士使用感受上，可使用性和可学习性上是影响其评分的主要因素。在三种不同品牌的输液泵中，得分最高的输液泵其可使用性和可学习性也是最优的，因此，在输液泵设计中要考虑到其在临床路径中操作的简便、易学习性，使其更加符合临床应用环境。

三、超声工作工效学评价

随着超声诊断的普及和超声检查数量的急剧增加，医学超声影像部门的工作量越来越大，超声医师潜在的职业性肌肉骨骼损伤（work-related musculoskeletal disorders，WMSDs）的患病率也居高不下。超声医师患有 WMSDs 主要表现为神经、肌腱、肌肉或关节的不适与疼痛，常见患病部位有颈部、肩部、腕 / 手、腰部等，给超声医师的工作效率和生活质量带来巨大的影响。

（一）评价目标

研究超声医师肌肉骨骼疾患的患病率、常见患病部位、严重程度，以及国内特定工作环境下的相关职业危害因素，提出工效学改进建议。

（二）研究方法

通过观察分析法、问卷调查法收集数据。采用多因素 Logistic 回归模型，筛选出患WMSDs 的主要危险因素。

（三）问卷工具

在标准化北欧国家肌肉骨骼疾患调查问卷、荷兰肌肉骨骼疾患调查表以及 HealthcareBenefit Trust（HBT）机构制订职业损伤调查问卷的基础上，结合文献资料、访谈、国内超声医师的职业特点等实际情况进行适当的改编而成。主要包括：超声医生的工作负荷、超声医生的工作姿势、工作设备、设施及环境的工效学问题、肌肉骨骼疾患情况调查。

（四）发现的人因问题和挑战

1. 工作负荷　超声医师每天执行大量扫描工作，每次扫描长时间保持同一姿势，并对超声探头施加一定的压力，较大的工作量、重复性操作、施力和长期保持同一姿势均是超声医师 WMSDs 的危险因素。

2. 工作姿势　不良的工作姿势会增加患肌肉骨骼损伤的风险。经常以不舒适的躯体姿势工作，比如俯身靠近患者、观看显示屏时身体倾斜等，对超声医师肩部、腕／手及腰部肌肉骨骼损伤均有影响。经常手腕弯曲是造成腕／手肌肉骨骼损伤的一个重要因素。

在扫描过程中，若是扫描部位与超声医师距离过远，超声医师不得不处于侧弯腰姿势，容易出现腰椎间盘突出或腰肌劳损等疾病。

3. **设施环境**　在工作设施环境中，超声显示屏所在位置对颈部和肩部肌肉骨骼损伤有影响。显示屏在超声医师的左侧或右侧，会增加超声医师颈部扭转的时间。

检查室内的座椅高矮是否可调对颈部和肩部的肌肉骨骼损伤有影响，座椅若是不可调，超声医师则无法调整并保持较好的坐姿。经常更换检查室也会增加超声医师肌肉骨骼损伤的患病率，因为超声医师共享一个检查室，会使他们不能及时调整超声工作站以获得最佳工作姿势，增加了患病的风险。

（五）工效学改进措施

1. **改进超声设备及工作站的设计和布局**　在医院选择超声设备时，应鼓励对设备和探头的可用性进行评价，评估其与使用危害的相关性。超声设备显示屏及键盘、医师座椅及检查床支持灵活可调（前后、左右、上下），可有效降低超声医师肌肉骨骼损伤的风险。超声检查室也应该足够大，以便随时可以重新调整设备的位置。

2. **改变工作姿势**　超声医师应改变一些错误的日常工作习惯。比如在手握超声探头时，尽量让手腕保持中立，并且用掌握而不是捏握。在执行扫描活动时，应根据检查类型、患者体型等，及时调整检查床、座椅、设备的操作面板及显示屏位置，以保持后背及颈部直立、视线平行、肩膀自然下垂等良好的工作姿势，减少对颈椎、腰椎的压力以及肩颈肌肉紧张，并尽量使患者检查部位靠近医师身体，以降低手臂高度，减少手臂外展的角度以及避免过度延伸。

3. **增加工间休息，合理轮班**　降低肌肉骨骼损伤患病率的最好方法就是预防，设计符合人因工程的工作站以及改变错误的工作姿势，可能都需要时间来实施和规划。但工作组织内部的一些小的改变，比如增加工间休息等，可以在短期内呈现显著效果。医院管理人员应该重视超声医师肌肉骨骼损伤的问题，尽量减少超声医师的工作量，合理安排轮班，并且鼓励工间休息，以便缓解超声医师的肌肉疲劳。超声医师也可以利用休息时间做些简单的锻炼，加强上臂或手腕的力量，并放松全身紧张的肌肉群。

（刘胜林　付艳）

思考题

1. 人因工程分析和评价的方法有哪些？
2. 简述可用性测试的流程。
3. 如何选择可用性测试方法？
4. 建立一个医疗工作系统需要考虑哪些因素？

第八章

卫生经济学评价

自20世纪80年代以来，随着医学、医学工程学等相关科技的发展，新的医疗器械不断涌现，新型起搏器、人工关节、心脏支架、磁共振、正电子发射计算机断层显像（PET-CT）等医疗器械的运用解决了许多以前无法解决的医疗难题，但是同时也带来了卫生支出的增长。哪些医疗器械是值得推广的？哪些作用是有疑问的？不论是政府、医保基金管理者、医院、医生甚至病人，都需要有一种科学的方法来帮助自己回答这个问题。

卫生经济学评价能在临床效果的基础上对卫生技术的价值进行评估，能帮助我们从各种可选方案中进行科学的比较和选择。作为生物医学工程专业的学生学习这方面的知识有利于拓宽视野，将来能从工程、临床以及卫生经济等角度全方位地去审视一个医疗器械产品。

第一节 卫生经济学基础知识

一、卫生经济学评价的相关概念

1. **经济学** 经济学（economics）是一门研究经济发展规律、研究如何最优地利用和配置稀缺资源以达到理想目标的一门社会科学。这里的"资源"包括自然资源和人工生产的物质产品以及服务等。而"稀缺"是相对于人们的需求而言的，一种没有需求的物质其绝对数再少也不会稀缺，而一种需求很大的资源也许绝对数再多都无法满足，这种不能满足需求的资源就被称作"稀缺资源"。

2. **卫生经济学** 经济学的理论和方法被应用于人类社会生活的各个领域，其在健康领域的分支被称作"卫生经济学"。

人类延长生命和提高生命质量的欲望是无限的，这必然造成卫生资源的相对不足，因此卫生资源是一种典型的"稀缺资源"。随着全球人口增加、人类物质和精神生活水平的不断提高以及社会公平性的提高，人类延长生命和提高生命质量的需求是不断增长的，虽然医学科学迅猛发展，卫生投入不断增加，但是卫生服务的提供似乎永远无法满足这种人类的需求，因此可以认为卫生资源的稀缺性是长期的甚至是永久的。

卫生经济学就是研究卫生服务过程中的经济活动和经济关系，揭示其规律，达到最优地筹集、开发、配置和利用卫生资源，提高卫生服务的社会效益和经济效益。通过最佳、有效和公平地使用稀缺的卫生资源，尽可能满足人们的健康需求。

3. **卫生经济学评价** "卫生经济学评价"一词更多地被表述为"卫生经济分析与评价"或者是"卫生经济评价"。如前文所述，卫生资源是稀缺的，所以需要"最佳、有效和公平"地使用，卫生经济评价是这样的一个过程：利用经济学的方法对不同卫生方案的成本和产出进行全面分析和比较，从而选出最能够使有限资源发挥最大效益的方案。

二、卫生经济学评价的基本原则

从20世纪80年代以来，虽然医学科学发展迅速，各国都对卫生服务领域加大投入，但是人们卫生需求与资源不足的矛盾似乎愈演愈烈了。面对这样的局面越来越多的决策者希望获得科学的建议，这使卫生经济学和卫生经济学评价得到了空前的发展，相关的评估文献也越来越多。那么什么样的卫生经济学评价是高质量的呢？或者说卫生经济学评价的过程需要遵循哪些基本原则呢？

1. **问题明确** 卫生经济评价是为决策服务的，在评价之前需要知道决策者希望解答的问题是什么，这样的问题必须是明确的，否则将影响研究的范围和质量。一个明确的卫生经济评价问题需要包括在什么方案之间进行比较以及研究的视角。

研究的视角包括政府、社会、保险机构、医院以及患者群体等，从不同视角出发所关注的成本、产出以及能够接受的建议是不一样的。在问题中说明研究视角有利于读者判断本项研究是否能为自己的决策提供参考意见。

2. 对各种方案都进行全面描述　各种方案是针对什么样的疾病、具体适应证是什么、诊疗的方法是怎样的、适用何种药物或器械等都需要进行全面而详细的描述。这些描述既能够帮助研究者降低遗漏费用或结果的风险，也能帮助读者重复出评价结果。科学的研究结果都必须是经得起重复验证的。

3. 备选方案的临床效果首先要被确认　备选方案首先需要通过基于临床流行病学、循证医学的临床研究证实其有效，否则就没有进行卫生经济学评价的必要。

4. 对每个方案所有重要的、相关的费用和结果都进行了确认　对方案中所有的成本和结果进行测量是不现实的，但是在已经明确的研究视角内重要的、相关的成本和结果都应该被确认，包括直接的和间接的。

三、医疗器械卫生经济学评价的意义和发展

（一）医疗器械卫生经济评价的意义

近 20 年来，医疗器械行业发展迅猛，据欧盟医疗器械委员会的统计数字，全球医疗器械市场销售总额已从 2001 年的 1870 亿美元迅速上升至 2009 年的 3553 亿美元，年均复合增速达 8.35%，即便是在全球经济衰退的 2008 年和 2009 年，全球医疗器械依然实现了 6.99% 和 7.02% 的增长率。产业信息网发布的《2016—2022 年中国医疗器械市场行情动态及发展前景预测报告》显示：从 2001 年到 2013 年，中国医疗器械市场销售规模由 179 亿元增长到 2120 亿元，剔除物价因素影响，13 年间增长了 11.84 倍。

医疗器械可以分为设备和医用耗材两大类，近年来医用耗材中的植入和介入类器械增长尤为迅猛，这些器械在欧美国家被称作"医生偏好器械（physician preference items，PPIs）"，因为虽然医院是这些器械的实际采购者，但是是由医生决定对具体患者选择使用何种器械。由于这类器械占据了医院供应成本的 61%，所以越来越受到医院管理者的关注。美国一项针对其 323 个成员医院的研究显示 2010 年在骨科及心脏的 12 种病例（MS-DRG）治疗中由于医院实际成本超出 Medicare 所支付的费用共损失 18.2 亿美元，而 PPIs 的成本增长是其原因之一。Premier 的首席医学官 Richard Bankowitz 说："不可否认植入性技术改善了数以百万的生命，但是在这个产业中由于制造商主导了运用这些植入器械进行手术的标准程序，直接影响了医生的工作方式。"Richard Bankowitz 同时指出"医院在缺乏质量和成本信息的情况下被迫作出对这类器械的采购决定"。随着老年人要求更高的生活质量，同时器械制造商极力推介产品，这种趋势有可能会加重医院的亏损。Kurtz 等人在 2006 年预测在接下来的 25 年里，美国髋关节置换术将增长

174%，膝关节置换术将增长 673%。美国国家卫生统计中心（National Center for Health Statistics，NCHS）的统计显示 65 岁及以上的老年人是髋膝关节置换的主要人群，从 2000 年到 2004 年，这个年龄人群中进行髋关节置换的比例从 25.7% 上升到了 37.3%，膝关节置换比例从 61.2% 上升到了 80.3%。而作为主要支付者的 Medicare（美国老年和残障健康保险）自 2003 年到 2005 年在植入性器械手术支付方面的费用从 100 亿美元上升到了 140 亿美元。

世界卫生组织也早已注意到了医疗器械造成的健康支出的增加。新技术、新产品的上市可能解决了一些过去无法治疗的疾病或适应证，但是长期以来这个市场一直被"供应拉动"（supply-driven），这些增长中有多少是必需的、合理的？世界卫生组织呼吁各成员国加强卫生技术评估、卫生经济学等相关学科的力量，在对医疗器械投资前加强评估，减少卫生资源浪费。

（二）医疗器械卫生经济评价的发展

卫生经济学在药学领域的运用早已在三十年前形成了学科——药物经济学，药物经济学评价在药品市场准入、定价、医保支付以及药品集中采购等方面作出了许多贡献。卫生经济学在医疗器械领域的应用起步晚、发展缓慢，主要原因包括以下这些：

首先，由于医疗器械自身的特点，难以开展临床研究，造成临床结果证据缺乏：许多医疗器械在形态上彼此差别很大，以至于很难做到"双盲"；医疗器械由于常涉及手术等复杂的治疗过程，难以招募大量患者，很难保证样本量；大多数的器械在植入人体以后就不再需要到医院进行进一步的诊疗，这就造成了随访困难。这些因素的共同作用造成要开展医疗器械的临床研究投资大、周期长、难度高，在没有市场或法规的强势要求情况下，很少有企业愿意主动开展。

其次，医疗器械在医院转化为医疗服务是需要大量的医护人员参与的，同样的医疗器械在不同医院的使用或是不同的医护人员使用效果会有不同，甚至同一位医生在学习曲线的不同阶段使用器械的效果也会有区别。所以对器械进行卫生经济评价必须考虑到参加研究的医院、医生的具体情况。

最关键的因素是政府的管制及市场因素。器械的市场准入、采购、收费、定价等方面都没有像药品那样形成比较成熟的"循证文化"，政府没有强制，企业也就不主动开展研究了。

上述状况正在改变。自 21 世纪初开始，许多国家将卫生经济评价列为医疗器械进入市场或获得医保支付政策的前提，医疗器械企业在证明自身产品的质量、效果及安全性以后还需要证明具有卫生经济优势，卫生经济评价被形象地称为"第四道栏"（图 8-1）。

一项对 1990 年到 2013 年我国发表的所有医疗器械卫生经济评价系统综述发现，超过一半的研究还只是做成本分析。相信随着依法治国的深入，循证决策将越来越受到重视，基于卫生经济学评价的医疗器械定价及准入体系将会在我国逐步形成。

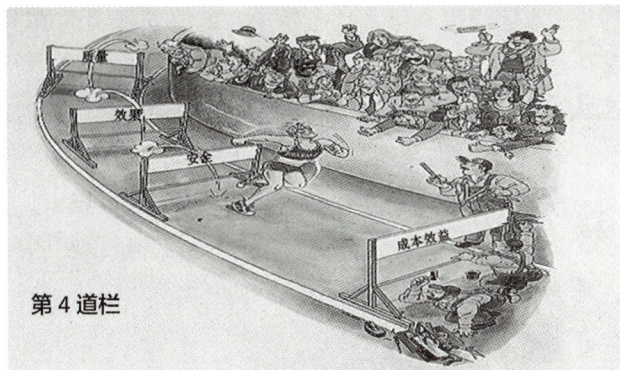

图 8-1　医疗器械产品的第四道栏

第二节　医疗器械经济学分析评价方法

　　在医疗器械领域,新技术在不断地发展,但是公众购买这些新技术的资源却是有限的。因此,成本控制持续影响着所有卫生领域的行政管理人员和政策制定者不断仔细核查现有项目和新项目的成本和收益。成本 - 效益分析(cost-benefit analysis,CBA)以及其他经济学工具是用来分析卫生技术对于公众的价值的。正确地使用经济学评价方法,例如成本 - 效益分析或成本 - 效果分析(cost effectiveness analysis,CEA),来评估新卫生技术的价值与影响,可以提高卫生专业人士、第三方支付者以及患者对于该项目的接纳程度与成功率。医疗器械经济学研究的主要问题是解决医疗资源稀缺性和需求无限性的矛盾,利用卫生经济分析与评价方法对不同备选方案进行比较,使有限的资源发挥最大的效益。目前用于经济学评价的方法有以下几种:成本 - 效益分析、成本 - 效果分析、成本 - 效用分析、最小成本分析及决策分析等。

一、成本 - 效益分析

(一)成本

　　成本(cost)是卫生保健服务机构在提供卫生技术的过程中所消耗的物化劳动和活劳动的货币体现。需要注意的是,成本和费用是两个不同的概念,成本是资源的实际消耗,费用则是卫生技术服务价格和服务量的综合表现。如心脏起搏器成本,从医疗机构角度看,包括心脏起搏器本身的购置成本和仓储、管理和劳务成本,而心脏起搏器费用则是医疗机构按照物价部门核定的收费标准或价格和使用量计算得到的费用值。因此,计算医疗器械的成本要全面考虑，不能仅局限于某项技术单一的物质资料的成本，应该扩展出去，包括该项医疗器械在使用的过程所消耗的其他直接和间接成本等。

成本可以分为两大类：一类是直接成本，一类是间接成本。针对医疗器械来说，直接成本是指医疗卫生机构专为提供某项医疗服务而发生的费用，"直接"的意思是指该项支出与卫生服务有着明确的一对一的匹配关系，这种费用可以根据凭证而直接计入该项卫生服务项目中去，如人员的劳动成本、卫生材料、低值易耗品等。直接成本的高低主要取决于卫生技术服务量的大小。间接成本指有些费用与卫生服务间接相关或其成本不是针对某项卫生技术服务的，无法直接计入到该项卫生技术服务项目中，是因伤病或死亡所引起的社会成本或代价，它包括休学、休工、因病或死亡所损失的工资、资金或丧失劳动生产力所造成的产值的减少等。

机会成本是将同一卫生资源用于另一最佳替代方案的效益。由于卫生资源是有限的，当决定选择某一方案时，必然要放弃其他一些方案，被放弃的方案中最好的一个方案的效益被看作选择某一方案时所付出的代价。只有被选择方案的效益不低于机会成本，才是可取的方案。机会成本并非实际支出，只是在卫生经济分析与评价时作为一个现实的因素给予考虑。

（二）效益

效益（benefit）是有用效果的货币表现，即用货币表示卫生服务的有用效果。效益一般可分为直接效益（direct benefit）、间接效益（indirect benefit）和无形效益（intangible benefit）。直接效益是指实行某项卫生计划方案后所节省的卫生资源。间接效益指实行某项卫生计划方案后所减少的其他方面的经济损失。无形效益是指实行某项卫生计划方案后减轻或避免了患者肉体和精神上的痛苦，以及康复后带来的舒适和愉快等。

效益的测量一般采用人力资本法、意愿支付法、条件价值评估法。

1. 人力资本法（human capital approach，HCA） 假定一个个体生命的价值由未来的生产潜力决定，考虑未来对社会的贡献。人力资本法往往采用个人的平均收入，考虑到货币的时间价值进行贴现后分析。优点主要表现为：具有较强的客观性；所需数据，如收入指标等容易采集；比较容易进行定量分析，且数值相对稳定。但争议同时存在，比如仅以项目产出的健康时间内的工资收入来计量生产力，不足以客观全面地反映项目的实际产出；仅仅涉及现在与将来的个人收入，而没有考虑人民病痛减轻、精神状态改善的价值，因此运用该方法评估的健康产出值较低。

2. 意愿支付法（willingness to pay，WTP） 是消费者对商品或服务所愿意支付的最高价格，它度量了商品或服务的真实价值。支付意愿通常高于消费者的实际支付价格，是消费者实际支付价格与消费者剩余之和。患者对健康恢复或改善的支付意愿需要采用调查方法获得。

3. 条件价值评估法（contingent valuation approach，CVA） 是目前被广泛应用于估算公共产品支付意愿的一种技术。CVA通过调查等方式了解受访者在假设性市场里的经济行为，使研究者透过各种不同的假设情形，了解公众对于公共产品的偏好，进而评估公共产品的价值。意愿支付法运用条件价值评估法，在一定的假设情境下，调查并收集患者或付费方对获得诊治或医药干预项目的健康产出或者避免和减少发生某些不利结果的支付意愿，依次实现对健康产出的货币化计量。与人力资本法相比，意愿支付法的主要优点在于所考虑的项目健康产出不仅仅限于生产力方面的变化和差异，相比而言更加全面；其主要缺点，在于所获得的支付意愿数据具有较强的主观性。

（三）成本 - 效益分析方法

成本 - 效益分析（cost-benefit analysis，CBA）是通过比较不同备选方案的全部预期成本和全部预期效益来评价备选方案，为决策者选择计划方案和决策提供参考依据，即研究方案的效益是否超过它的资源消耗的机会成本，只有效益不低于机会成本的方案才是可行的方案。

与成本 - 效果分析不同的是，成本 - 效益分析不仅要求成本，而且产出目标也要用货币单位来衡量。从理论上讲，成本 - 效益分析是将投入与产出用可直接比较的统一的货币单位来估算，是卫生项目经济学评价的最高境界，但同时也是最难于操作的一种方法。对于效益的衡量，一般情况下，能用货币形式表示的主要是那些容易确定的效益，如生产的收益或资源的节省。因而，在进行成本 - 效益分析时，重要的是要找到合适的方法使用货币形式来反映健康效果。

成本 - 效益常见分析方法包括静态分析法和动态分析法。

1. 静态分析法　不考虑货币的时间价值，即不计利息，不计贴现率，直接利用成本和效益的流转额，以增量原则计算方案投资在正常年度能带来多少净收益。常用的静态分析指标包括：

（1）投资回收期：指以投资项目的各年现金净流量来收回该项目原投资所需要的时间。计算公式如下：

$$投资回收期 = \frac{原投资额}{平均每年现金净流量} \tag{8-1}$$

$$投资回收期 = \frac{各年末尚未收回的投资余额}{各年末累计现金净流量} \tag{8-2}$$

现金净流量 = 经营收入 - 营运成本或现金净流量 = 经营净利 + 折旧

若各年现金流量相等时，可采用公式（8-1）计算，若不相等则采用公式（8-2）计算。

（2）简单收益率：指达到设计产量的年份（即正常年度）所取得的现金净流量与原投资额之比。

$$简单收益率 = \frac{平均每年现金净流量}{原投资额} \tag{8-3}$$

（3）追加收益率：指两个方案现金净流量之差与原投资额之差的比值，即单位追加投资所带来的年现金净流量的增值。其计算公式如下：

$$\text{追加收益率} = \frac{\text{方案2的现金净流量} - \text{方案1的现金净流量}}{\text{方案2的原始投资额} - \text{方案1的原始投资额}} \quad (8\text{-}4)$$

（4）折算费用：指项目方案中年营运成本与简单收益和原投资额相乘之积的和。用于比较多个方案，不需两两对比，简化分析步骤。各方案比较时，折算费用最小的方案为最优。

$$\text{折算费用} = \text{年营运成本} + \text{标准简单收益率} \times \text{原始投资额} \quad (8\text{-}5)$$

以上四个指标的测算对方案的评价、决策有一定的参考价值，但都存在局限性，即未考虑货币资本的时间价值。

静态分析评价的优点是经济意义明确直观，计算简便；投资回收后的收益就是利润。对投资者来说，容易加以把握应用；不需要对于回收期之后的收益进行精确预测。缺点是只考虑回收前的效果，不考虑回收后的情况，无法完整反映盈利水平，不够全面；没有考虑到资金时间价值，故称为是静态评价指标。

2. 动态分析法 既要考虑货币的时间价值，把不同时点发生的成本和效益折算到同一时间进行比较，又要考虑成本和效益在整个寿命周期内的变化情况。资金是有时间价值的，现在获得100万和一年后获100万价值不同，和十年后获100万差异更大。例如项目需要投300万，运行20年，每年收回30万元。表面上看总投资花10年收回，投资回收期10年，之后还收回300万利润。但如果项目主要来自贷款，年利率10%，则回收额仅能支付利息。

（1）净现值法：净现值（net present value，NPV）是根据货币时间价值的原理，消除货币时间因素的影响，计算计划期内方案各年效益的现值总和与成本现值总和之差的一种方法，是反映项目在计算期内获利能力的动态评价指标。计算公式为：

$$\text{净现值} = \sum(\text{年现金净流量} \times \text{对应年份的贴现率})$$

$$NPV = \sum_{t=0}^{n} \frac{B_t - C_t}{(1+i)^t} \quad (8\text{-}6)$$

式中：B 为效益，C 为成本，i 为贴现率，t 为年限。

贴现（discount）是将不同时间所发生的成本和效益，分别按相同的利率换算成同一"时间点"上的成本和效益的过程。贴现使用的利率称为贴现率（discount rate）。对方案的成本和效益进行贴现便于各方案之间进行合理的比较。

简单来说，净现值 NPV 就是将所有投入产出折算为当前值，也就是说，该项目相当于现在挣了多少。举一个简单例子，假如期望收益率为10%，则

$$NPV = -\frac{1000}{1+0.1} + \frac{500}{(1+0.1)^2} + \frac{500}{(1+0.1)^3} + \frac{500}{(1+0.1)^4} = 221.3 \quad (8\text{-}7)$$

如 NPV 小于0，则说明投资收益没有基准利率或者期望收益率高，不合算。如大于0，则可以投资。

（2）内部收益率法：内部收益率（internal rate of return，IRR）指方案在计划期内使其净现值等于零时的贴现率，即：

$$\sum_{t=0}^{n} \frac{NCF_t}{(1+IRR)^t} = 0 \tag{8-8}$$

内部收益率考虑了资金时间价值，以及项目寿命期受益，一般来说，低于 IRR 的折现率下净现值都为正。因此，它利用收益率的形式对项目进行判断。将设备投资视为一种银行提供的理财产品，则内部收益率为这种投资提供的年度回报率。

（3）年当量净效益法：年当量净效益（net equivalent annual benefit）即将方案各年实际发生的净效益折算为每年的平均净效益值。它是净现值考虑贴现率时的年平均值。

$$A=CR \times NPV \tag{8-9}$$

式中：A 为年当量净效益；NPV 为各年净现值之和；CR 为资金回收系数。

（4）效益 - 成本比率法：效益成本比率（benefit-cost ratio）是卫生计划方案的效益现值总额与成本现值总额之比。其计算公式为：

$$\frac{B}{C} = \frac{\sum_{t=0}^{n} \frac{B_t}{(1+i)^t}}{\sum_{t=0}^{n} \frac{C_t}{(1+i)^t}} \quad CER = \frac{C}{E} \tag{8-10}$$

式中：B 为效益，C 为成本，i 为贴现率，t 为年限，E 为效果。

动态分析法的优点是考虑了资金时间价值；全面考虑了整个项目的寿命期内的收益情况；净现值直接用货币量来表示项目的净收益，经济意义也更为直观明确。缺点是需要确定一个基准收益率，定得太高会失去有利可图的项目，太低又会造成资源的浪费；不同投资额的项目不宜直接对比 NPV。例如一个 1000 万投资的设备 NPV 为 200 万元，一个 100 万投资的设备 NPV 为 50 万元，直接比较 NPV 会导致偏向于投资规模大的设备。

下面是一个成本 - 效益分析案例。表 8-1 使用了三种不同成本 - 效益指标来比较两种器械。从这个例子可以看出，尽管器械 B 有着更高的效益成本比率以及内部收益率，但是这个器械非常昂贵，某些医院可能未必有这么一大笔费用来支持购买。必须指出的是，在这个案例中，计算已经大大简化。如果其效益是在不同时间不断累积的，并且成本和效益进行完全贴现，则计算与比较将会更加复杂。

表 8-1　成本 - 效益分析案例

	开始阶段的成本 C（万元）	第一年结束时的效益 B（万元）	效益成本比率（B/C）	净现值（B−C）（万元）	内部收益率（B−C）/C
诊断器械 A	10	15	1.5：1	5	50%
诊断器械 B	100	180	1.8：1	80	80%

效益成本比率方法适合于有预算约束的条件下，要从一组卫生服务项目中选择能够得益最大的项目实施，使一定量有限资源的分配获得最大的总效益的情况。当方案的效益大于其成本时，我们才考虑接受该方案，因此只有效益成本比率大于 1 的方案才是使

得有限的资源获得较大效益的方案，多个方案比较时，按照效益成本比率大小顺序排列，比率高的方案为优选方案。举例预设型动脉采血器与普通一次性注射器采集动脉血标本的成本 - 效益分析，本研究假设分别采用两种采血器采集动脉血标本各 10 000 例次，相对于一次性注射器，预设型动脉采血器节约的成本 = 减少的不必要支出 – 增加的项目成本，其中，减少的不必要支出包括减少再次采血、血气包堵塞、血肿而节约的成本。即效益成本比率 = 减少的不必要支出（减少再次采血的成本 + 减少血气包堵塞的成本 + 减少血肿发生的成本）/ 增加的项目成本（采用不同的动脉采血器增加的花费），即预设型动脉采血器节约的成本 =106 900+16 500+33 907/33 500=4.7（元）>1。即与普通一次性注射器相比，使用预设型动脉采血器采集动脉血标本更为经济（图 8-2）。

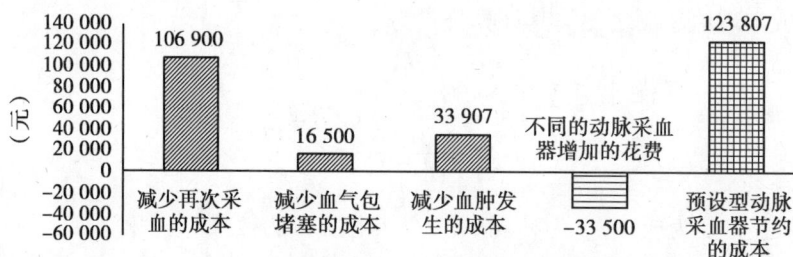

图 8-2　预设型动脉采血器与普通一次性注射器采集动脉血标本的成本 - 效益分析

3. 成本 - 效益分析中应注意的问题　成本 - 效益分析方法的适用条件是，干预方案的成本和收益能够并适合于用货币予以描述和计量。该方法具有适用范围广泛、评价指标所反映的成本和收益内容较为全面、主观因素较少、评价指标通用性较强等优势，但也面临巨大挑战，即以货币形态计量干预方案的成本和收益，很多情况下其成本和收益尤其是收益，或难以测度，或难以用货币形式予以计量，或虽经处理可以货币化，但货币化的健康状况、生命价值、减少的痛苦、增加的快乐等通常令人们在情感上难以接受。因此成本 - 效益分析对涉及非经济因素较多的干预方案进行经济评价时，面临着较多的问题，但该方法为宏观决策提供依据方面具有不可替代的重要作用。

在对待具体的卫生技术时，常会有不同的观点和矛盾，从一方来说认为是有益的因素，而对另外一方来说可能是成本的因素。如对一个住院病人来说，如果他的住院医疗费用由医疗保险部门来支付，那么该病人一般不会把减少的住院天数作为效益或认为降低了成本。而对医疗保险部门来说则将把减少的住院天数作为一种效益。因此，经济学评价一定要明确评价的角度，不同的评价角度意味着成本（或效益）的内涵不同，成本（或效益）的水平不同。另外，在对卫生技术进行成本-效益分析时，有很多变量是不确定的，如贴现率、结果、成本、固定资产的折旧率以及生命价值的判断等，其中任何一个变量的改变都会导致效益或结果的改变，因此要做敏感度分析。

二、成本 - 效果分析

（一）效果

1. 效果（effectiveness） 广义的效果指一切卫生服务产出的结果，这里主要指狭义的效果，即有用的效果，是满足人们各种需要的属性。在成本 - 效果分析中，效果更多的是因为疾病防治所带来的各种卫生方面的直接结果指标的变化，如发病率、死亡率的降低，治愈率、好转率的提高，人群期望寿命的延长等。效果指标通常分为中间指标和终点指标两大类。中间指标一般指预防和临床治疗的短期效果指标，通常表示患者在完成特定的治疗周期之后呈现的治疗效果，可揭示患者对干预方案的反应。中间指标可大致分为两类：一类是来源于临床各种生理测量和诊断的结果，反映治疗过程中疾病状况的改变，如血压、血糖、血脂或其他生理、生化、免疫学等指标；另一类是预测和判定疾病进展或严重程度的指标，反映不同疾病的中间指标各不相同，不存在普适性的中间结果指标。终点指标是指反映干预方案的长期效果指标，主要包括发病率、患病率、治愈率、疾病好转率、疾病死亡率、不良反应发生率等。观察终点指标的临床试验所需样本量大、研究耗时长、费用高，但终点指标能够直接反映患者最终是否得益。因此经济学研究通常采用终点指标。

2. 成本 - 效果分析（cost effectiveness analysis，CEA） 是在成本 - 效益分析的基础上产生的，针对一些干预方案的收益不能或不便货币化计量的情况与问题，用效果描述和计量干预方案的收益而形成的经济学评价方法。CEA 主要评价使用一定量的卫生资源（成本）后的个人健康产出，这些产出表现为健康的结果，用非货币单位表示，通过对不同的医疗卫生干预措施的成本和效果进行综合评价，从而判断各种干预措施的经济性优劣。

成本 - 效果分析主要评价使用一定量的卫生资源（成本）后的个人健康产出，这些产出表现为健康的结果，用非货币单位表示，如发病率降低、延长寿命年等，也可采用一些中间指标，如免疫抗体水平的升高等。应用成本 - 效果分析必须满足以下条件：

（1）目标必须明确：卫生规划的目标可以是服务水平、行为的改变，或是对健康的影响等，它们常同时存在，因此必须确定一个最主要的目标，使评价人员对效果的评价有确切的范围，以便选择合适的效果指标。

（2）备选方案必须明确：成本 - 效果分析是一种比较技术分析方法，所以必须至少存在两个明确的备选方案才能进行相互比较。

（3）备选方案必须具有可比性：一是确保不同备选方案的目标一致；二是如卫生规划有许多目标，确保不同方案对这些目标的实现程度大致相同。

（4）每个备选方案的成本和效果都是可以测量的：成本以货币表现；效果指标即使不能定量，至少也必须定性，如治疗效果以"有效、无效、恶化"等表示，再把定性指标转化为分级定量指标进行比较。

（二）成本 - 效果分析的方法

1. 成本 - 效果比（cost-effectiveness ratio，CER） 成本 - 效果比即每延长一个生命年、挽回一例死亡或诊断出一个新病例所花的成本或一个货币单位，可以获得多少生命年、挽回多少例死亡或诊断出多少新病例。成本 - 效果比越小，或效果成本比越大，就越有效率。单一的成本 - 效果比是没有意义的，主要用于两个或两个以上卫生技术方案的比较，并且是比较有相同结果单位的两个卫生技术方案。当卫生计划各方案的成本基本相同时，比较各方案的效果，选择效果最大的方案为优选方案；当卫生计划各方案的效果基本相同时，比较各方案的成本高低（即成本最小化分析），选择成本最小的方案为优选方案。

需要注意的是当干预方案的实施或作用、影响期达到或超过 1 年时，成本 - 效果比指标的成本项需要进行贴现，而对效果项是否进行贴现一直存在争议。

$$CER = \frac{C}{E} \tag{8-11}$$

式中：CER 为成本 - 效果比；C 为成本；E 为效果。

2. 增量成本 - 效果比（incremental cost-effectiveness ratio，ICER） 由于卫生技术经济评价包含着对两种或两种以上的卫生技术方案进行比较，而成本投入不同效果也不同，一些方案可能有更好的效果，但成本支出也更多，因此成本 - 效果的平均比例还不能充分显示两者的相互关系，故建议用增量分析，用增量成本 - 效果比来表示。

增量分析计算一个卫生技术方案比另一个卫生技术方案多花费的成本，与该项目比另一项目多得到的效果之比，称为增量比例，表示由于附加措施导致效果增加时，其相应增加的成本是多少及是否值得。当卫生计划不受预算约束时，成本可多可少，效果也随之变化。这时往往是在已存在低成本方案的基础上追加投资，可通过计算增量成本和增量效果的比率，将其与预期标准相比较，若增量成本和增量效果的比率低于标准，表明追加的投资效益较好。

$$ICER = \frac{\Delta C}{\Delta E} = \frac{C1 - C2}{E1 - E2} \tag{8-12}$$

式中：$ICER$ 为增量成本 - 效果比；ΔC 为增加的成本；ΔE 为增加的效果。

在没有成本 - 效果阈值的情况下，对多个干预方案进行比选时，虽然可计算出增量成本 - 效果比的具体值，但大多数情况下无法判定构成增量的两个方案哪个更为经济，仅在 ICER 值落在特定区间的情况才能够得出确切的结论。下面举一个实例：结肠镜检查中，窄带成像被认为比普通白光内镜检查具有更好的成本 - 效果，通过研究英国 NHS 的累积成本和结果差异，我们得到以下信息：随着更多的医院升级使用带 NBI 光学诊断的高清内镜设备，年节省金额持续增加，且参加结肠镜检查的人数持续增长（表 8-2）。到第 7 年，NBI 的使用可节约英国 NHS 3100 多万英镑的年成本（表 8-3）。在成本 - 效果分析中，NBI 与 WLE 相比的相对成本 - 效果取决于所考虑的效果衡量指标。与 WLE 相比，使用 NBI 会减少组织学检验和不良事件的发生（分别避免了 1 341 595 次活检和

7811 例不良事件）。当组织学检验作为成本 - 效果的主要衡量指标时，NBI 被认为具有优势，即成本更低，具有比 WLE 更好的结果，成本降低了£141 192 057，并避免了进行 1 341 595 次组织学检验。当不良事件作为成本 - 效果的主要衡量指标时，观察到了类似的结果，成本降低了£141 192 057，并避免了 7811 例不良事件。最后，当正确检测到的病例数（即真阳性）作为成本 - 效果的主要衡量标准时，发现 NBI 与 WLE 相比更便宜且效果相当（成本降低：£141 192 057；增加累积真阳性：−1596）。

表 8-2　按类型显示 7 年英国 NHS 的累积成本和结果差异

类别	NBI	WLE	差异
患者筛查（n）	7 115 698	7 115 698	0
单个或多个息肉的患者（n）	3 984 791	3 984 791	0
单个或多个息肉的患者≤5mm（n）	2 703 965	2 703 965	0
结果			
真阴性	5 713 178	5 933 416	−3.71%
假阴性	1 596	−	n/a
真阳性	148 296	149 893	−1.07%
假阳性	220 238	−	n/a
组织学检查	2 065 058	3 406 653	−39.38%
不良事件	16 376	24 187	−32.29%
费用			
设备	£1 176 184	£0	£1 176 184
内镜	£71 021 297	£0	£71 021 297
收费	£2 827 585 341	£2 907 294 581	−£79 709 240
组织学检查	£197 548 546	£324 141 097	−£126 592 552
不良事件	£15 043 449	£22 131 195	−£7 087 746
总计	£3 112 374 816	£3 253 566 873	−£141 192 057

表 8-3　七年中 NBI 和 WLE 与英国 NHS 的年成本差异

年	结肠镜检查人群	NBI	WLE	差异（£）
1	550 925	291 856 816	303 463 193	−11 606 377
2	661 110	322 707 252	335 272 674	−12 565 422
3	793 332	369 497 141	386 150 851	−16 653 710
4	951 999	425 751 224	444 830 964	−19 079 740
5	1 142 399	489 970 173	512 519 645	−22 549 472
6	1 370 878	563 746 450	590 611 419	−26 864 969
7	1 645 054	648 845 760	680 718 127	−31 872 367

注：NBI- 窄带成像；NHS- 国家卫生服务体系；WLE- 普通白光内镜检查

3. 多个效果指标的处理方法　卫生技术方案的效果指标一般情况下不止一个，这种情况下就要选择适当的方法加以选择处理。

（1）精选效果指标：尽量减少效果指标的个数，选择最有代表性的效果指标，对满足效果指标条件较差的指标可以考虑删掉，将较次要的指标作为约束条件对待，选择关键的重点的指标。

（2）综合效果指标：对各效果指标根据其数值给以一定的分数，并根据效果指标的重要程度给以一定的权重，经过计算使各效果指标换算成一个综合指标，作为总效果的代表，用于不同方案之间的比较和评价。

（3）权重指标：在将评价的各个效果指标确定后，首先要确定指标的评分标准，因为不同指标的量纲不同，可以采用 5 分法，将不同量纲的数据转化为可比的评分。根据各指标的重要程度，征求有关专家意见，分别制订各指标的权重，并设置权重之和等于 1。

（4）敏感性分析：当数据有不确定性时，应该进行敏感性分析，以确定数据发生多大变化会影响决策。若数据微小的变动，就会影响评价结果，说明决策对该数据十分敏感；若数据有较大变动仍不影响评价结果，则该数据敏感性小。敏感性分析的核心作用在于：从各种不确定性因素中识别出敏感性因素，提醒决策者注意敏感性因素的变动对研究结果的影响，尽可能做到事先加以防范，采取有针对性的措施加以控制，确定各个变量对某药物治疗方案经济性的影响程度。在敏感性分析中，目前常用的分析方法主要包括单因素敏感性分析和多因素敏感性分析，区别在于前者只选择一个参数或变量变化，后者选择两个或两个以上参数或变量同时变化。单因素敏感性分析的结果通过龙卷风图予以直观地表达或显示，龙卷风图的横轴表示各因素对结果的影响的取值范围，而纵轴表示各不确定性因素的名称，以及它们对结果的影响值和它们本身的取值。具体而言，对于每一个不确定因素，龙卷风图都包含了一个横条和两组数字，每组数字对应着该因素对结果的影响值和该因素本身的取值。多因素敏感分析就是针对多个变量同时发生改变的情况下，考察干预方案的经济性评价结果随着该变动而改变的程度。如果变量的变化导致对某方案的选择发生改变，敏感性分析能够确定变量变化的临界值，必要时选择其他方案；如果敏感性分析的结果发现某个方案的不确定性很大，可对其有价值的追加研究。

（三）成本 - 效果分析中应注意的问题

应用成本 - 效果分析的目的是希望以一定的资源消耗，争取得到最理想的经济效果，或者为取得同样的效果，而把人力、物力、财力的消耗降到最低，这种分析方法也就是运用经济学的观点和方法，对医疗卫生政策、措施、方案的经济性进行评价。

由于医疗保健工作中绝大多数的决策与所提供的活动水平和范围有关，根据成本 - 效果比来做决策可能会产生错误结果，应考虑边际变化，经济学强调用增量成本 - 效果比作为评价的依据。成本 - 效果分析主要应用于具有相同目标的不同方案间的比较、评价，即对不同方案的结果的鉴别主要取决于决策者认为最重要的方面，其他的结果则忽略不计；选用的效果指标也常是一些自然的、物理的、生理的单位，如发现的病人数量、治愈的总人数等，都是卫生服务中间产品的指标，故成本 - 效果分析的应用存在一定的局限性。

三、成本 - 效用分析

（一）效用

效用（utility）指人们对不同健康水平和生活质量的满意程度。在与治疗相关的干预过程中，各种干预方案会对患者的身体、生理或精神产生作用，引起患者疾病客观状况的恶化、改善或治愈，患者在接受干预前、后也会产生不同的主观感受。因此干预方案所产生的效用也会受两类因素的影响：一类是干预后的客观指标，如血压、呼吸、心率等，它直接影响效用的大小；另一类是干预后患者的主观感受，如症状减轻、疼痛减轻、功能恢复、精神好转等。成本 - 效用分析中，效用常用来表示生命治疗的指标如质量调整生命年（quality adjusted life year，QALY）和失能调整生命年（disability adjusted life year，DALY）等。

1. **质量调整生命年（QALY）**　指由于实施某项卫生规划挽救了人的生命，不同程度地延长了人的寿命。但不同的人其延长的生命质量不同，将不同生活质量的生存年数换算成相当于完全健康人的生存年数，具体是指实施干预项目而使人获得的生存年数与反映健康相关生命质量的标准权重的乘积。如在效用权重为 0.8 的条件下生存 3 年将得到 2.4 个 QALYs。

2. **失能调整生命年（DALY）**　指从发病到死亡所损失的全部健康生命年，包括因早逝所致的寿命损失年（years of life lost，YLL）和疾病所致失能引起的健康生命损失年（years lived with disability，YLD）两部分。DALY 是对疾病引起的非致死性健康结果与早逝的复合评价指标，用来衡量人们健康的改善和疾病的经济负担。

3. **成果 - 效用分析（cost-utility analysis，CUA）**　是比较项目投入成本量和经质量调整的健康效益产出量，来衡量卫生项目或治疗措施效率的一种经济学评价方法，它是成本 - 效果分析的一种发展，可以看作一种特殊形式的成本 - 效果分析，这里的效果量度就是效用或偏好调整的结果。但是与成本 - 效果分析不同，成本 - 效用分析在评价结果时，不仅分析有关的货币成本，而且分析病人因不舒服或功能改变或满意度变化所增加的成本。例如，采用某种器械进行治疗后患者出现恶心呕吐，这是成本 - 效果分析的内容，因为对恶心呕吐的治疗需要追加费用。与此相比较，成本 - 效用分析不仅要考虑恶心呕吐增加的治疗费用，而且要考虑恶心呕吐对病人生活质量带来的不良影响。

（二）成本 - 效用分析的方法

1. **效用的测量与计算**　成本 - 效用分析中涉及的"效用"，对个体来说，效用由两部分组成：生活年数和生活质量。生活年数是人从出生到死亡的时间数量；生活质量是人在生与死之间每一时点上的质量，用生活质量效用值表示。生活质量效用值是反映个人健康状况的综合指数，取值范围在 0~1 之间，0 代表死亡，1 代表完全健康。测量生命质量的量表主要有：

（1）SF-36 健康调查表：是 Short form-36 的简称。它是一种通用的生命质量调查表，用于不同类型、不同严重程度的疾病治疗，与疾病的特异程度无关。如果需要针对特殊人群可结合其他专门疾病问卷量表进行调查。

（2）EQ-5D：全称 EuroQoL，是欧洲应用较为普遍的一种测量总的生命质量调查表。包括 5 个方面内容：活动能力；生活自理能力；日常体力劳动；疼痛 / 不适；焦虑 / 抑郁。每个维度下含有三个或五个水平的问题。现以三个水平的为例。每个水平下都有的类型：没有困难；有些困难；有严重困难。分数在 0.0（死亡）和 1.0（完全健康）之间。

（3）健康指数量表（QWB）：QWB 是 19 世纪 60 年代美国建立的第一个普适量表。该系统包括 4 个维度，即行动能力、躯体活动能力、社交能力和健康问题 / 症状。前 3 个维度均包含 4~5 个功能水平，最后一个包括 3 或 4 个症状类别。

QWB 的评分方程是通过类别比例法（category scaling），测量获得的分值是价值，而不是效用。测量时，要求应答者在两端分别是死亡和完全健康的刻度上标出一天的各种状态。最终获得的得分方程就是从死亡（0.0）到完全健康（1.0）的偏好评分。

2. 质量调整生命年的计算　成本 - 效用分析中关键的特征是 QALY 这个概念，CUA 分析结果是以获得的每个 QALY 的成本来表示。

QALY 的计算就是生命质量分值乘以生命长度。生命质量是以质量权重分值表示。生命质量权重取决于个人和社会对健康的偏好。为计算 QALY 需要两组数据（表 8-4）：一是健康状态路径和每一健康状态持续时间；二是在这个状态下的生命质量分值，即偏好值（效用值）。我们假设，一年中出现的所有的健康收益或损失都发生在这一年的开始。下面列举无贴现的 QALY 计算例子（图 8-3，图 8-4）。

表 8-4　偏好权重表

持续时间	健康状态	权重
8 年	居家透析治疗	0.60
3 个月	居家治疗结核病	0.68

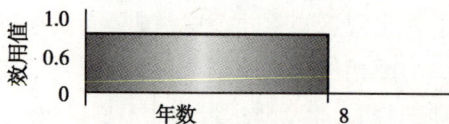

图 8-3　居家透析治疗病人所得 QALY 的计算　　图 8-4　居家治疗结核病所得 QALY 的计算

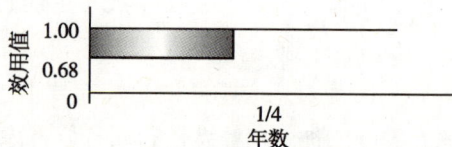

如果一个在家透析治疗的人赢得了 8 年的生命延续，那么他获得了多少 QALY 呢？（假设没有折现）

$$QALY = 0.6 \times 8 = 4.0 （年）$$ （8-13）

如果一个人在家成功预防了结核病,他会在家治疗3个月,那么他获得多少QALY?(假设没有折现)

$$QALY = (1.00 - 0.68) \times \frac{1}{4} = 0.08 (年)$$ (8-14)

(三)成本-效用分析中应注意的问题

成本-效用分析适合与健康相关的生命质量作为结果时使用,或者要比较的项目有宽泛而且不同的结果时,希望有一个共同的结果测量单位以便于比较,另外成本-效用分析可以最优化分配有限资源,以便决策者在预算有限的情况下必须减少或取消某个项目或服务的经费。

成本-效用分析的干预时间应该保证足以捕捉到主要的健康结果和成本信息,有时候这意味着有可能要观察一个干预措施的成本与效果直到病人死亡。如额外生命年的获得、在生命不同阶段减少的伤残和不同阶段的成本。通常情况下,需要建模型来推断或预测未来的结果。

成本-效用分析与成本-效果分析类似,需要人为地、外在地设定判定干预方案经济性的标准,即成本-效用阈值(指可接受的获得一个单位的效用所支付成本的最高额度),简称为阈值。最常使用的阈值标准是WHO标准,即ICER<人均GDP,增加的成本完全值得;人均GDP<ICER<3倍人均GDP,增加的成本可以接受;ICER>3倍人均GDP,增加的成本不值得;英国将阈值标准放在£20 000~30 000/QALY,美国为$50 000/QALY。

成本-效用分析在卫生领域中有着十分广泛的应用前景,但近年来学术界不断对QALY和DALY等指标提出质疑。尤其在计算QALY或DALY时,许多权重系数都是由经验得到,影响其科学性,故对成本-效用分析本身方法的进一步深入研究也是十分有必要的。

四、最小成本分析

最小成本分析(cost-minimization analysis,CMA)是指用不同的医疗器械治疗同种疾病带来的产出或效果、效益和效用没有差别的情况下,来比较使用不同医疗器械带来的成本,选择成本最小的一个治疗方案优先考虑。最小成本分析受限需判定干预组和比较组是否等效,是以结果相同作为前提,最小成本分析以货币单位(元)来计量,可以说是成本-效益分析或成本-效果分析的特例。它使得研究问题简单化,但在实际应用中,由于各个治疗方案的结果大多不同,而且证明两种方案获得的结果相同并不容易。因此最小成本分析的应用受到一定的限制。但用于可治愈性疾病的不同干预方案的评价,不仅可以避开成本-效益分析、成本-效果分析及成本-效用分析法对收益予以计量中的问题与困难,而且易于理解、便于计算。

最小成本分析的适用条件是备选的干预方案的收益相同或相当,只要符合该使用条件，则无论干预方案的结果适合用效益计量还是适合用效果或效用计量，均可用最小成本分析进行干预方案间的经济评价和必选。因为临床上针对同一疾病的不同干预方案的收益通常不是完全相同或相当的，这样就不能直接采用最小成本分析法进行评价和比较，因此，从理论上讲最小成本分析法的适用条件是非常有限的。但是深入了解和把握医药领域的特殊性，可以大大拓宽最小成本分析法在医药领域对干预方案进行经济评价的适用空间，增加其适用情况。医药领域的特殊性在于，在现有的医药水平下，大多数疾病通过采取一种或多种干预方案的治疗最终能够被治愈。对于这类可治愈的疾病，可供选择的干预方案可能是某种单一治疗方案，也可能是依次采用多种治疗方案而构成的组合干预方案，但无论采取哪种干预方案，其结果通常均为治愈，这种情况下，所有能够最终治愈该疾病的单一或组合方案的收益可视为相同，因此，可采用最小成本法进行评价与比较。下面举个药品的例子：

小儿肺炎 2 种药物治疗方案：A 组采用头孢曲松静脉滴注，总疗程 10~14 天；B 组先采用头孢曲松静脉滴注，5~7 天后病情好转改用头孢克肟口服，用 5~7 天，治疗结果发现两组的痊愈率、总有效率及不良反应发生率经统计学检验无显著性差异，故采用最小成本分析法，即在 2 种治疗方案效果相同或相近时，以最低方案为优选方案，2 组在总费用方面经统计学检验，发现 A 组明显高于 B 组，因此 B 组方案适合推广使用。

五、决策分析

对于各种治疗的备选方案，人们凭借直觉进行决策的能力是有限的，很难全面地考虑影响决策和其结果的所有因素。但是通过决策分析的定量技术，即对决策时的不确定情况进行系统分析后能使决策更正确。由于只在很少的情况下所面临的决策是确定型的，因此，当面临一个不确定型决策时，决策分析将协助决策者全面考虑影响结果的各种有关因素，使整个决策过程直观化。决策分析的主要模型技术包括：决策树模型、马尔可夫模型等。

（一）决策树模型

决策树模型（decision tree）是目前较为成熟的风险型决策分析模型。决策树模型是一种有效表达复杂决策问题的数学模型，它以各种行动结果的概率和益损期望值为依据，进行数量计算，比较不同行动方案的效果、成本 - 效果或效益等，以作出行动决策。

决策树模型由节点和分支构成，节点与节点之间由分支相连。节点可以分为 3 种：①决策节点（decision node）：它是决策树的起点，通常用"□"表示。从它引起的分支称为方案分支，一般要求在分支上写出具体方案。分支的数据反映了决策者可以选择的行动方案数。②方案节点，也称机遇节点（chance nodes）：它表示某个具体的方案，通常用"O"表示，在这一点上会发生不受决策者控制的几种可能事件中的一种，从它引出的分支称为概率分支（或状态分支）。分支上要写出该状态的具体内容及其发生的概率值，此概率称为分支概率。③结果节点（outcome nodes），也称决策终点，通常用"◁"

表示：它代表决策产出值的末端节点。结果节点通常用于表示期望寿命、质量调整生命年和成本，它们是决策所需要的最终参考值（图 8-5）。

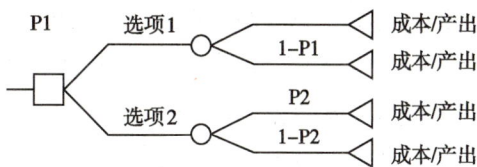

图 8-5　决策树模型

决策树模型的主要步骤包括：

1. 建立决策树模型　按从左到右的顺序画决策树：先画出决策节点，再画由决策节点引出的方案分支，有几个备选方案就要画几条方案分支；方案分支的端点是方案节点，由方案引出状态分支，有几种自然状态就要画几条状态分支；给每条状态分支编上序号，并在右边标上每个状态下某方案的损益值。

2. 估算出每种状态的发生概率　在每条状态分支上标明状态概率。

3. 评价每种结果的损益值　通过各状态节点的效果的对比，对各个方案的损益值进行评估。

4. 计算各方案的损益期望值　从决策树的状态分支末梢开始，由自右向左的顺序，利用各结果的损益值和各状态的概率值计算出每个方案的损益期望值。

5. 根据各方案的损益期望值进行决策　选择效益期望值大的方案，放弃效益期望值小的方案。

当决策树分析用于处理复杂疾病的决策分析时，如病人可能自然康复，也可能在不同的状态间相互转化，或某一时间在疾病过程中可能重复出现并且概率会发生变化，决策树的构建和计算就显得复杂和笨重。此时可以用马尔可夫模型解决问题。

（二）马尔可夫模型

1. 基本原理和适用范围　马尔可夫模型（Markov 模型）适用于重复时间（如头痛）或慢性疾病的决策分析。在 Markov 模型中，疾病进程被分解成有限的集中离散的健康状态（Markov 状态），病人以一定的概率在各个状态间转化。具体的某种疾病的状态划分应依据纵向流行病学调查研究，而临床试验获得的数据常用于评估卫生技术对每一状态的疗效。Markov 模型主要用来研究系统的"状态"及状态"转移"的一种工具。人们在实际中常遇到具有下述特性的随机过程，即在目前已知的状态（现在）条件下，未来的演变（将来）不依赖于它以往的演变（过去）。这种在已知"现在"的条件下，"将来"与"过去"独立的特性称为马尔可夫性，具有这种性质的随机过程叫作马尔可夫过程。

2. Markov 模型的构建　构建 Markov 模型的过程包括：根据研究目的和疾病的自然过程设定 Markov 状态，确定各状态间可能存在的相互转换；确定循环周期和每个周期中状态间的转换概率；确定各状态的资源消耗和结果（如效用值）；运算和敏感度分析。图 8-6 显示了一个简化的马尔可夫模型，图中一共有健康、疾病和死亡三种状态，状态间的箭头表示患者在某个周期中可在状态间按箭头方向发生转移，而指向自身的箭头表示患者仍处于原状态。处于死亡状态的患者不能向其他状态转移，且处于某个既定状态中的患者在一个周期中只能做一次状态转移。在这个例子中，如果某人在第 n 个周期后处于残疾状态，而且我们可以知道他在第 $n+1$ 个周期中处于死亡状态的概率。此时，这个概率与此人在第 n 个周期之前有多长的时间处于哪种健康状态没有任何关系。换种说法，即在残疾状态中的所有患者都有着同样的健康状态预测结果，而无论其病史是怎样的。

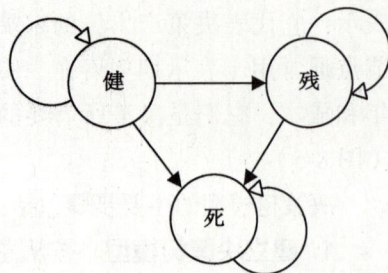

图 8-6　Markov 模型

第三节　医疗器械经济评价案例

一、医疗设备经济学评估案例

下面以直线加速器为例，进行医疗设备的经济学评估。一家医院要决定是否购置一台新的直线加速器，故进行项目投资决策评估，本例主要侧重在项目的经济学指标评估。

1. 成本 - 效益分析　在本例中，首先对设备的各项成本和效益进行预估，依据是对设备的各项核心假设，包括成本投入（投资额）、收入（每日检测量，工作日，检测收费）、支出费用（运营费用，大修费用），还有使用年限。核心假设见表 8-5：

表 8-5　直线加速器的核心假设

核心假设	数值	数据来源	说明
投资额（万）	800	供应商	第一年投资期，包括设备购置、安装、调试，人员培训等费用
使用年限（年）	10	供应商	正式投入使用，设备可用 10 年
每日检测量（照射野）	160	科室估计（目标）	每日平均工作量，根据历史数据和经验
工作日	250	法定	每年按 250 个工作日计算
检测收费（每照射野）	80	物价局和卫生局定价	主管部门相关规定
耗材检修人员等运营费用（万）	100	财务	财务部门
大修费用（万）	80	供应商	设备用 5 年后需要进行一次大修

2. 静态和动态经济指标分析　该项目投资金额较大，且对医院经济的冲击较大，故在投资分析时，计算其主要的静态和动态的各项指标，投资回收期（年）为 4.64，NPV 净现值（元）为 456.48，IRR 内部收益率为 23.29%。其年经济指标变化如表 8-6。

表 8-6　直线加速器的年经济指标

年度	投资（万）	大修（万）	检测收入（万）	运营费用（万）	净现金流（万）	累积净现金流	10% 折现因子
1	800				−800	−800	0.9091
2			320	100	220	−580	0.8264
3			320	100	220	−360	0.7513
4			320	100	220	−140	0.6830
5			320	100	220	80	0.6209
6		80	320	100	140	220	0.5645
7			320	100	220	440	0.5132
8				100	220	660	0.4665
9				100	220	880	0.4241
10				100	220	1100	0.3855
11					220	1320	0.3505

二、医疗设备成本 - 效用评价案例

下面以胰岛素泵为例，介绍医疗设备成本 - 效用分析。

（一）研究背景

1 型糖尿病（T1DM）是一种自身免疫性疾病，主要发病机制是胰岛 B 细胞自身免疫炎症导致 B 细胞破坏和功能损害，胰岛素分泌绝对缺乏。目前对 T1DM 患者的标准治疗方法包括一日多次皮下胰岛素注射（MDI）以及利用胰岛素泵进行持续皮下注射给药（CSII）。MDI 要求每日至少三次在餐前注射短效胰岛素，而 CSII 通过皮下持续性注射小剂量胰岛素，能够对患者个体化地灵活调整给药速度和剂量。

糖尿病的治疗目标在于控制血糖水平，维持血糖稳定。低血糖是使用胰岛素治疗糖尿病的并发症之一，能够引起头痛甚至昏迷等不良反应，中度至重度低血糖发生时，患者需住院治疗，继而产生额外的治疗费用，并影响患者的生活质量。降低糖尿病患者发生近期和远期并发症的风险，对于改善患者健康相关生存质量是至关重要的。

系统综述和 meta 分析结果表明，CSII 的给药方式能够使患者的胰岛素水平更接近其生理状态，因此比 MDI 具有更好的血糖控制效果、更低的低血糖不良反应发生率。由于早期的设备和培训费用，CSII 的短期成本高于 MDI，但研究表明 CSII 具有更好的成本 - 效用。

（二）研究方法

本研究以美国第三方支付者为研究视角，基于美国已发表的临床研究和卫生费用数据，根据基线人口学资料、危险因素、已有并发症情况、患者健康管理情况，从 DCCT

二级干预队列中选择了两组糖尿病患者作为研究对象：成人组和儿童/青少年组。

采用 CORE 糖尿病模型比较和评价 CSII 和 MDI 治疗成人和儿童/青少年 1 型糖尿病的长期成本-效用。CORE 糖尿病模型是一个计算机模拟模型，用来预测 1 型和 2 型糖尿病治疗措施的长期临床和经济学结果。该模型基于一系列子模块，模拟糖尿病的主要并发症，每个子模块都基于 Markov 模型，采用 Monte Carlo 模拟法。本研究从已发表文献中获取糖尿病治疗的药物和并发症相关成本，根据通货膨胀率换算为 2007 年美元值。CSII 和 MDI 的年使用成本包括胰岛素泵、胰岛素制剂、耗材、血糖自我监测费用和其他门诊费用。各种健康状态的效用值/负效用值也来源于已发表的文献数据。模拟时间跨度被设定为 60 年，年贴现率设定为 3%。

既往的 meta 分析表明，CSII 能够降低 HbA1c 水平，提高 BMI 和体重，观察性研究结果表明 CSII 能够降低低血糖发生率，本研究假设与 MDI 相比，CSII 能够使低血糖发生率降低 50%，并对此假设进行了敏感性分析。本研究的其他敏感性分析还包括：对成人组和青少年组 HbA1c 治疗效果的敏感性分析；CSII 和 MDI 导致低血糖发生率的敏感性分析；重度低血糖治疗成本的敏感性分析；以及贴现率、胰岛素泵更换频率和患者对发生低血糖事件的担忧的敏感性分析。

用非参数重复抽样方法来评价本研究中成本-效用值和临床结果估计值的不确定性。CORE 糖尿病模型中所有的率都是先用一级 Monte Carlo 模拟法抽样得到每个参数的点估计值，然后再用于二级 Monte Carlo 模拟法。对每一个参数进行重复抽样方法，并最终得到平均增量成本和效用值的联合分布，进而得到成本-效用可接受曲线和散点图。

（三）研究结果

1. 美国成人 1 型糖尿病患者 相比 MDI，CSII 治疗 1 型糖尿病能够提高 0.987 年的预期寿命，1.061 年的质量调整寿命年（按贴现率调整后）。在不良反应发生率方面，CSII 比 MDI 具有更好的血糖控制效果，能够降低糖尿病患者严重并发症的发生率，在 60 年模拟期内，CSII 使糖尿病视网膜病变的累计发生率降低 29%（相对危险度 RR 0.71），NNT 值为 9，也就是说使用 CSII 仅需要治疗 9 名患者就可以避免 1 例糖尿病视网膜病变的发生；CSII 使终末期肾病的累计发生率降低 20%（相对危险度 RR 0.80），使神经病变死亡的累计发生率降低 22%（相对危险度 RR 0.78），终末期肾病和神经病变死亡的 NNT 分别为 19 和 21。此外 CSII 使周围血管疾病的累计发生率降低 16%（相对危险度 RR 0.84），NNT 为 41。

从成本和成本收益角度，使用 CSII 和 MDI 治疗 1 型糖尿病的终生直接医疗成本分别为（204 192±2950）美元和（186 170±3159）美元，CSII 的增量成本为 18 023 美元，即每获得一个寿命年需花费成本 18 268 美元，每获得一个质量调整寿命需花费成本 16 992 美元。将重复抽样模拟数据制作成散点图，并根据支付意愿用可接受曲线来评估成本-效益值，支付意愿设定为 50 000 美元/QALY，结果表明使用 CSII 治疗 1 型糖尿病 100%的时间具有成本-效益。

在总的直接医疗成本中，治疗成本是最主要的部分，CSII 治疗组的平均终生治疗成本是 103 386 美元，MDI 组是 69 247 美元，而 CSII 组的并发症和其他管理成本比 MDI 组低 16 117 美元（分别为 100 806 和 116 923 美元）。因此，即使考虑到生存悖论（即使用 CSII 治疗的患者比使用 MDI 的患者寿命更长，也因此有更多发生并发症的可能和相应更高的成本花费），使用 CSII 增加的治疗成本花费也可以被减少的糖尿病并发症成本花费部分抵消。

本研究对 HbA1c、低血糖发生率、对发生低血糖事件的担忧、重度低血糖的治疗成本和 4 年胰岛素泵寿命的变化进行了敏感性分析。将 HbA1c 改善率从 1.2% 调整为 0.95% 和 0.51%，则增量成本 - 效益比为 21 493 美元和 39 384 美元。近年来发表的文献报道 CSII 治疗的低血糖发生率比 MDI 低 50%~74%，本研究令两组低血糖发生率相同时，每个 QALY 获得的增量成本 - 效益比为 27 721 美元，将 CSII 治疗组的低血糖发生率降低 75% 时，每个 QALY 获得的增量成本 - 效益比为 11 189 美元。添加对发生低血糖事件担忧的负效用值，则增量成本 - 效益比为 11 647 美元。改变重度低血糖治疗成本，增量成本 - 效益比为 23 225 美元。每 4 年更换一次胰岛素泵，则每个 QALY 获得的增量成本 - 效益比为 26 230 美元。

2. 探索性分析　对于美国儿童 / 青少年 1 型糖尿病患者，相比 MDI，CSII 能够提高 0.695 年的预期寿命，0.799 年的质量调整寿命年（按贴现率调整后）。在不良反应发生率方面，在 60 年模拟期内，CSII 使糖尿病视网膜病变的累计发生率降低 21%（相对危险度 RR 0.79），NNT 值为 18，也就是说使用 CSII 仅需要治疗 18 名患者就可以避免 1 例糖尿病视网膜病变的发生；CSII 使终末期肾病的累计发生率降低 15%（相对危险度 RR 0.85），使神经病变死亡的累计发生率降低 18%（相对危险度 RR 0.82），终末期肾病和神经病变死亡的 NNT 分别为 24 和 27。此外 CSII 使周围血管疾病的累计发生率降低 13%（相对危险度 RR 0.87），NNT 为 78。

从成本和成本收益角度，对于成人来说，使用 CSII 和 MDI 治疗 1 型糖尿病的终生直接医疗成本分别为（212 597 ± 2915）美元和（190 862 ± 2891）美元，CSII 的增量成本为 21 734 美元，经换算，即每获得一个寿命年需花费成本 31 259 美元；每获得一个质量调整寿命需花费成本 27 195 美元。将重复抽样模拟数据制作成散点图，并根据支付意愿用可接受曲线来评估成本 - 效益值，支付意愿设定为 50 000 美元 /QALY，结果表明使用 CSII 治疗 1 型糖尿病 93.8% 的时间具有成本 - 效益。

在总的直接医疗成本中，治疗成本是最主要的部分，CSII 治疗组的平均终生治疗成本是 109 440 美元，MDI 组是 71 804 美元，而 CSII 组的并发症和其他管理成本比 MDI 组低 15 901 美元（分别为 103 157 美元和 119 058 美元）。因此，同样地，即使考虑到生存悖论，使用 CSII 增加的治疗成本花费也可以被减少的糖尿病并发症成本花费部分抵消。

本研究对 HbA1c、低血糖发生率、对发生低血糖事件的担忧、重度低血糖的治疗成本和 4 年胰岛素泵寿命的变化进行了敏感性分析，将 HbA1c 改善率从 –0.9% 调整为 –1.125% 和 –0.675%，则每个 QALY 的增量成本 - 效益比为 20 997 美元和 37 326 美元。

近年来发表的文献报道 CSII 治疗的低血糖发生率比 MDI 低 50%~74%，为验证其不确定性，假设两组低血糖发生率相同时，每个 QALY 获得的增量成本 - 效益比为 45 595 美元；假设 CSII 治疗组的低血糖发生率可降低 75% 时，每个 QALY 获得的增量成本 - 效益比为 17 673 美元。添加对发生低血糖事件担忧的负效用值，则增量成本 - 效益比为 19 300 美元。改变重度低血糖治疗成本，增量成本 - 效益比为 23 225 美元。更换胰岛素泵的频率从 7 年一次改为 4 年一次，则每个 QALY 获得的增量成本 - 效益比为 40 652 美元，表明即使胰岛素泵的更换更为频繁，CSII 治疗美国儿童 / 青少年 1 型糖尿病患者仍然具有成本 - 效益。

本研究首次对 CSII 和 MDI 治疗成人和儿童 / 青少年 1 型糖尿病患者进行了成本 - 效用分析，研究结果表明 CSII 能够降低成人和儿童 / 青少年 1 型糖尿病患者的死亡率和发病率，并且是一种具有成本 - 效益的医疗措施。

三、植入性医疗器械卫生经济学评价案例

（一）药物洗脱支架 A 与 B 治疗单支单处冠状动脉病变

1. 研究背景　我国心血管病患病率及死亡率处于持续上升阶段，我国居民的首位死因为心血管病，占居民疾病死亡构成的 40% 以上，主要由于缺血性心脏病死亡上升所致。2013 年估计全国有心血管病患者 2.9 亿，心肌梗死患者 250 万。2013 年东风 - 同济队列第一次随访调查对象自我报告冠心病的患病率是 16.7%，心肌梗死的患病率是 3.4%。冠心病死亡率从 2010 年的 155.58/10 万上升到 2014 年的 212.87/10 万。2002 年到 2014 年急性心肌梗死（AMI）死亡率总体呈上升态势，从 2005 年开始呈快速上升趋势，2014 年达到 123.92/10 万。

我国心血管病危险因素流行趋势明显，急性心肌梗死患者的心血管病危险因素中，吸烟、超重 / 肥胖和高血压位居前三，导致心血管病的发病人数持续增加，而今后 10 年心血管病患病人数仍将快速增长。

冠心病的主要治疗方式是血运重建，治疗方法包括早期单药物治疗、20 世纪 60 年代诞生的冠状动脉旁路移植术（CABG）和 20 世纪 70 年代诞生的经皮冠状动脉介入治疗（PCI）等，目前血运重建的主要方式是 PCI，支架是影响 PCI 治疗效果的主要因素之一。PCI 发展以 1977 年冠状动脉球囊成形术为开端，1986 年金属裸支架（BMS）取代单纯球囊扩张，使冠心病介入治疗术后再狭窄率由 40%~50% 降至 20%~30%，但也带来支架内再狭窄的新问题。随后发展的药物洗脱支架（DES）不仅能有效抑制 PCI 术后血管壁的弹性回缩，而且显著抑制血管平滑肌细胞及新生内膜的过度增殖，从而显著降低了 PCI 术后再狭窄率。

2. 研究方法

（1）回顾性资料收集方法：本研究采用回顾性资料收集方法，收集根据 TARGET

Ⅰ临床试验的结果构建 1 年决策树模型，拟合临床转归的健康效果，采用回顾性调查获取成本数据，基于社会的视角进行成本 - 效果分析，从支付方（医保基金）的角度收集与分析数据。同时对结果进行敏感度分析。

（2）数据来源和样本情况：本研究的数据主要源于临床试验 TARGET Ⅰ、回顾性调查。

临床疗效数据源自于 A 支架的临床试验 TARGET Ⅰ。该试验是一个基于多中心的前瞻性随机对照试验，样本为单支单处冠脉病变患者，干预组为 A 支架组，对照组为 B 支架组。两组样本有严格的入选和排除标准，最终干预组有效样本量为 227 例，对照组有效样本量为 231 例，详见 Gao RL 等发表的文献。

成本数据源自于回顾性调查。本研究通过在参加 TARGET Ⅰ 试验的各医院调取相应的病例资料，收集了植入 A 支架的 80 名患者和植入 B 支架 81 名患者的信息，包括一般情况（如年龄、性别）和成本相关信息（如支架个数、住院天数、检查费、治疗费、手术费、药品费、手术材料费等）。

（3）研究方法：本研究采用决策树分析模型（TreeAge 软件），分析 PCI 术后 1 个月、6 个月及 12 个月可能产生的死亡、心肌梗死、血运重建、无不良状态等关键事件，对 A 支架与 B 支架进行了成本 - 效果分析、增量成本 - 效果分析及敏感性分析，见图 8-7。

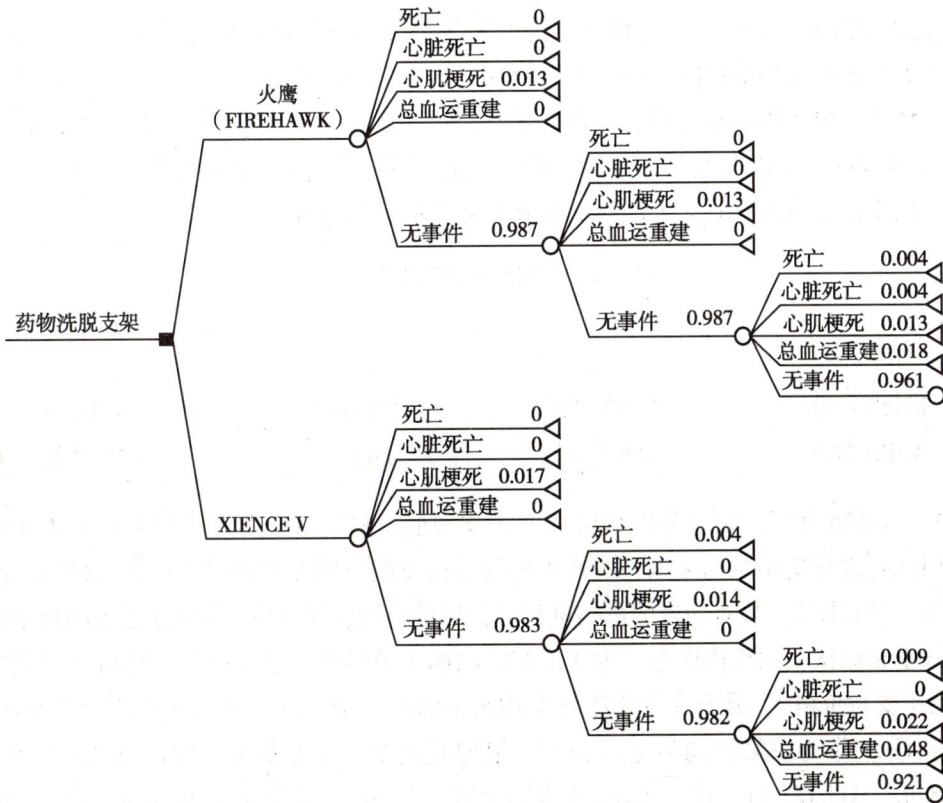

图 8-7　决策树模型（部分）

选择 1 年决策树模型的原因是：①多项研究和专家访谈表明，冠心病患者接受介入治疗之后，随后发生的与支架有关的心脏病危险事件绝大多数发生在 6 个月内，因此与 Markov 模型比较，决策树模型可以更好地反映药物洗脱支架的真实临床效果；②TARGET Ⅰ试验的主要的临床指标（心肌梗死、血运重建、死亡等）符合决策树模型的假设，并且所需的转化概率也能够从该试验 1 个月、6 个月和 12 个月的临床研究结果中获得；③血运重建、心肌梗死等关键事件的效用值也有相应的试验与专门的研究进行测量，心肌梗死、血运重建、无不良事件的生命质量权重分别为 0.80、0.79 和 0.85。最终的结果产出指标为质量调整生命年（QALY）。

3. 研究结果

（1）一般情况：干预组（A）与对照组（B）的两组研究对象在年龄、性别、高血压等各种危险因素的分布差异无统计学意义，故两组具有可比性。

（2）成本 - 效果分析

1）同等价格时的成本 - 效果分析：本研究启动时，A 支架尚未有明确的价格，故本研究假定其价格与 B 支架临床试验时的支架价格完全相同（20 212 元）。A 组的人均医疗费用为 46 392 元，B 组则为 47 975 元。

结果显示，手术后及 1 年随访过程中，A 组比 B 组具有绝对的成本 - 效果优势（表8-7）：从效果上看，A 组可获得 0.843 72 个 QALY，而 B 组则为 0.833 78 个 QALY，接受 A 支架的患者 1 年内比接受 B 支架的患者多获得 0.01 个 QALY（即 3.6 天）；而从成本上来看，A 组人均消耗医疗费用 46 392 元，B 组人均医药费用为 47 975 元，接受 A 支架的患者 1 年内比接受 B 支架的患者少支付 1583 元。如果计算每获得 1 个 QALY 的成本，A 组为 54 985 元，B 组为 57 539 元，两者相差 2554 元。需要说明的是，由于不存在效果好、成本高的状况，故无须进行增量成本 - 效果比（ICER）分析。

表 8-7　A 组与 B 组的成本 - 效果

支架	成本（元）	效果（QALY）	成本 - 效果比值（成本 / 效果）
干预组（A）	46 392.18	0.843 72	54985.28
对照组（B）	47 975.03	0.833 78	57539.20

2）敏感度分析：以上分析结果基于 A 支架的价格与 B 支架相同的假设。由于各省对医用耗材进行集中招标采购，国产支架与进口支架分别在不同层次组进行招标，两者中标价格差异较大。故对两者的价格进行调整后进行敏感度分析，并观察结果的稳定性。

基于临床试验的价格调整。现实决策需明确决策阈值：多获得 1 个 QALY 的最高成本（意愿支付价格）。由于我国没有制订明确的阈值，本研究采用世界卫生组织推荐标准，以 3 倍 GDP 作为决策的阈值进行分析。根据我国统计年鉴数据，2013 年人均 GDP 为 41 908 元，意味着，对于社会而言，只要每获得 1 个 QALY 的增量成本不高于 125 724 元，就可以考虑此类干预。

这里将临床试验时 B 支架的价格作为基础，比较 A 支架的价格在相同、上调 10%、上调 20% 时，与 B 支架的成本 - 效果。结果显示，上涨 10% 后，A 支架仍具有一定的成本 - 效果，但是上涨 20% 后 B 架将更具有优势（表 8-8）。图 8-8 同时显示：在临床试验时期 B 支架价格的基础上，如果 A 支架的价格不高于 23045 元（B 支架价格的 114%），就比 B 支架更具有成本 - 效果（图 8-8）。

表 8-8　单因素敏感度分析：基于临床试验价格调整

假设的 A 支架价格	模拟 1 年后 ICERs（元 /QALY）
相同价格（20 212 元）	–159 277.84
110%B 支架价格（22 233 元）	44 114.99
120%B 支架价格（24 255 元）	247 507.81

基于集中招标采购价格调整。近年来，各省市都大多进行了集中招标采购，B 支架的价格呈现下降趋势。为反映现实世界价格，本研究又以 B 支架当前招标价格（16 000 元和 13 800 元）作为基准，调整 A 支架价格，看结果的稳定性。分析显示，当每个 B 支架价格为 16 000 元时，只要 A 支架的价格不高于 17 583 元（B 支架价格的 110%），就将比 B 支架更具有成本 - 效果；而当 B 支架价格为 13 800 元时，只要 A 支架价格不高于 14 770 元（B 支架价格的 107%），就将比 B 支架更具有成本 - 效果。

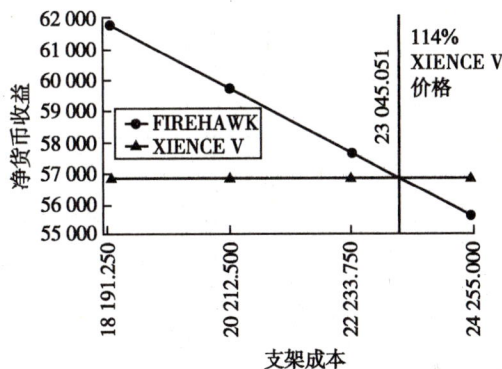

图 8-8　单因素敏感度分析：基于临床试验价格调整

（3）结果小结：本研究利用已经发表的临床试验数据，结合国内成本数据，构建 1 年决策树模型，从支付方角度，对 A 和 B 冠状动脉支架进行了成本 - 效果分析。

结果显示，当采用同等价格时，A 支架比 B 支架具有更好的效果（多获得 0.01 个 QALY），更低的人均医药费用（少支付 1583 元）。单因素敏感度分析的结果显示，以 3 倍我国人均国内生产总值（GDP）作为决策阈值，在 B 的价格为 13 800 元时，A 支架价格只要不高于 14 770 元（B 支架价格的 107%），就比它更有成本 - 效果。

4. 结论　本研究证实，国产 A 支架在治疗冠状动脉单支单处病变时，比 B 支架更具有成本 - 效果，可替代进口支架，建议在集中招标采购、医保支付政策制定等决策中予以关注。

（二）预防腹部手术部位感染使用的抗菌缝线

1. 研究背景　手术部位感染是外科患者常见的院内感染，对患者个人、家庭及社会均造成了沉重的负担。手术部位感染（surgical site infections，SSI）是外科患者常见的院内感染，包括浅表切口感染、深部切口感染、器官腔隙感染。在国内，SSI的发生率近7.0%，占医院获得性感染的7.8%，居医院感染发生率的第3位；按术式划分，SSI发生率较高的术式为结直肠手术（12.3%~23.7%）、胃肠手术（3.9%~15.5%）、泌尿手术（12.2%）。国内外研究均显示，SSI主要发生在浅表切口感染；在中国，浅表切口感染的比例在全部SSI中更是高达73.7%；SSI不仅会导致手术失败，增加患者痛苦，加重其经济负担（最高达4万欧元/人），延长住院时间，且死亡率和再次住院率明显高于未感染者（图8-9，图8-10）。

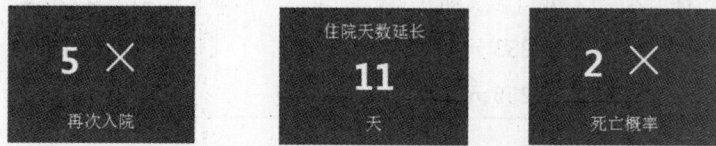

图8-9 发生SSI的患者所面临的风险

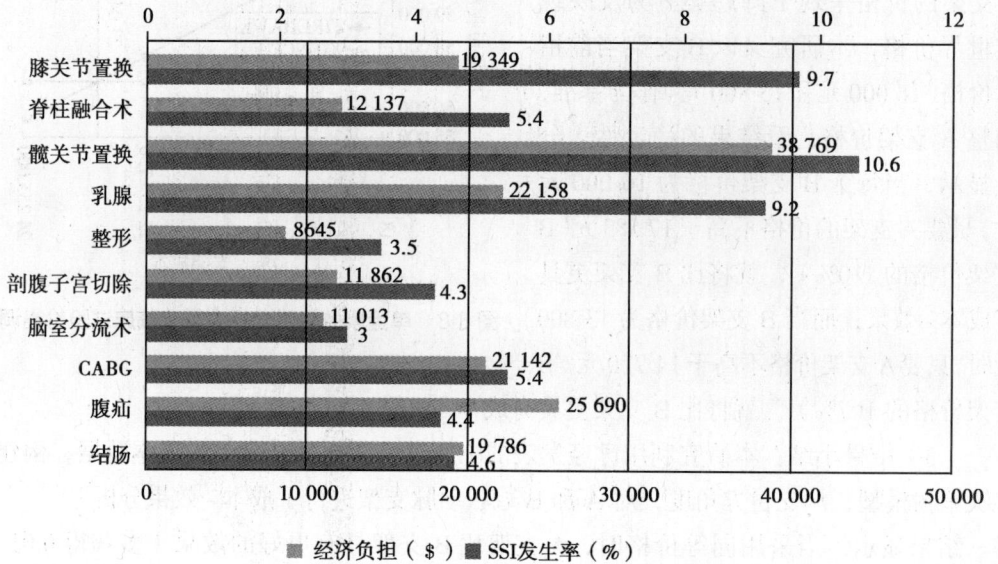

图8-10 SSI延长住院天数和增加住院总费用

SSI的发生受多种风险因素的影响，是一个相当复杂的相互作用的过程。风险因素分为可控因素和不可控因素：

（1）可控因素：内生细菌；外生细菌（可能来源于手术人员、手术工具、手术室环境等）；缝线上的细菌定植；

（2）不可控因素：患者自身合并症（如糖尿病、吸烟、肥胖等）；伤口在手术之前已被污染。

虽然外科医护人员在预防外科手术部位的细菌污染中已经做了大量工作，但仍没有任何一种措施能在术中并且在手术部位来防止细菌污染。传统缝线作为医疗植入物，植入体内后可能会被细菌定植，并沿缝线繁衍以至于散播到周围组织中，并最终可能导致感染的发生。为此，含抗菌剂（三氯生）抗菌缝线（PLUS 系列缝线，以下简称抗菌缝线）针对降低 SSI 的组合措施的需求而诞生，其使用可极大地弥补这一不足，应用于所有人体组织层次的伤口关闭，以抑制细菌在缝线上的定植。

PLUS 系列缝线是世界上第一种具有抗菌功能的缝线，为人工合成的编织可吸收缝线，其表面涂层含有三氯生，三氯生作为有效的广谱抗菌介质（非抗生素，无耐药性），能够有效抑制和 SSI 相关的六种最常见的病原体细菌（金黄色葡萄球菌、表皮葡萄球菌、耐甲氧西林金黄色葡萄球菌、耐甲氧西林表皮葡萄球菌、大肠菌、克雷伯肺炎杆菌）。

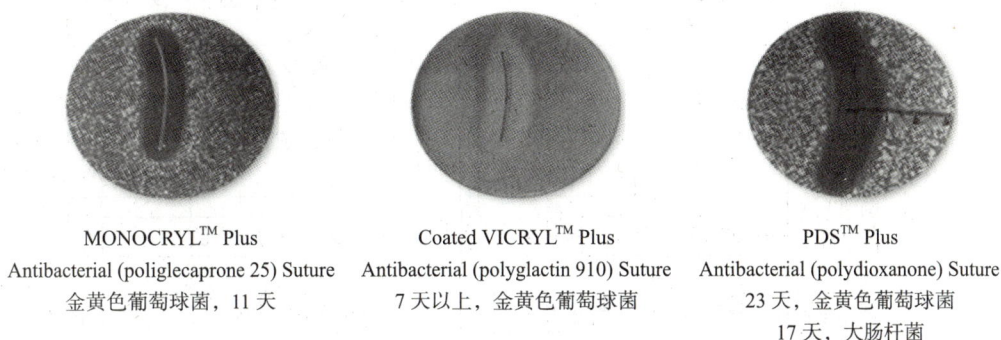

MONOCRYL™ Plus
Antibacterial (poliglecaprone 25) Suture
金黄色葡萄球菌，11 天

Coated VICRYL™ Plus
Antibacterial (polyglactin 910) Suture
7 天以上，金黄色葡萄球菌

PDS™ Plus
Antibacterial (polydioxanone) Suture
23 天，金黄色葡萄球菌
17 天，大肠杆菌

图 8-11　涂有三氯生的缝线在离体状态下抑制细菌在缝线上的定植情况比较

同时，来自南京鼓楼医院的一项研究显示，对 17 个符合遴选标准的国内外随机对照临床试验（RCT）进行系统回顾和荟萃分析后，发现在 3720 个病例中，三氯生涂层缝线（Vicryl PLUS）相较传统缝线呈现出显著的优势，降低 SSI 发生率达 30%（$P<0.0001$）。

2. 研究方法　成本 - 效果分析法（cost-effectiveness analysis），抗菌缝线在抑制部分感染方面的临床效果已被证实，但并未出现经济学方面的研究结果。并且由于不同手术类型的手术感染率，抗菌缝线的抑菌效果等数据不够明确，且抗菌缝线费用相对传统缝线更高，因此针对该类重要指标及其相应费用情况进行抗菌缝线经济学价值的评价非常必要。该研究应用 TreeAge 软件设计出决策分析模型，以分别从医院、医保及社会角度评价抗菌缝线在腹部手术中的成本 - 效果。在敏感性分析中，SSI 的感染率设为 5%~20%，抗菌缝线的价格设为 \$5~25 每英尺，其抑菌的效果设为 5%~50%。从医院角度，包括缝线费用和病床损失机会成本；从社会角度：包括直接成本（住院费用和治疗费用）和间接成本（误工或死亡产生的生产力损失）；从医保支付方角度，包括住院费用和治疗费用（包括缝线费用）（图 8-12）。

3. 研究结果　当 SSI 感染率达到 15% 时，随着含抗菌剂（三氯生）缝线抑菌效果的变化，使用该缝线会为医院、医保支付方和社会分别带来 4109~13 975 美元、4133~14 297 美元、40 127~53 244 美元的节余。当 SSI 感染率不大于 5% 且含抗菌剂（三氯生）缝线抑菌效果不大于 10% 时，使用该缝线则不会带来医院（+\$1626）和医保支付（+\$1071）的费用节余，

接受关腹手术的患者

```
┌─────────────────────────────┐
│          决策分析            │
│  使用含抗菌剂（三氯生）缝线  │
│             或               │
│      使用传统缝线            │
└─────────────────────────────┘
```

否 ─── 患者发生了手术部位感染（SSI）吗？ ─── 是

| 没有 SSI 相关费用 | | 浅表感染 ←── SSI 的类型 ──→ 深层感染 |

SSI 的严重性　　　　　　　　　　　　　SSI 的严重性

| 轻微
患者服用口服抗生素 | 严重
患者需要静脉注射抗生素或接受治疗手术 | 轻微
患者需要静脉注射抗生素或接受治疗手术 | 严重
患者需要静脉注射抗生素和接受复杂的治疗手术 |

患者死亡了吗？　　　　　　　　　　　　患者死亡了吗？

患者存活 ←否　是→ 患者死亡　　　　患者存活 ←否　是→ 患者死亡

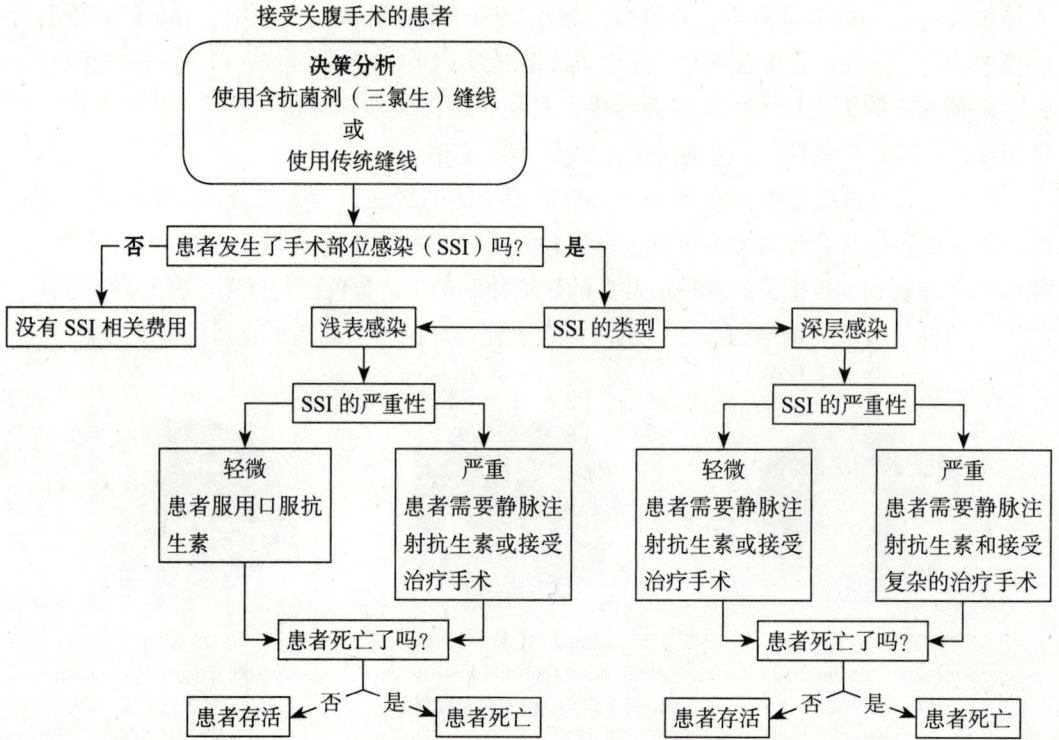

图 8-12　抗菌缝线的决策分析模型

但从社会角度，即使感染率和抑菌效果都不大于 5%，使用抗菌缝线都会节省医疗费用支出。因此，当 SSI 感染率不小于 10%，并且抑菌效果大于 10% 时，相对于传统缝线，使用含抗菌剂（三氯生）缝线会为医院、医保支付方和社会节省大量的医疗费用支持（图 8-13）。

（三）窦房结功能障碍症中使用双腔起搏器与心室起搏器

1. 研究背景　在窦房结功能障碍中，相比单室起搏器，双腔起搏器可以保持房室同步，更好地维持生理功能，虽然在大型的人群随机试验中并没有发现双腔起搏器能增加存活率，但是确实能减少心房颤动、起搏器综合征和心衰等不良反应的发生，以及改善患者的生存质量。鉴于治疗花费双腔起搏器高于单室起搏器，与双腔起搏器增加的成本来比，这些结果的改善是否有更高的性价比？本研究基于一个大型的随机试验，从卫生经济学角度考虑，通过进行成本评估、生存质量、成本 - 效果分析来回答这个问题。

2. 研究方法　募集到 2010 名窦房结功能障碍患者，随机分为两组，分别植入单室起搏器和双腔起搏器，随访 4 年。利用随访数据，分析双腔起搏器与单室起搏器相比的效益增量，使用 Markov 模型来校准随机试验前五年的数据，预估这些患者的生存期。通过重复 1000 次靴值分析和多重敏感性分析来评估结论的稳定性。

（1）研究样本

1）窦房结功能障碍试验的入选条件为：患有窦房结功能障碍；窦性心律；签署了知

使用 TCS 降低 SSI	术式的 SSI 发生率			
比例 %	5%	10%	15%	20%
医院方面				
5	18 870	1625	−4019	−6689
10	1626	−6685	−9497	−11 059
15	−3750	−9555	−11 515	−12 378
25	−8560	−11 650	−12 936	−13 494
50	−11 784	−13 529	−13 975	−14 309
第三方支付者方面				
5	17 687	1280	−4133	−7198
10	1071	−6879	−9750	−11 242
15	−4474	−9821	−11 652	−12 683
25	−8773	−12 035	−13 170	−13 730
50	−12 036	−13 740	−14 297	−14 577
社会方面				
5	−23 519	−38 198	−40 127	−46 847
10	−46 779	−46 207	−50 187	−52 187
15	−47 291	−49 151	−51 724	−52 382
25	−47 303	−50 902	−52 424	−53 698
50	−51 759	−53 160	−53 244	−54 704

（单位：美元 $）

图 8-13　使用抗菌缝线所节省的费用实例

情同意（年龄中位数是 74 岁，48% 为女性）。

2）排除条件为：患有严重的疾病；简易智力检查量表（mini–mental state examination）得分小于 17 分；植入中发生心衰的。患者被随机分组到植入双腔起搏器（DDDR，1014 名）或右心室起搏器（VVIR，996 名）。经过 4 年，有 19.4% 的 VVIR 组患者由于严重的起搏器综合征重新安装了 DDDR，以下用"交叉"（crossover）表示。

（2）成本：成本主要基于前瞻性试验中收集的医疗保健资源利用的数据进行测算，包括起搏器植入的直接费用（硬件耗材费用、住院费用、医护诊疗费用）、随访门诊费用（急诊费用、临时门诊费用、试验定期随访费用的 50%）、药物费用、心血管意外事件（如心房颤动、心衰、卒中）引起的再入院治疗费用。没有收集时间成本和现金花费，因为与预期的医疗保健费用相比可以忽略不计。生产力损失成本也没有考虑在内。尽管双腔起搏器和单室起搏器实际医疗保健花费有很大不同，但医院给予他们补贴数额是一样的。从社会学的视角来看，本研究沿用了最佳的定义。由于试验采用盲法设计，且假设在实际生活中，VVIR 组的患者如果发生严重的起搏器综合征的，将要置换为新的 DDDR 起搏器，这时候也需要心房引线，故对所有患者都留了 2 根引线。考虑到专家意见和相关文献，安装 DDDR 的更换期为 8 年，VVIR 更换期为 11 年。收集住院费用、诊断关联群（DRG）的数据，其他类型诊断数据被有经验的医生都归类到 DRG，花费统一换算为 2011 年的美元。

（3）死亡和临床事件：4 年的随访期间，DDDR 组患者的临床结果都好于 VVIR 组，其中心房颤动（校正后的危害比 adjusted HR=0.77，$P<0.01$）、因心脏病入院（adjusted HR= 0.73，$P<0.02$）两项差异具有统计学意义，卒中（adjusted HR=0.81; 95%CI, 0.54~1.23）、死亡（0.95；95%CI, 0.78~1.16）的差异无统计学意义。

（4）健康相关生命质量：在基线募集后的每年第 3 个月和第 12 个月通过电话进行标准程序询问，获得患者主观满意和期望的健康寿命。

（5）成本 - 效果分析：成本 - 效果分析通过预先和前瞻设计好的方法，由美国健康中心提供专项经费进行评估。试验阶段的成本 - 效果分析是通过使用 4 年的试验随访数据（随访时间中位数为 33 个月，最长的 65 个月，有 424 名患者随访超过 4 年），用生存分析估计每年的特定花费和效用，加乘后得到生存调整后的成本和效用。试验结束后的成本 - 效果估计使用 Markov 模型来评估存活患者接下来的成本和和质量调整寿命年期望值，采用随机试验中的发病密度分析来估算总死亡率和其他结果的发生率以及患者的交叉情况，通过回归模型估算失访者的成本和生活质量。

Markov 模型通过患者植入起搏器的类型以及患者非致命性心血管病史（心房颤动、新发心衰、卒中）将他们进行分类。然后在试验期间每年都计算在某些特定的健康状况下实际患者的比例，用来调整模型中参数的选择。

将绝对实际生存年校准到 1% 以内，通过选择实验随访年的组合来实现 5 年试验中事件的发生率。试验结束后通过校准的模型来预测成本和效益。尽管 DDDR 组致命事件减少、生活质量改善，但两组的总死亡率的模型在试验期间和试验后都很相似。

通过多元线性回归模型来计算特定年度的成本和效用，包括的自变量有：最初的起搏方式、加入试验的时间（第 1 年或第 2~5 年）、前一年的交叉情况、制订年的交叉情况、1 个或多个较早期的非致命事件、这一年间的死亡数。

（6）基线、不确定性和敏感性分析：使用前 4 年试验中随访超过 4 年的 424 名患者的数据来进行基线的成本 - 效果分析。使用 Markov 模型预测试验结束后随访的成本、预期寿命、存活者的生活质量，所有成本和生命年数按照 3% 计算每年折扣。采用靴值分析方法检查结果的稳定性。基于试验中观察到的事件和原始的为每个靴值分析抽样校准的 Markov 模型对长期生存率和每个幸存患者的成本进行估计。本研究对折扣率、植入成本、发生器重置成本、对生活质量或交叉情况的历史影响、起搏方式对于生活质量的影响、死亡率以及年龄进行单向单纯敏感性分析。

（7）统计学分析：使用 Kaplan-Meier 方法计算累积事件发生率。计算前 4 年的绝对差异和 95% 的置信区间。所有统计分析，包括多重线性回归分析模型都为 Markov 模型提供计算成本和效用。采用 SAS 软件进行靴值分析。采用医疗保健 DATA3.5 分析

Markov 模型、项目未来成本和质量调整预期寿命，以及敏感性分析。

3. 研究结果　前 4 年：实际试验数据，DDDR 组患者累计花费 \$27 441，VVIR 组患者累计花费 \$26 760，DDDR 组患者累计无折扣质量调整年（高 0.0131）和有折扣的质量调整年（高 0.0129）略高但无显著性。两组主要是体现在生存质量的差异，存活率差异不大。

对试验中的结果进行详细分析表明，虽然 DDDR 组患者发生非致命事件的概率较低，但发生一次非致命事件之后的死亡率和发生第二次非致命事件之后的病例死亡率比 VVIR 组轻微升高。因此，双腔起搏器没有净死亡率优势，对此解释是这两种效果的抵消。在绝对折扣差异的基础上，DDDR 组在 4 年之后，每额外获得 1 个质量调整预期寿命年需要增加的成本为 \$53 000。

（1）预计的终身成本、效果和成本 - 效果：在开始的 4 年里，DDDR 起搏器表现出很多优点，即使他不能延长寿命，但我们也期待他能够提高长期生活质量。我们使用试验中 4 年观察和收集到的数据，使用 Markov 模型来预测每位患者在剩余的预期寿命时间花费的成本和结果。我们估计了一位 74 岁（研究中年龄中位数）的 DDDR 组患者，折扣后的终身花费为 \$59 104，无折扣的质量调整年寿命预期为 7.64 年，折扣预期为 6.49 年。通过对比，我们预计 VVIR 患者将累计花费 \$58 160，质量调整年、无折扣寿命预期为 7.47 年，折扣后为 6.35 年。增量成本是 \$944，双腔起搏器患者额外获得的质量调整预期寿命为 0.14 年，每额外获得 1 个质量调整预期寿命年需要增加的成本约为 \$6800。

（2）不确定度分析

1）靴值分析中，在 15.9% 的模拟中 DDDR 组省钱并延长了质量调整预期寿命，在 73.4% 的模拟中花费较多但获得了较好的生命质量调整预期寿命。当成本 - 效果比率阈值为 \$50 000/QALYs 时，双腔起搏器在 91.9% 的模拟中具有成本 - 效益，阈值为 \$100 000/QALYs 时，在 93.2% 的模拟中具有成本 - 效益。

2）Markov 模型分析中，将前 4 年的数据用被观察的数据替代，增量成本 - 效果比率仅轻微增加，为 \$12 200/QALYs，按照 5% 每年的折扣比率，为 \$14000/QALYs，如果不计算折扣会降到 \$7600/QALYs。按照 3% 的折扣，即使 DDDR 植入成本高达 \$13500，但该比率仍能小于 \$50 000，尽管如果 DDDR 的植入成本小于 \$10 400，将会节约成本和延长期望寿命。如果 VVIR 植入成本大于 \$9400，DDDR 将会节省成本。

如果 DDDR 发生器必须每 6 年而不是 8 年更换的话，成本 - 效果比率将会升高到 \$39 000/QALYs。即使 DDDR 发生器置换成本升高到 \$10 000，该比率仍小于 \$30 000/QALYs。VVIR 发生器置换成本在合理范围内时，对成本 - 效果的影响不大。

本研究假设，在前 4 年的数据基础上，这期间有一开始植入 VVIR 的患者后来又改为植入 DDDR，显然这比一开始就直接植入 DDDR 花费更多，如果这种差异被排除，成本 - 效果比率将小于 \$30 000/QALYs。如果交叉组比例不是假定的 10%，而是用观察到的 19.4% 替代的话，成本 - 效果比率将上升到 \$49 000/QALYs。

在 4 年的随机对照试验随访中，没有不良事件发生的患者中，相对于 VVIR 组，DDDR 组在生活质量上有轻微的非显著性的逐年递减。对于从 VVIR 组转到 DDDR 组的患者，效用值低于一开始就植入 DDDR 的患者。假定起搏器本身没有对生命质量有影响，DDDR 的成本 - 效果比率为 $18 000/QALYs。

3）敏感性分析中，假定 DDDR 和 VVIR 的死亡率相同，发生心脏不良事件的条件下，DDDR 的成本 - 效果比率为 $9700/QALYs。

在这些假定下，DDDR 患者预计提高 0.13 年预期寿命，成本 - 效果比率约为 $11 000/QALYs。假定 DDDR 和 VVIR 的不同仅存在于这 4 年试验中的非致命事件的减少，DDDR 的成本 - 效果比率为 $3200/QALYs。另一方面，如果仅使用原始死亡率，而不考虑任何生活质量的提高，DDDR 患者预计仅提高 0.002 年预期寿命，成本 - 效果比率增加到 $334 000/QALYs。

（杨　海）

思考题

1. 为什么要进行医疗器械的经济学分析与评价？
2. 医疗器械经济学评价的基本步骤有哪些？
3. 医疗器械经济学评价可用哪些方法？
4. 试述成本 - 效益分析、成本 - 效果分析和成本 - 效用分析三种评价方法的联系和区别。

第九章

服务体系评价

医疗器械作为一种商品，符合通用商品服务评价的范畴。

作为一种医疗技术，它又具有特殊的服务特点和属性。本章从商品服务的通用评价入手，结合医疗器械的服务评价特点，详细介绍了医疗器械评价体系的总体框架，对医疗器械服务提供商、产品及客户三大层面共计23项指标进行定义解读，并介绍了售后服务的具体评价方法和实例。希望通过本章的阅读与学习，可以对医疗器械服务体系的特点、框架与构成形成全局性的了解与认识，知晓常用的评价方法，并能熟练掌握至少一项评价方法，具备书写服务体系评价方案或架构评价模型的能力。

第一节　医疗器械服务评价的意义和内容

一、商品服务的通用评价

（一）相关概念

构成商品售后服务评价体系的基本要素，包括评价原则、评价指标和评价方法等方面的内容。

1. 服务（service）　服务是指服务提供者与顾客接触过程中所产生的一系列活动的过程及其结果，其结果通常是无形的。在本文中可理解为：服务是在对顾客提供的有形产品或无形产品上所完成的，为使顾客满意或得到良好感知的活动。服务包含"售前、售中、售后"，在市场经济竞争中，"售后服务"占服务的比重为 60%~85%。

2. 售后服务（after-sales service）　售后服务是指向顾客售出商品或从顾客接受无形产品开始，所提供的有偿或无偿的服务。售后服务包括但不局限于以下方面：

（1）随合同签订而提供的活动：例如测量、规划、咨询、策划、设计等。

（2）在商品售出到投入正常使用期间所涉及的活动：例如送货、安装、技术咨询与培训等。

（3）商品质量涉及的活动：例如退换、召回、维修、维护保养、检测、配件供应等。

（4）以获得顾客反馈或维系顾客关系而开展的活动：例如满意度调查、顾客联谊、商品使用情况跟踪等。

（5）以商品为基础，为顾客提供相关信息的活动：例如商品使用知识宣传、商品或服务文化宣传、网站或短信传递服务、新品推荐等。

（6）在有形产品或设施基础上提供文化理念或相关服务的活动：例如景区、餐饮、酒店、商场的服务。

由此可见，本文提出的"售后服务"是广义概念，"评价"是结合规划、体系、资源、特性、数量、时间和活动、过程、效果等进行的判断，所以对"售后服务"的评价必然涵盖对整体服务系统的要求（包括售前需要准备的工作）。如售前、售中对商品知识和文化宣传，对顾客的告知和承诺，在医院、商场、景区、机场、服务网点等建立的设施，以及组织为实现服务而进行的人员和资源配置。而不是狭义的"商品售出以后的维护服务"。

3. 评价体系（evaluation system）　评价是对事物在性质、数量、优劣、方向等方面做出的判断。评价体系是以对事物进行评价为目的，依据指标体系、评价方法等要素构成的整体系统。例如本章节即是一种针对"服务"的系统评价体系。评价指标是指具体的、可观察的、可测量的评价内容。

（二）评价原则

1. 公正性　评价应公平、公正。规范评价的公正性，有必要对审核人员的道德行为、公正表达、职业素养、独立性、基于证据的方法提出原则。

2. 持续改进　售后服务评价应是持续性的。应至少按年度进行监督评价（包括顾客、第三方的监督），至少每三年重新评价一次，达到保持和改进的目的。持续改进是售后服务评价最重要的目的，使受评价方通过评价结果发现不足，进行针对性的改善，不断提升服务水平。

（三）评价指标

1. 售后服务体系

（1）组织架构：设立或指定专门从事售后服务工作的部门，并有合理的职能划分和岗位设置。根据需要，服务网点覆盖商品销售区域，能够对服务网点进行有效管理。可通过自建或委托设立服务网点。

（2）人员配置：根据行业特性，配置符合岗位要求并有相应资质水平的售后服务技术人员和业务人员。按服务管理人员总数的10%配置售后服务管理师，负责对售后服务工作的管理和对售后服务活动的指导。

（3）资源配置：应提供充足的经费保障，并能提前准备应对特定问题的专项经费。当商品涉及安全问题或批次质量问题时，需要提供专项经费，例如赔偿准备金、保险等。售后服务组织应提供内部保障，具体包括：①长期保持服务专业技术培训和业务人员的业务技能培训，使其有良好的素质和能力；②定期或不定期的服务文化的培训；③有效的评优、奖励、晋升和员工关怀机制。

售后服务组织应提供基础设施，具体包括：①办公场所和服务场所；②售后服务设施，例如顾客信息系统、安全保障措施等；③售后服务活动中涉及的工具、备品备件等。

（4）规范要求：针对售后服务中的各项活动和流程，制定相应的制度和规范，明确产品/服务范围、职能设计、组织分工、运转机制，并以企业文件形式体现，形成完整的售后服务手册。制订售后服务规范要求时应识别国家有关法律法规的要求，并使员工了解，以监督有效奖惩，持续修正各项服务目标，并通过内部和外部的监督评价活动促进服务品质提升。

（5）改进：生产、销售、服务等部门之间有良好的市场信息反馈机制，并在商品质量或服务质量方面不断改进。对售后服务中发现的难以解决的问题，设立有关的服务研究部门或委托专业机构进行研究和咨询。通过国家认可的相关品牌、安全或管理认证。重视服务标准化工作，鼓励参与国家、行业有关标准的制定工作。

（6）服务文化：有明确的服务理念，作为售后服务工作的指导思想，并保证员工理解。对售后服务的目标或水平做出承诺，服务承诺在广告、宣传品、保修卡、销售合同等各种文档材料中的表述准确一致，并有效地传递给顾客。以多种方式向社会公众做服务文化和活动的宣传，形成有效的顾客认知和口碑。

2. 商品服务

（1）商品信息：商品包装有完整、准确的企业和商品有关信息，便于顾客识别和了解。商品附属文档中应明确技术数据、操作使用及维护保养要求等。文档应便于顾客理解，各条款符合国家有关规定要求。向顾客明示商品的保修期限、维修收费、主要部件和易损配件等信息。涉及顾客使用安全的商品，应在商品上做安全提示，并明示安全使用年限。建立商品系统性缺陷信息公开机制，及时告知顾客。

（2）技术支持：根据商品的特点，在售出后提供及时、必要的安装和调试服务。提供商品使用所必需的使用指导或顾客培训，解答并解决顾客的疑问。在商品有效期内为顾客提供持续的各类技术支持服务。对于有维护保养要求的商品，应按法律法规要求和服务承诺提供相应的维护保养服务。相关服务活动涉及收费的，应按国家有关规定合理收取，并事先明示。

（3）配送：所售商品的包装应完整、安全，便于运输或携带。对顾客所承诺的送货范围、送货时间及时兑现。

（4）维修：售后服务网点和服务部门应安排专人负责报修登记和接待服务。按国家法律法规有关要求提供包修和保修服务。服务人员应注意个人卫生和形象，有效执行报修、送修或上门维修的服务程序和服务规范，及时进行维修，并向顾客如实提供维修记录。定期对维修设施、设备和器材进行检查，保证维修服务的正常进行。保证商品维修所必需的材料和配件的质量以及及时供应。对于维修期限较长，或因维修方原因延误维修时间的，可为顾客提供相应的代用品。

（5）质量保证：所售商品质量应符合国家相关法规要求和质量标准。对顾客明示的质保期和保修期应符合国家相关规定的要求。对于有质量问题的商品，应按国家有关规定办理退换。如退换（非企业商品质量或服务问题造成的）涉及收费的，应事先向顾客明示。当商品存在缺陷或出现难以解决的问题（例如：配件停产无法维修、服务场所歇业或地址迁移造成服务中断等）时，应实施商品召回或其他补救赔偿措施。对于贸易型企业，应配合生产厂家，及时完成报修、登记、维修、收费、退换、召回等服务，并按国家有关规定，执行先行赔付制度。

（6）废弃商品回收：向顾客明示废弃商品回收的有关注意事项，其内容应符合安全和环保的要求。按国家有关安全和环保的规定，对废弃商品进行回收和处置。

3. 顾客服务

（1）顾客关系：设立有预约、咨询、报修、投诉、防伪查询功能的顾客反馈渠道，建立顾客服务热线或呼叫中心，并明示受理时间。设立网站，包含售后服务的页面和内容，能够提供在线服务功能。建立顾客信息档案和计算机化的服务管理系统，能够有效进行顾客使用情况跟踪和回访，并有对顾客信息和隐私的保密措施。定期进行顾客满意度调查(包括售后服务满意度调查)，及时掌握顾客意见。顾客满意度调查可按照 SB/T10409《商业服务业顾客满意度测评规范》执行。定期为顾客提供有针对性的主动服务或回馈活动。

（2）投诉处理：专职部门记录顾客投诉，建立完整的投诉档案。及时反馈和处理顾客投诉，有效解决顾客投诉。配备服务调解人员，并有对突发事件进行及时处理、对服务失误进行补救的措施。

（四）评价步骤与方法

1. 总体要求

（1）开展售后服务评价时，需组织专门的评价小组执行具体工作，由评审员组成。企业内部的评价可由售后服务管理师进行。

（2）评价应有计划，计划中应包括对服务管理、服务执行、顾客反馈等不同层面的调查，得出综合性的评价结果。

（3）评价时应识别评价指标适用于不同行业时的特定要求。对不同企业售后服务水平的对比评价，应在相同行业范围内进行。

（4）评价相同类型和职能的服务执行场所时，应根据企业特性和规模，抽取有代表性的区域进行检查。

（5）评价时采用文件调查和现场调查的方式，包括查阅文件和记录、询问工作人员、观察现场、访问顾客等，宜按 GB/T19011-2003 中 6.5 规定的方法进行。

2. 评分

（1）进行售后服务评价时，对各项指标采取评分的方法，满分为100分，具体分为售后服务体系40分，商品服务35分，顾客服务25分。评分的依据是调查中发现的按照规定的评价指标的实施情况。

（2）售后服务评价指标评分的基本要求见表9-1。在实际评价中，应根据规定的要求制订有关细则。当任何要求因企业及其商品的特点（例如：部分快速消费品、无形产品等）而不适用时，可以考虑对其进行删减。

表 9-1　售后服务评价指标评分要求

指标大类	分值	指标	分值
售后服务体系	40	组织架构	4
		人员配置	6
		资源配置	6
		规范要求	6
		监督	7
		改进	5
		服务文化	6
商品服务	35	商品信息	6
		技术支持	6
		配送	4

续表

指标大类	分值	指标	分值
		维修	10
		质量保证	7
		废弃商品回收	2
顾客服务	25	顾客关系	15
		投诉处理	10

（3）评分时应包含以下原则性要求：①以评价过程中发现的不符合评价指标的情况为扣分依据，一般均为定性指标，不符合则扣除全部分值。②遇到需要抽取多个同类型样本验证评分的指标时（例如：人员资质、能力、行为态度，服务记录、设施完善度、投诉解决情况等），可按其不符合的比例扣除分值。③发现以下情况时应产生一项特别扣分项：不符合国家法律、法规的要求；不符合企业有关服务制度的要求；不符合行业专业性的特殊要求；对服务系统运行有影响的情况。每个特别扣分项在评分值之外扣除1分，且应进行整改。④在评价过程中发现企业售后服务的特别优势时（高于国家法律、法规的有关要求，处于行业领先的情况），可产生1分的特别加分项，但该项不超过1个。⑤当删减发生时，该指标分值不进行计算。除此之外的分值总和称为涉及项分值。评分计算方法为：评分 = 实际得分 / 涉及项总分值 × 100。

3. 评分结果

（1）根据评分值评定企业售后服务水平，并以不同级别区分优质程度。

（2）评分达到70分（含70分）为本标准的最低要求。70分以下，或特别扣分项达到5个以上（含5个），为评价不合格。

（3）对于评分达到70分（含70分），且特别扣分项低于5个的企业，按照以下要求进行级别划分：

1）达到70分（含70分）以上，达标级售后服务；

2）达到80分（含80分）以上，三星级售后服务；

3）达到90分（含90分）以上，四星级售后服务；

4）达到95分（含95分）以上，五星级售后服务。

二、医疗器械的服务评价及其特点

（一）医疗器械的服务评价

医疗器械售后服务是指医疗器械销售后，由生产企业或者生产企业授权的维护维修服务机构，或医院医学工程部门在交付验收之后提供的维护维修、备品配件供应（或购置）、技术培训、投诉处理和顾客反馈处理、不良事件监测、产品召回及产品退、换货、风险告知及处理等确保医疗器械持续安全、有效使用的一系列活动。

在医疗器械售后服务内容繁杂，特点也不一。医疗设备维护服务在售后服务中是最重要的，也是占比最大的一部分。以下以医疗设备维护服务为例，说明医疗器械服务的内容、特点和模式。

医疗设备维护分为两大类：检测 & 预防性维护（IPM）和维修维护（CM）。IPM 包括了确保设备功能和防止中断或故障或失败的所有预定活动，其中检测是验证设备适当功能和安全使用的过程，可以作为一个独立的活动，与预防性维护协同确保功能。预防性维护（PM）指的是可以延长设备的寿命并预防故障（即校准、部件更换、润滑、清洁等）的预定活动，又称预防性维修、维护保养。维修维护（CM）指设备发生故障后，恢复设备的物理完整性、安全性和（或）性能的过程，又称为维修、修复性维修、事后维修（图 9-1）。

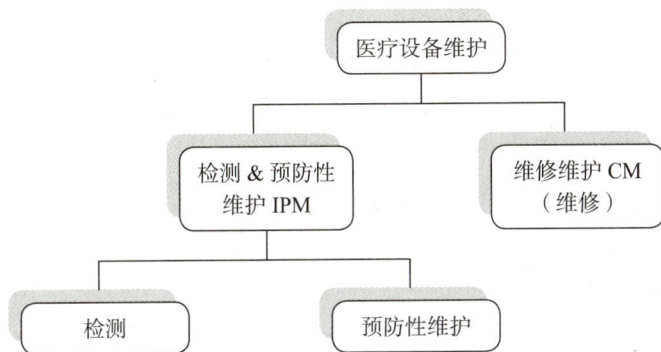

图 9-1　医疗设备维护架构图

（二）医疗设备维护服务的特点

1. **重要性**　医疗设备作为一种商品，有着区别于其他商品的显著特征。在医疗活动中使用的医疗设备，其维护服务关系到医疗质量和安全。例如一台电视，如果使用过程中亮度达不到原有指标，只是影响到顾客观看的效果。而一台除颤仪如果使用过程中能量达不到额定值，它会影响到诊疗效果，严重时会造成患者救治无效而死亡。所以，医疗设备的维护质量至关重要。医疗设备不能带病工作，一旦有故障应立即停止使用。医疗设备的维护服务，不管是制造商、第三方还是医院医学工程部门，都要保证维护质量的一致性。维护后的医疗设备通常要进行质量检测，保证其性能能够在正常状态。

2. **复杂性**　医疗设备种类繁多，X 线类、核医学类、放疗类、检验类等每一类设备的原理、结构都不同。同一类别的不同制造商、不同型号产品在维护上都可能存在差异。维护内容依托于医疗器械产品的专业领域，从简单的听诊器、吸引器，到复杂的 CT、磁共振设备，其复杂程度也不一致。

3. **技术含量高**　从事医疗设备维护服务工作，需要具备生物、医学、工程学等领域的专业知识，后期还需经过具体设备的专业培训。因此，维护工作是临床工程工作中技术含量最高的工作，是应用质量管理、安全风险管理、合理使用以及科研等技术工作的基础与核心。

（三）医疗设备维护服务的模式

医疗设备维护服务的模式主要有三种：原厂（original equipment manufacturer，OEM）、医院临床工程人员（in-house）、第三方服务机构（independent service organization，ISO）。

在医疗机构中，医疗设备的维护通常是几种模式的结合。原厂维护和第三方维护是对医院自主维护的一个补充，可以完成医院工程技术人员不能完成的设备的 IPM 和 CM。这些外部服务供应商应该在医院内部工程技术人员的监管下操作以达到服务管理、成本控制的目的，并使工程技术人员有机会越来越熟悉医疗设备。

医疗设备的维护管理可以通过几种模式来实施，每种模式提供的服务及服务特点不同，即使是第三方也有不同级别和规模的第三方服务机构。因此有必要考虑多种方法的可用性。在医院管理实践中，管理部门尝试用不同的方法对供应商进行考评，以保障医疗设备安全、有效、低消耗地运行。在实践中，典型的方法是在医疗机构内部建立某种程度的管理和技术能力。一些维护活动可能由医疗机构的员工实施，其他维护活动可能由制造商或其他外部服务提供商实施。基于设备的复杂性和人员的能力，最重要的维护管理活动之一是决定哪些服务应由内部和外部服务供应商的哪种组合来提供。因此，做关于有关维护的服务评价非常有必要。

（四）医疗器械服务评价的作用和意义

1. 能够有效保障医疗设备的安全、高质量运行　现代医疗技术高速发展，医疗设备已经成为医学诊断和治疗的重要支柱，医院的发展对于医疗设备的依赖性也越来越大。设备"带病"工作会大幅度影响到诊疗质量和效果，严重者还会延误患者的宝贵治疗时机。所以，开展医疗设备售后服务评价，确保医疗器械高质量、安全运行，对医疗工作有着重要意义。

2. 可进行维护成本核算，为医院节约维护成本　由于医疗设备的专业性强、集成程度高、零配件专用性强等一系列原因，精密程度高的医疗设备多，维护内容复杂，维护成本相对其他产品要高。通常越多的医疗设备维护由医院自主维护承担，其维护成本越少。但医院医学工程技术能力有限，尤其是对一些复杂程度高的大型设备，所以在维护中每家医院都会或多或少地选择制造商或第三方服务机构作为维护力量的有效补充。对维护及其服务做相应的评价，可以在维护决策提供依据。合理的维护决策既能使医院得到高质量的设备维护，又能将维护成本降到最低水平。

3. 提高售后服务供应商的服务意识和服务水平　医疗机构中医疗器械产品众多，相应的制造商和第三方服务供应商也相对较多。各种维护服务质量、服务水平也参差不齐。产品制造商也将产品的竞争从以技术性能为核心的产品竞争转向全生命周期的产品与服务方案的竞争。因此，在医院管理实践中，建立一套供应商售后服务评价体系，能够激励售后服务供应商提升服务意识和服务水平，提高市场竞争力。

4. 售后服务作为医疗设备采购中的重要考核指标和依据　售后服务是医疗设备采购

中的重要考核指标。售后服务质量直接联系着医疗设备用户的使用感受和对品牌的信任度，也就意味着企业能否获取更大的市场份额和利润水平。另外，通过与行业内其他企业的满意度水平的横向比较，企业更可以认清自己在市场竞争中的位置，意识到用户不满意的关键因素，以及市场中存在的机遇和挑战。

第二节 评价体系的建立

一、总体框架

医疗器械作为一种特殊的商品，其服务评价关系到医疗的质量与安全。服务体系评价是对服务提供方的安装、调试、维护、备件提供、系统实际、培训、技术支持等服务，从服务提供商、产品、客户三个维度进行评价。在售后服务提供商层面，共有 5 项评价指标，分别为维修网络、人员配置、备件工具、质量管理及持续改进，按重要性赋予相应的权重分值。在产品服务层面，共有 13 项评价指标，分别为设备安装、系统开放性、维修响应、故障停机率、故障修复时间、返修率、维修费用、保修服务、计划维护保养、产品召回、远程支持、服务记录报告及维护保养质量。在客户服务层面，共有 5 项评价指标，分别为客户管理、客户培训、应用合作、投诉处理及用户满意度调查。服务评价体系中评价指标及对应权重分值见表 9-2。

表 9-2　服务评价体系中评价指标及对应权重分值

体系层面	权重分值	指标	权重分值
售后服务提供商层面	25	维修网络	4
		人员配置	7
		备件工具	7
		质量管理	5
		持续改进	2
产品服务层面	55	设备安装	6
		系统开放性	3
		维修响应	3
		故障停机率	4
		故障修复时间	6
		返修率	3
		维修费用	5
		保修服务	5

续表

体系层面	权重分值	指标	权重分值
产品服务层面	55	计划维护保养	4
		产品召回	2
		远程支持	2
		服务记录报告	4
		维护保养质量	8
客户服务层面	20	客户管理	4
		客户培训	3
		应用合作	2
		投诉处理	3
		用户满意度调查	8

二、服务提供商层面

1. **维修网络** 维修网络是指售后服务提供商设置的售后维修点在产品销售区域的区域覆盖率，即维修服务区域数量占产品销售区域数量的比例。该项指标可以通过资料调阅采集。

2. **人员配置** 人员配置是服务提供商评价中的一项重要指标。售后服务提供商必须配置符合维修岗位要求并有相应资质水平的售后服务技术人员和业务人员。一般由人均负责台件数指标来反映人员配置情况，该指标是由某服务区域内每位专业工程师负责的设备台件数确定。该项指标可以通过资料调阅和查询服务提供商公司信息系统采集。

3. **备件工具** 备件工具也是服务提供商评价中的一项重要指标。服务供应商应具备售后服务活动中涉及的工具、备品备件仓库，以确保设备维修配件供应的速度。该指标一般由备件库存率和国内备件发货率来反映。备件库存率是指可保证充分供给的国内备件库存种类占设备所有备件种类的比例；国内备件发货率是由国内备件发货数量占客户订购的总备件订货数量的比例确定。备件工具评价指标可以通过资料调阅和查询服务提供商公司信息系统采集。

4. **质量管理** 服务提供商必须在公司内部建立一整套质量管理体系，按照服务质量形成的规律和有关法律、法规要求，运用现代科学管理方法，对医疗器械服务要素、过程和结果进行管理与控制，以实现服务质量系统的持续改进。服务供应商应建立质量管理部门，并通过质量管理体系认证，具备不良事件监测机制及开展医疗器械再评价工作。该项指标通过资料调阅采集。

5. **持续改进** 医疗器械生产、销售、服务等部门之间应有良好的市场信息反馈机制，并在产品质量和服务质量方面不断改进。对售后服务中发现的难以解决的问题，设立有关的服务研究部门或委托专业机构进行研究和咨询。通过国家认可的品质、安全或管理认证。重视医疗器械服务标准化工作，鼓励参与国家、行业有关标准的制定工作。该项指标可以通过资料调阅采集。

三、产品层面

1. **设备安装**　设备安装主要是对设备安装场地规划设计，货物到货速度及安装效率等方面进行评价。该项指标可以通过资料调阅和客户满意度调查采集。

2. **系统开放性**　系统开放性是反映医疗设备随机文件的完整性和系统可维修保养的开放度的评价指标。医疗设备随机文件中应有明确的技术数据、操作使用手册、维护保养要求及维修技术资料等，另外还应对设备的可修性、维护密码的开放度及系统的开放度等方面进行评价。该项指标可以通过资料调阅和客户满意度调查采集。

3. **维修响应**　维修响应是指服务提供商接到客户报修后派遣技术人员到达客户现场或开始远程解决故障所需的时间，一般用平均故障响应时间来反映。该项指标可以通过服务提供商内部信息系统或云报修维修系统采集。

4. **故障停机率**　故障停机率是反映医疗设备质量、稳定性及可靠性的重要指标，一般用设备停机率来表示。通过统计设备总停机时间占设备总运行时间与总停机时间之和的比例来获得该指标。该指标可利用服务提供商内部信息系统或云报修维修系统采集相关数据。

5. **平均故障修复时间**　平均故障修复时间（mean time to repair，MTTR）是反映服务供应商维修技术能力和备件供给能力的重要指标，是从报修开始到故障修复所需的时间，一般用一段时间内，每次故障修复时间的平均值来表示。该指标可利用服务提供商内部信息系统或云报修维修系统采集相关数据。

6. **返修率**　返修率是反映服务供应商有效解决医疗设备故障能力的评价指标，一般用在三个月内同一故障再次发生的次数占该时间段内各类故障发生的总次数的比例来表示。该指标可利用服务提供商内部信息系统或云报修维修系统采集相关数据。

7. **维修费用**　维修费用是反映产品服务质量优劣的指标，也是客户对售后服务评价和设备采购论证需要考虑的重要因素，控制维修费用增长是控制医院运营成本的关键。一般采用某设备所有维修费用与零备件的价格之和与整机价格之比作为评价维修费用合理性的指标，也称为零整比。零整比越低，表明该设备的维修成本相对越低。该指标可利用资料调阅、服务提供商信息系统及客户满意度调查进行采集。

8. **保修服务**　这里的保修服务更侧重于指提供相同服务质量下的保修服务的价格，一般以保修合同价格比来评价，即保修合同价格与设备购置价格之比。该指标可通过资料调阅、服务提供商信息系统及客户满意度调查获得。

9. **计划维护保养**　与客户签订保修合同后，用维护保养完成率指标来评价服务提供商按合同开展预防性维护保养的完成情况，即设备实际维护保养完成次数与计划完成维护保养次数的比率。该指标可通过资料调阅、服务提供商信息系统及客户满意度调查获得。

10. 产品召回 产品召回评价指标一般用于评价服务提供商和医疗器械生产经营企业的服务情况。当医疗器械生产经营企业发现医疗器械存在质量安全风险或质量缺陷的情况时，应及时主动进行产品召回，并将安全风险告知客户或使用单位。服务提供商和医疗器械使用单位应积极配合生产经营企业实施产品召回活动。可以用产品召回纠正完成率来评价，用实际召回纠正的产品数量占应召回纠正的产品数量的比例表示。该指标可通过资料调阅的方式获得。

11. 远程支持 远程技术支持可以快速解决客户在设备使用过程中遇到的问题和监测设备运行状态并预警，一般用远程技术指导解决率评价，它是由某一年度内远程解决问题的次数与年度报修总次数的比例。该指标可通过服务提供商内部信息系统或云报修维修系统统计得到。

12. 服务记录报告 服务记录报告评价指标反映了服务提供商提供的年度维修保养报告的完整性，报告格式应有统一的内容要素规范，至少应包含维修记录统计、维护保养记录、核心参数质控检测结果、维护质量自评和维修成本评估等内容。该指标可通过资料调阅的方式获得。

13. 大型医用设备维护保养质量评价体系

（1）评价目的：维护保养质量是服务评价体系中一项十分重要的评价指标。为了完善对售后服务质量的评价体系，考虑到目前一些医院购买了原厂家的保修，需要加强对医疗设备维护维护保养质量的评价。因此，必须新建立一个区域性针对各主流生产厂家大型医用设备维护保养质量的评价体系，用于对本地区大型医用设备生产厂家的维护保养质量进行更加客观的评价，并探索建立通过发布结果以促进厂家进一步提高大型医用设备维护保养质量的机制。

（2）评价内容与评价指标：采用德尔菲法，经过专家论证，建立一个包括维护保养效果评价、维护保养过程评价及维护保养覆盖评价在内的评价体系。通过论证将上述三项一级指标权重设置为60%、25%及15%，其二级指标分别定义为抽样检测的结果、维护保养过程记录及本区域维护保养覆盖情况。大型医用设备维护保养质量评价体系如表9-3。

表9-3　大型医用设备维护保养质量评价体系

一级指标	权重（%）	二级指标	权重（%）	三级指标	权重（%）
维护保养效果评价	60	质量检测结果	60	检测结果等级分	60
维护保养过程评价	25	维护保养报告	15	项目完整性	7
				记录真实性	8
		核心参数表	10	项目完成度	5
				数据量化度	5

续表

一级指标	权重（%）	二级指标	权重（%）	三级指标	权重（%）
维护保养覆盖评价	15	设备维护保养完成率	15	完成次数百分比	5
				报告完成覆盖率	5
				参数表完成覆盖率	5

（3）评价方法：维护保养质量评价一般一年评价一次。维护保养效果评价选用当年对医院大型医用设备应用质量检测的结果进行评价。维护保养过程评价采取在质控检查中抽查被检单位的维护保养报告和大型医用设备核心参数表记录作为依据，组织专家按评分标准评分。维护保养覆盖评价采用截止日期之前收到的本区域维护保养报告和核心参数表数量进行统计。以下以 CT、MRI 为例介绍维护保养效果评价方法（表9-4），规定检测项目合格得到对应权重分值，不合格不得分。

表 9-4　CT、MRI 维护保养效果评价方法

大型医用设备	检测项目	合格标准	对应权重（%）
CT	高对比分辨力	常规算法，>6lp/cm（验收检测）；>5lp/cm（状态检测）	10
		高对比算法，>11lp/cm（验收检测）；>10lp/cm（状态检测）	10
	低对比可探测能力	<2.5（验收检测）；<3（状态检测）	16
	CT 值（水）	±4HU（验收检测）；±6HU（状态检测）	8
	均匀性	±5HU（验收检测）；±6HU（状态检测）	8
	噪声	<0.35（验收检测）；<0.45（状态检测）	8
MRI	信噪比 SNR	≥100	15
	影像均匀性	≥75%	10
	几何畸变率	≤5%	10
	层厚偏差	±1mm	10
	高对比空间分辨率	1mm（头部线圈，采集矩阵 256×256）	15

注：验收检测是指对安装一年以内的设备的检测；状态检测是指对安装一年以上的设备的检测

四、客户层面

（一）客户管理

服务提供商应设立预约、咨询、报修、投诉的客户反馈渠道，建立客户服务热线或呼叫中心。该指标可通过资料调查评价。

（二）客户培训

客户培训指标可以通过服务提供商对设备使用人员进行操作培训的人次天数及对医院医工人员进行设备技术保障培训的人次天数进行评价。该指标可通过资料调查和客户满意度调查进行评估。

（三）应用合作

应用合作指标是反映与客户开展科研合作与技术支持的力度,通过合作开展的项目、课题及论文等的数量和等级来评价。该指标可通过资料调查和客户满意度调查进行评估。

（四）投诉处理

投诉处理按客户投诉的方便性与投诉处理的及时性进行评价。服务提供商应记录客户投诉,建立完整的投诉档案;及时反馈和处理顾客投诉,有效解决顾客投诉;配备服务调解人员,并对突发事件进行及时处理、对服务失误进行补救。该指标可通过客户满意度调查进行评估。

（五）用户满意度调查评价

1. 评价目的　医疗器械管理质控中心或第三方调查机构可以定期对服务供应商进行客户满意度调查,主要是针对售后服务满意度调查,以及时掌握客户意见,全面理解和评价设备售后服务体系的满意度,引导医疗设备厂商规范服务行为,提高售后服务质量,使用户获得价格更低、质量更好的售后服务。

2. 评价内容与评价指标　医疗设备售后服务满意度评价以维修价格、产品安装与可靠性、维修服务、响应速度与反馈四个指标作为一级指标,下设 12 个二级指标,分别为货物到货速度和安装效率、货物与维修技术资料齐全、产品的可靠性（无故障开机率）、对使用及保障人员进行培训（维修技术开放度）、提供预防性维护计划和组织实施、服务热线工作方式和到场响应速度、现场工程师的技术水平和维修效率、零配件到货和其付款方式、维修人工服务费和零配件价格、保修合同（或预防性维护）所包含的实际内容和价格、客户投诉的方便性与处理及时性、投诉处理的结果反馈与处理结果。根据以上 12 个二级指标的贡献度和评分,综合加权后可得到售后服务的总体满意度指标。

3. 评价方法

（1）受访对象的选择:目前调查的医疗设备售后服务主要是指各级医疗机构在用的医疗设备,故收集调查数据的对象应为医院单位的用户,而且在某个地区的调查要覆盖尽可能多的各种级别的医疗机构。在这其中又分为以下 3 个调查对象。

1）设备管理部门:设备管理部门是医院内负责医疗设备保障管理的职能部门,许多医院设备部门具有相关的临床工程技术人员,他们工作在设备维护保障的第一线,掌握了有关设备售后服务的全面信息,理应作为受访调查对象。售后服务调查是以医学装备管理部门作为调查的主体。

2）临床医技使用部门：某些医疗设备聚集在某个专门的临床医技部门，部门的医护人员对各厂家的售后服务也有直接接触，他们的感受也是对厂家的服务评价的重要数据，也可以作为一个类别设备的调查数据来源。除了调查医学装备管理部门以外，还采集了放射科、超声科和血透室部分一线医技人员的满意度调查数据，其可以作为一个重要的补充。

3）业内管理和技术专家：对业内的专家满意度数据的调查也是一种有效的抽样调查方式，具有一定的代表性，也是在大范围内采样时的一个折中方式，但对其抽样方式和数量要事先研究，以确保分层合理，数据可靠。

若是以上几种方式混合调查，还要对各自人群进行分析，分别对各类调查对象群体设定权重，再进行分析统计。

（2）评价对象的选择：医疗设备行业的特点是种类多、产量小、厂家大小不一，很难以一个同样的尺度来评价比较各个不同种类设备生产厂家的售后服务，为了实现有效管理，需要分类和取舍。

1）选择日常管理有难度和应用较广泛的产品类别：在品类选择方面，应根据售后服务管理的难度来选择优先需要调查的品类，为了保证调查数据的充分性，还应选择具有相对比较广泛应用的产品进行调查。例如分为放射影像 CT/MRI 类、放射影像 DSA/X 光类、超声影像类、监护类、有创呼吸机类、硬式内镜类、血液净化类。而对一些专科设备，由于服务相对好或量少未被纳入监管范围。

2）同类别内应以主流厂家品牌为主：在最初的售后服务调查中发现市场上存在进口厂家、国产厂家、大型设备厂家、一般设备厂家、厂家维修站、代理商维修站和第三方维修等，各方之间的差异巨大。由于供应商数量庞大，一些小的服务商变动快，故满意度调查管理的重点应放在品牌的主流厂家上，其代理商服务可看作该品牌服务的延续，品牌对于大厂家是优势，也正因为这点，他们会更加重视社会舆论的影响，其评价结果会受到更多重视。

3）采用相对满意度比较的效果更佳：满意度评价结果的评分受到专业设备特点、生态环境、竞争程度和调查方式等多因素影响，其绝对值会发生变动，无法代表绝对服务水平，而比较有意义的是该品牌与其同类竞争对手的比较，生产厂家会更加看重类似竞争厂家之间的差异和排名先后，故调查产品的分类应根据产品特点，将相类似的产品放在一起比较排名，容易形成一个竞争的态势。

4）适度选择同类品牌数量：在调查中需要对各类品牌进行一个初选，以方便受访者统一填写，入选数量不宜太少，太少会导致缺少竞争，甚至造成个别品牌孤芳自赏；但也不宜过多，太多的品牌入选，一方面会造成受访者的工作量增大，另一方面小的厂家用户量少，其采样数据会比较少，容易引起调查数据的波动，造成整个排名次序的波动，由于大装机量的品牌服务商的售后服务难度要高于小装机量的品牌服务商的售后服务，故需要对各品牌的基本装机量有个门槛要求，过少的用户调查数据不建议纳入排名中。

每类设备根据历年数据和专家推荐，调查市场上 5~8 个主流品牌产品，为了体现评价的全面性，同时加入其他品牌的收容项，以期得到整个市场的数据。

（3）调查问卷：用户满意度调查采用调查问卷方式，各品类医疗设备问卷结构和调查指标相同，只是品牌名称有调整。调查问卷结构和调查指标见表 9-5。

表 9-5　某品类医疗设备用户满意度调查问卷

	品牌 1	品牌 2	品牌 3	品牌 4	品牌 5
各品牌产品台件总数	台	台	台	台	台
货物到货速度和安装效率	分	分	分	分	分
货物与维修技术资料齐全	分	分	分	分	分
产品的可靠性（无故障开机率）	分	分	分	分	分
对使用及保障人员进行培训（维修技术开放度）	分	分	分	分	分
提供预防性维护计划和组织实施	分	分	分	分	分
服务热线工作方式和到场响应速度	分	分	分	分	分
现场工程师的技术水平和维修效率	分	分	分	分	分
零配件到货和其付款方式	分	分	分	分	分
维修人工服务费和零配件价格	分	分	分	分	分
保修合同（或预防性维护）所包含的实际内容和价格	分	分	分	分	分
客户投诉的方便性与处理及时性	分	分	分	分	分
投诉处理的结果反馈与处理结果	分	分	分	分	分
公司售后服务的总体满意度指标	分	分	分	分	分

（4）调查方法：调查流程一般分为设计问卷、发放问卷、回收问卷、统计分析、形成调查报告五个阶段。

满意度评价一般以 0~5 分进行度量。以分数等级对满意度进行量化是普遍手段，但分数等级的多少，标准有很大的不同。分数等级少，难以准确衡量满意程度；分数等级多，就意味着分辨率也越高，问卷填写者会因为感觉设计过于烦琐而产生对抗情绪。因此，问卷调查中的所有设备和公司均采用 5 点数字量表：1 表示极不满意；2 表示较不满意；3 表示一般；可改进；4 表示较满意；5 表示十分满意，达到用户预期。调查的分值还允许保留到小数点后一位，比方说 3.5 分，这样一方面满足了大多数人精简调查表格的要求，另一方面可以更细腻地表达一部分参评人的实际体验。

（5）净推荐值分析：净推荐值（net promoter score，NPS），又称设备采购推荐度，是计量客户将会向其他人推荐某个企业或服务可能性的指数，它能够有效地量化客户的忠诚度。净推荐值经过很多国家的实证研究被证明和厂商的长期利润成长有正相关性，可以与厂商的长期战略目标联系在一起。净推荐值是通过对已采购某品牌设备的被调查人，会提问"是否愿意推荐该品牌的此类设备给其他医院使用"，根据此问题的评分，将推荐者的比例减去贬低者的比例，得到不同品牌设备的采购推荐度。因考虑到品牌的代表性，品牌市场占有率低于 10% 的品牌厂商一般不做净推荐值分析。

第三节　评价方法和指标权重计算

一、评价方法概述

（一）定性评价方法

定性评价是利用专家的知识、经验和判断，对评价对象平时的表现、现实和状态或文献资料的观察和分析，直接对评价对象做出定性结论的价值判断，强调观察、分析、归纳与描述。服务质量评价中常用定性评价方法包括：关键事件法、深入访谈法、重要性 - 绩效分析法、加权绩效评价法、归因模型、排列图分析法、服务流程图分析法、鱼骨图法、服务圈分析法等。定性评价操作简单，易于推广，但其评价结果有时模糊笼统，弹性较大，难以精确把握，本节以关键事件法、重要性 - 绩效分析法为例进行简单介绍。

1. **关键事件法**　又称关键事件技术（critical incidents technique，CIT），是客观评价体系中最简单的一种形式，由美国匹兹堡大学心理学教授 Flanagan 于 1954 年提出，常用以识别各种工作环境下工作绩效的关键性因素。关键事件是指使工作成功或失败的行为特征或事件（如成功与失败、盈利与亏损、高效与低产等），CIT 要求分析人员、管理人员、岗位人员，将工作过程中的"关键事件"详细地加以记录，并在大量收集信息后，对岗位特征和要求进行分析研究。CIT 应用步骤如下：

（1）识别岗位关键事件：向用户征集接受服务的过程中非常满意或非常不满意的事件，由专家评定行为是否纳入关键事件。

（2）记录信息和资料：信息至少应当包含以下几点：①导致关键事件发生的前提条件是什么？②导致该事件发生的直接和间接原因是什么？③关键事件发生的过程和背景是什么？④员工在关键事件中的行为表现如何？⑤关键事件发生后结果如何？⑥员工控制和把握关键事件的能力如何？

（3）归纳岗位特征：对上述各项信息资料进行分类，并归纳总结出该岗位的主要特征、具体控制要求以及员工工作表现情况。

作为一种半结构性的工作分析方法，CIT 针对性较强，其应用核心在于对关键事件的识别，这对调查人员提出了非常高的要求，一般非本行业、对专业技术了解不深入的人员是很难在短时间内完成事件识别的，如果在识别关键事件时出现偏差，将对调查整体结果带来巨大的影响。

2. 重要性 - 绩效分析法　又称重要性 - 表现程度分析法（importance performance analysis，IPA），是一种通过测量服务对用户重要性以及用户的服务感知来确定服务优先顺序的技术，即通过对用户关注的某些服务项目的重要性和用户对服务的满意度进行组合评价，为决策服务中应突出哪些因素而提供客观依据。

IPA 模型的核心在于将服务项目重要性与用户满意度划分为四个分区：优势区、改进区、维持区与机会区，见表 9-6。其中优势区与改进区分别代表着绩效最优项与最差项，需要重点关注。

表 9-6　IPA 分析模型

重要性	高	改进区	优势区
	低	机会区	维持区
		低	高
		满意度	

（二）定量评价方法

相比定性评价方法，定量方法更为系统与客观，是评价科学数据资源的发展方向。定量评价方法主要依托于服务质量评价模型开展，服务质量评价方法与模型有数十种，其中应用最多的是 SERVQUAL 与 SERVPERF 等。

1. SERVQUAL 模型　SERVQUAL 评价建立在顾客感知的基础上开展，是从顾客角度进行评价的经典方法，自其提出以来，得到了世界上许多营销专家的认可，并在政府、医疗、零售、餐饮、旅店、银行、保险等行业得到了广泛应用，因此也被认为是适用于评价各类服务质量的最典型方法。SERVQUAL 代表"service quality"（服务质量），由三位美国营销学家 Parasuraman、Zeithaml、Berry 于 1988 年提出，以全面质量管理理论（total quality management，TQM）为理论依据，以服务质量差距模型（1982 年 Gronroos 提出）为核心，即认为服务质量由用户对服务的感知与期望的差距所决定。研究采用 5 个测评维度、22 个具体问题，通过量表问卷与用户打分得到服务期望（E）和服务感知（P），每一个问题的问卷量表设计都采用李克特 7 级量表，1 表示非常不同意，7 表示非常同意。

$$服务质量 SQ = \frac{1}{22} \sum_{i=1}^{22} (P_i - E_i) \tag{9-1}$$

对于某一个问题的服务质量分数，正数体现了高质量的服务，负数体现了质量低下的服务，若分数为 0，则表示服务质量尚可。

SERVQUAL 模型的 5 个维度分别是：

（1）有形性（tangibles）：指实际设施设备、服务人员的列表等，其组成项目有：①有现代化的服务设施；②服务设施具有吸引力；③员工有整洁的服装和外套；④公司的设施与他们所提供的服务相匹配。

（2）可靠性（reliability）：指可靠、准确地履行服务承诺的能力，其组成项目有：

①公司向顾客承诺的事情都能及时完成；②顾客遇到困难时，能表现出关心并帮助；③公司是可靠的；④能准时地提供所承诺的服务；⑤正确记录相关的记录。

（3）反应性（responsiveness）：指帮助用户并迅速提高服务水平的意愿，其组成项目有：①不能指望他们告诉顾客提供服务的准确时间；②期望他们提供给及时的服务是不现实的；③员工并不总是愿意帮助顾客；④员工因为太忙一直无法立即提供服务，满足顾客的需求。

（4）保障性（assurance）：指员工所具有的知识、礼节以及表达出自信与可信的能力，其组成项目有：①员工是值得信赖的；②在从事交易时，顾客会感到放心；③员工是礼貌的；④员工可以从公司得到适当的支持，以提供更好的服务。

（5）移情性（empathy）：指用心关怀用户，提供个性化服务的能力，其组成项目有：①公司不会针对顾客提供个别的服务；②员工不会给予顾客个别的关心；③不能期望员工了解顾客的需求；④公司没有优先考虑顾客的利益；⑤公司提供的服务时间不能符合所有顾客的需求。

SERVQUAL 量表的测评流程如下：

1）问卷设计与调查；

2）样本统计；

3）统计结果分析：①样本描述性统计；②问卷的信度检验；③问卷的效度检验；④服务质量维度的重要性排序；⑤T 检验；⑥样本的服务质量得分。该部分内容将在本小节第二部分"指标权重方法"中进行详细介绍。

2. SERVPERF 模型　1992 年学者 Cronin 与 Taylor 对 SERVQUAL 模型提出质疑，认为用户对服务实绩的感知就是服务质量，从而摈弃了传统的差距比较法，建立了 SERVPERF 量表，量表继承了 5 个维度与 22 个问题指标，同样通过问卷打分得到相应分值，但减少 50% 的打分量后，问卷变得简洁易操作。

SERVPERF 与 SERVQUAL 模型的优劣是国内外学术界争论的焦点，有学者认为 SERVPERF 信度与效度优于 SERVQUAL，但有学者提出 SERVQUAL 的重要优势在于调查者可以从中获取期望信息，更有针对性地改进服务方案。另外 SERVPERF 模型存在结果失真的风险，当问卷得分高于平均分时，SERVPERF 即认为该位用户对服务质量持肯定态度，忽略了用户有更高期望的可能性。

二、指标权重计算方法

SERVQUAL 模型在面对不同行业时，22 个问题指标的重要性有所不同，因此最终需要通过加权计算。目前国内外关于评价指标权系数的确定方法有数十种之多，根据计算权系数时原始数据来源以及计算过程的不同，这些方法大致可分为三大类：主观赋权法、客观赋权法、主客观综合集成赋权法。

主观赋权评价法采取定性的方法，由专家根据经验进行主观判断而得到权数，然后再对指标进行综合评估，如：层次分析法、德尔菲法、模糊综合评判法等；客观赋权评价法则根据历史数据研究指标之间的相关关系或指标与评估结果的关系来进行综合评估，如：最大熵技术法、主成分分析法和因子分析法等；主客观综合集成赋权法结合前两类方法的特点，如：基于单位化约束条件的综合集成赋权法、基于博弈论的综合集成赋权法等。由于客观赋权评估法则与主客观综合集成赋权法计算方法大多十分烦琐，且通用性和决策人的可参与性受限，因此目前应用最广泛仍是主观赋权法，尤其以层次分析法为代表，它将复杂问题层次化，将定性问题定量化，近年来拓展形式也最多。

1. **层次分析法**　层次分析法是美国著名运筹学家、匹茨堡大学教授 T.L.Saaty 于 20 世纪 70 年代初提出的一种系统综合分析方法，用于求解层次结构或网络结构的复杂评估系统问题。层次分析法的应用步骤如下：

（1）建立递阶层次结构：层次结构模型将所有复杂问题相关的所有元素分解到不同层次，同一层的各项元素从属于或影响上一层的元素，同时又支配着下一层元素。最上层是解决问题的总目标，称为"目标层"，一般只有 1 个元素；中间层用于采用某种措施和政策来实现预定目标所涉及的中间环节，称为"准则层"，可以有一层或多层，当同层准则多于 9 个时，一般应进一步分解出子准则层；最低层用于解决问题的各种措施、方案等，称为"措施层"或"方案层"。因此层次分析法的应用目的在于确定最低层相对于最高层的权重值。

（2）建立判断矩阵：判断矩阵表示对于某层次的某元素而言，下一层次与之相关的各项元素间相对重要性。在层次结构的同一层次中，对各项指标进行两两比较，并按九分位比率对各指标的相对重要程度进行排序，以 a_{ij} 表示 x_i 和 x_j 的影响度，从而构建出判断矩阵，又称为正互反矩阵。矩阵满足以下特征：① $a_{ij}>0$；② $a_{ij}=1/a_{ji}$。a_{ij} 通常有 9 种取值：1/9、1/7、1/5、1/3、1、3、5、7、9，由轻到重代表着 i 指标对于 j 指标的重要程度，见表 9-7。

表 9-7　1-9 标度及描述

标度 a_{ij}	x_i 和 x_j 的差别程度
1	x_i 和 x_j 同等重要
3	x_i 比 x_j 稍微重要
5	x_i 比 x_j 明显重要
7	x_i 比 x_j 强烈重要
9	x_i 比 x_j 极端重要
2，4，6，8	两相邻判断的中间值
倒数	当 x_j 比 x_i 时

（3）求取最大特征根和特征向量：首先计算判断矩阵的每一行乘积 Mj，求取特征向量

$$Wj = \sqrt[n]{Mj}$$

（9-2）

对 Wj 进行标准化处理后可得到权向量，最大特征根

$$\lambda_{\max} = \frac{1}{n} \frac{\sum_{j=1}^{n} a_{ij} \cdot \sqrt[n]{Mj}}{\sqrt[n]{Mj}} \qquad (9\text{-}3)$$

这一计算方法称为几何平均法，或称"根法"，判断矩阵权重计算方法还可以采用"和法"或"幂法"。

（4）检验一致性：一致性指数

$$CI = \frac{\lambda_{\max} - n}{n - 1} \qquad (9\text{-}4)$$

当 $CI=0$ 时，说明成对比较矩阵完全一致；CI 越小，一致性越大。考虑到一致性的偏离可能由于随机原因造成，因此在检验时还需要计算一致性比率。

$$CR=CI/RI \qquad (9\text{-}5)$$

其中平均随机一致性指标 RI 可查阅表 9-8。若 $CR<0.1$，则认为判断矩阵具有满意的一致性，权向量即可作为层次排序的权值，反之则需要重新调整判断矩阵。

表 9-8　1-9 阶平均随机一致性指标（RI）

阶数	1	2	3	4	5	6	7	8	9
RI	0.0	0.00	0.58	0.9	1.12	1.24	1.32	1.41	1.45

（5）计算权重与综合得分：利用概率乘法原理，将系统中各层相应因素的权重连乘，便可得到最终指标的组合权重，进而和各指标的实际打分值相乘，便可得到综合评价的综合指数。

层次分析法的核心在于每一层权重设置都会对结果产生影响，而每个层次中每个因素对结果的影响程度都可以被量化，计算过程简洁、计算结果清晰。这种方法尤其适合于没有结构特性的，或是多目标、多准则、多时期的评价对象。但是这一方法在模型设计阶段量化要素较少，主要模拟主观决策过程进行评价指标选取，因此评价指标过少时其主观性越强，评价模型实用性越弱，仅能满足少数评价需求；但若评价指标过多，判断矩阵层次过深，特征值和特征向量的精确计算困难程度将大大增加，甚至出现一致性检验不合格的情况。

2. 德尔菲法　德尔菲法（Delphi method）又称为专家打分法，最早于 1950 年由美国 Rand 公司构架，旨在获取专家群可靠且一致的意见，采用背对背的方式征求专家小组成员的预测意见，经过多轮征询，使专家小组的预测趋于集中，旨在获取专家群可靠且一致的意见，最后做出符合市场未来发展趋势的预测结论，是一种定量与定性相结合的评价方法，因其匿名性、信息反馈、统计推断三大特性在很多领域得到广泛应用。根据咨询结果的数据特点可分别采用中位值法、平均值法来统计专家的指标值。

咨询结果的可靠性常通过专家权威程度来体现，专家的权威程度 Cr 一般由两个因素决定，一个是专家对指标进行判断的依据 Ci，一个是专家对问题的熟悉程度 Cs，Cr 即为二者的算术平均值。若 Cr≥0.7，则认为结果可靠。

3. **模糊综合评价法**　模糊集合理论（fuzzy sets）由美国自动控制专家 L.A.Zadeh 于 1965 年提出，用以表达事物的不确定性，模糊综合评价法根据模糊数学的隶属度理论把定性评价转化为定量评价，即用模糊数学对受到多种因素制约的事物或对象做出一个总体的评价。它具有结果清晰、系统性强的特点，能较好地解决模糊的、难以量化的问题，适合各种非确定性问题的解决。

模糊综合评价法总体步骤与层次分析法类似，包括：①建立层次结构模型；②构造判断矩阵；③层次单排序；④层次总排序。但该方法对权重的计算依赖于优先关系矩阵与模糊判断矩阵。

4. **主成分分析法**　主成分分析法又称为主分量分析法（principal component analysis，PCA），其核心在于利用降维思想，通过计算同一准则层中各个评价指标之间的相关系数，删除相关系数较大的指标，将多准则指标转化为少数几个主成分指标，将复杂因素归结，避免了评价指标所反映的信息重复。其主要操作步骤为：①数据标准化（均值为 0，方差为 1）；②建立相关系数矩阵；③对矩阵进行正交变换；④求取特征系，保持变量总方差不变，将各变量方差从大到小排列，方差最大的称为第一主成分，方差次大的称为第二变量，以此类推；⑤计算贡献率；⑥根据特征根和特征向量解释主成分的物理意义。

三、案例分析

（一）案例一

某第三方咨询公司受上海某医疗集团委托，对医疗设备售后服务质量进行评价，请为其设计德尔菲法咨询方案，并给出具体流程。

1. **确定咨询指标**　首先采用文献查阅法对指标进行采集与初步筛选，注意选择具有代表性的指标，并对入选指标进行层次划分，并给出内涵解释。

2. **确定专家名单**　由于本案例中委托方为上海某医疗集团，因此可邀请来自于上海地区医疗机构医疗设备管理部门的专家，需要特别注意确保专家分布，以覆盖上海地区各区县、各等级、各性质医院为最佳，专家数量一般不超过 20 人。

3. **设计调查问卷**

（1）专家信息：由于德尔菲专家咨询法的结果可靠性分析指标常用专家权威程度，因此在设计问卷时，除了专家姓名（德尔菲专家咨询法开展前提要求背对背调查或匿名打分，若采用公开会议形式，问卷则不可设计此项）、单位、工作年限、学历、职称等基本信息外，需要特别注意以下两条：①专家填写问卷的判断依据；②专家对医疗设备管理工作的熟悉程度。考虑到问卷回收和统计分析的有效性，专家权威程度相关问题设计推荐采用李克特五级量表，以下为示例：

依据对您的影响程度，请为以下判断打分，1- 很小，2- 小，3- 一般，4- 大，5- 很大：①理论分析（　　）；②实践工作经验（　　）；③与国内外同行的沟通了解（　　）；④直觉（　　）。

请您自评对本问卷调查内容的熟悉程度（　）：1-很不熟悉，2-不熟悉，3-一般，4-熟悉，5-很熟悉。

（2）指标权重打分：该部分请专家为每一个指标的权重给出定量数值，需要向专家说明同一上级指标的子指标集，评分数量总和应为100。假设第一层指标包含维修服务、维护保养服务、投诉处理三项，而维修服务的下层指标包含服务热线响应速度、到场速度、工程师技术水平、维修效率和付款方式五项，则要求此五项指标权重打分合计为100。

4. 问卷发送与回收　德尔菲专家咨询法要求以书面形式背对背地分轮征求和汇总专家意见，专家之间不得互相讨论，不发生横向联系，只能与调查人员发生关系，因此问卷可通过书信、电子邮件或其他网络工具进行发放，统一反馈至指定调查人员处。调查人员回收问卷后，将第一轮打分结果与专家意见归纳整理，反馈给各位专家，请其二次打分，如此反复征询、汇总、反馈、再回收，一般需要组织三轮，使咨询结果更为集中。以最后一轮咨询结果作为最终指标权重值。

（二）案例二

某三级综合性医院医疗设备管理部门人员需要对放射类设备的三家供应商进行综合测评，除了经济效益外，还要考虑服务质量、企业信誉等因素，属于多准则决策问题，请模拟采用层次分析法进行解决。

1. 建立递阶层次结构　首先采用文献查阅、专家咨询、头脑风暴等研究方法确定指标，本案例中将医疗设备供应商的评价因素集为5个维度、22个问题，见表9-9。

表9-9　供应商综合测评层次结构

目标层	准则层1	准则层2
供应商综合测评	企业信誉	企业规模
		不良记录
		质量体系认证
		市场占有率
	交货保证	交货速度
		交货准确性
		配送能力
		随机商检资证
		验收资料完整性
	售前服务	产品介绍专业度
		培训力度
		销售态度
		产品价格

313

续表

目标层	准则层 1	准则层 2
	售后服务	维修价格
		保修年限
		维修响应速度
		备件供应速度
		样机调配方案
	维修质量	维修人员技术水平
		定期巡检
		定期维护保养
		开机率

2. 构造判断矩阵并赋值　判断矩阵中元素 a_{ij} 表示 x_i 和 x_j 的影响度，可以通过德尔菲法获取专家打分平均值进行赋值（表 9-10，表 9-11）。

表 9-10　准则层 1 判断矩阵

A	企业信誉	交货保证	售前服务	售后服务	维修质量
企业信誉	1	1/5	1/3	1/7	1/9
交货保证	5	1	3	1/3	1/5
售前服务	3	1/3	1	1/5	1/7
售后服务	7	3	5	1	1/3
维修质量	9	5	7	3	1

表 9-11　准则层 2 判断矩阵示例（以企业信誉指标为例）

B1	企业规模	不良记录	质量认证体系	市场占有率
企业规模	1	1/9	1/3	1/5
不良记录	9	1	7	5
质量认证体系	3	1/7	1	1/3
市场占有率	5	1/5	3	1

3. 求取特征向量、最大特征根　利用和法求得准则层 1 的重要性向量，归一化后求得权向量，最大特征根 $\lambda_A=5.238$；同理，求得准则层 2 中的企业信誉相关项重要性向量，归一化后求得权向量，最大特征根 $\lambda_{B1}=4.171$。

4. 检验一致性　首先计算检验指标 CI，准则层 1 的 $CI=0.0595$，对于 5 阶判断矩阵，查表可得 $RI=1.12$，因此一致性检验比率 $CR=0.0531$；准则层 2 的 $CI=0.057$，对于 4 阶判断矩阵，查表可得 $RI=0.9$，因此 $CR=0.063$；两个示例矩阵 CR 均小于 0.1，视为通过一致性检验，即可将权向量作为层次排序的权重。

5. 应用德尔菲法邀请专家对 22 个问题进行服务感知打分，可以采用李克特 7 级或 5 级量表进行设计，也可以采用百分制评分，统计算术平均值后，权重连乘即可计算得到综合测评分数。本案例模拟三家供应商测评权重及打分情况如下，各指标括号内为权重（表 9-12）。

表 9-12　模拟供应商综合测评打分表

目标层	准则层 1	准则层 2	专家打分 1	专家打分 2	专家打分 3
供应商综合测评	企业信誉（0.025）	企业规模（0.044）	95.31	93.23	96.17
		不良记录（0.590）	100	100	100
		质量体系认证（0.120）	100	100	100
		市场占有率（0.247）	91.09	85.24	93.34
	交货保证（0.144）	交货速度（0.264）	73.77	82.53	76.19
		交货准确性（0.281）	100	100	100
		配送能力（0.142）	72.13	75.28	70.92
		随机商检资证（0.027）	86.18	88.03	85.16
		验收资料完整性（0.286）	100	100	100
	售前服务（0.053）	产品介绍专业度（0.268）	96.28	91.43	92.22
		培训力度（0.214）	98.35	90.32	96.71
		销售态度（0.208）	88.89	93.05	86.72
		产品价格（0.310）	76.58	79.02	65.78
	售后服务（0.296）	维修价格（0.174）	68.33	72.52	61.73
		保修年限（0.240）	70.45	73.23	69.88
		维修响应速度（0.204）	86.03	81.38	89.01
		备件供应速度（0.256）	80.12	85.69	81.86
		样机调配方案（0.126）	96.53	91.68	93.22
	维修质量（0.507）	维修人员技术水平（0.251）	91.25	85.01	93.18
		定期巡检（0.238）	95.08	89.88	95.13
		定期维护保养（0.252）	94.12	90.63	96.82
		开机率（0.259）	95.25	92.00	94.38

6. 评价结果分析　根据概率连乘得到综合评分结果如下（表 9-13）。

表 9-13　模拟供应商综合评分

项目得分（满分）	供应商 A	供应商 B	供应商 C
企业信誉（2.5）	2.438	2.400	2.453
交货保证（14.4）	12.754	13.158	12.818

续表

项目得分（满分）	供应商 A	供应商 B	供应商 C
售前服务（5.3）	4.734	4.659	4.455
售后服务（29.6）	23.382	23.755	23.190
维修质量（50.7）	47.641	45.346	48.124
综合测评得分（100）	90.949	89.319	91.039

　　由此调查者既可对三家供应商的一级指标进行针对性比较，也可采用综合测评分数为决策者提供参考建议，同时还可就三家供应商的共性问题分析提出政策性建议与行业发展对策。

（路鹤晴　陈　颖）

思考题

　　1. 医疗器械维护服务的模式有哪些？具体有什么特点？

　　2. 医疗器械服务评价是从哪些层面进行的？

　　3. 医疗器械服务评价有哪些评价方法？有哪些评价指标？

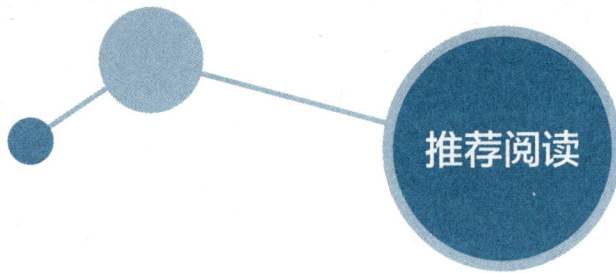

推荐阅读

［1］ 陈洁，于得志 . 卫生技术评估 . 北京：人民卫生出版社，2013.

［2］ 邹辉霞 . 技术经济管理学 . 北京：清华大学出版社，2011.

［3］ 李幼平，王莉 . 卫生技术评估与卫生决策 . 中国循证医学，2001，1（2）：67-70.

［4］ 郝模 . 卫生政策学 . 2 版 . 北京：人民卫生出版社，2016.

［5］ 程晓明 . 卫生经济学 . 3 版 . 北京：人民卫生出版社，2012.

［6］ 石明国 . 医学影像设备学 . 北京：高等教育出版社，2008.

［7］ 李坤成 . 北京市医学影像检查及图像资料共享指南 . 北京：科学技术文献出版社，2013.

［8］ Michael G. Pecht，Kailash C. Kapur，康锐，等 . 可靠性工程基础 . 北京：电子工业出版社，2011.

［9］ 刘岚岚，刘品 . 可靠性工程基础 . 4 版 . 北京：中国质检出版社，2014.

［10］ 甘茂治，康建设，高崎 . 军用装备维修工程学 . 2 版 . 北京：国防工业出版社，2010.

［11］ 杨舟译 . 可靠性工程 . 2 版 . 北京：电子工业出版社，2013.

［12］ 黄嘉华 . 医疗器械注册与管理 . 北京：科学出版社，2008.

［13］ 奚廷斐 . 医疗器械生物学评价 . 北京：中国质检出版社，2012.

［14］ 王起全 . 安全评价 . 北京：化学工业出版社，2015.

［15］ 周力田 . 医疗器械安全有效性评价 . 北京：北京大学医学出版社，2012.

［16］ 国家食品药品监督管理局 . YY/T 0316-2016 医疗器械风险管理对医疗器械的应用 . 北京：中国标准出版社，2016.

［17］ 孙林岩 . 人因工程 . 北京：高等教育出版社，2008.

［18］ 威肯斯 . 人因工程学导论 . 2 版 . 上海：华东师范大学出版社，2007.

［19］ Carayon P. Handbook of Human Factors and Ergonomics in Health Care and Patient Safety. BocaRaton：Crc Press，2011.

［20］ 张强，彭明辰 . 医疗器械可用性测试 . 北京：人民卫生出版社，2013.

［21］ Tyson P. Extract BIG savings from physician preference items. Use a data-driven，team-based approach to drive down costs. Materials Management in Health Care，2010，19（5）：23-25.

［22］ 陈文 . 治疗与诊断器械结果研究 . 上海：上海科学技术出版社，2015.

［23］ Stacey J. Ackerman，Marilyn Dix Smith，Jenifer Ehreth，et al. Therapeutic and Diagnostic Device Outcomes Research . NJ: International Society for Pharmacoeconomics and Outcomes Research，2011.

［24］ 孙利华 . 药物经济学 . 3 版 . 北京：中国医药科技出版社，2015.

［25］ 马德斌 . 医疗设备公司售后客户关系管理优化研究 . 山东：山东大学，2013.

［26］ 李斌，张红雁，汪黎君 . 层次分析法分析医疗设备供应商评价指标权重系数 . 中国医疗器械杂志，2006，30（1）：53-59.

［27］ 赵静 . 数学建模与数学实验 . 北京：高等教育出版社，2000.

中英文名词对照索引

318

53检